双心疾病
诊断与治疗

SHUANGXIN JIBING ZHENDUAN YU ZHILIAO

主　编　余国龙

副主编　李向平　肖长江　欧柏青

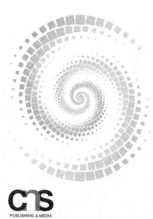

CNS
PUBLISHING & MEDIA
中南出版传媒

K 湖南科学技术出版社

图书在版编目（CIP）数据

双心疾病诊断与治疗 / 余国龙主编. -- 长沙 ： 湖南科学技术出版社，2018.11
ISBN 978-7-5357-9978-4

Ⅰ．①双… Ⅱ．①余… Ⅲ．①精神障碍－诊疗②心脏血管疾病－诊疗
Ⅳ．①R749②R54

中国版本图书馆 CIP 数据核字(2018)第 239307 号

双心疾病诊断与治疗

主　　编：余国龙
副 主 编：李向平　肖长江　欧柏青
责任编辑：李　忠
出版发行：湖南科学技术出版社
社　　址：长沙市湘雅路 276 号
网　　址：http://www.hnstp.com
湖南科学技术出版社天猫旗舰店网址：
　　　　　http://hnkjcbs.tmall.com
印　　刷：长沙湘诚印刷有限公司
　　　　　（印装质量问题请直接与本厂联系）
厂　　址：长沙市开福区伍家岭新码头 95 号
邮　　编：410008
版　　次：2018 年 11 月第 1 版
印　　次：2018 年 11 月第 1 次印刷
开　　本：710mm×1000mm　1/16
印　　张：17
字　　数：274000
书　　号：ISBN 978-7-5357-9978-4
定　　价：58.00 元

《双心疾病诊断与治疗》编委会名单

内容简介

双心疾病狭义上是指心理障碍与心血管疾病并存；广义还包括以心血管疾病症状为主要表现的单纯性心理障碍。当前，临床上心血管疾病合并心理障碍非常常见，但国内综合医院尤其基层医院医生不能及时准确识别心血管疾病患者伴发心理障碍，已成为较为突出的临床问题。目前迫切需要开展针对于综合医院医生相关精神心理知识的培训，广大基层医生能够及时识别、恰当处理心理障碍患者，才能让患者得到最有效、最全面、最精准的治疗。

本书结合国内外有关双心疾病诊治的最新进展，就双心疾病产生机制、流行病学、临床常见类型、诊断与治疗进行充分阐述；对目前双心疾病诊治过程中存在的问题、注意事项进行针对性分析，并提出相关处理策略。本书紧密结合临床实际，对综合医院普通内科、心血管内科、急诊科、中医科等医生临床综合能力完善与提高有重要价值。

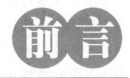

目前，我国心血管疾病防治工作已取得初步成效，但仍面临严峻挑战。总体上看，中国心血管疾病患病率及死亡率仍处于上升阶段。2018 年 1 月公布的《中国心血管疾病报告 2017》，推算心血管疾病现患人数 2.9 亿，其中冠心病 1100 万，心力衰竭 450 万，高血压 2.7亿。心理障碍在我国发生率逐年增高，推测至 2020 年，其将成为我国社会负担最重的第一大疾病。这两种疾病互为因果、互相影响，导致病情恶化、预后不良，两者的共病问题已成为最严重的健康问题之一。心血管疾病并有心理障碍患者常常因心血管疾病症状突出就诊于综合医院、基层医院，因医生缺乏对心理障碍基本的识别技能，导致大量有心理问题的患者被漏诊误诊，导致临床过度检查、过度治疗。所以，综合医院尤其基层医院全科医生应重视对心血管疾病患者并有心理障碍的识别与治疗。

双心疾病狭义上是指心理障碍与心血管疾病并存，广义还包括以心血管疾病症状为主要表现的单纯性心理障碍。当前，临床上心血管疾病合并心理障碍非常常见，但国内综合医院尤其基层医院医生不能及时准确识别心血管疾病患者伴发心理障碍，已成为较为突出的临床问题。目前迫切需要开展针对于综合医院医生的相关精神心理知识培训，广大基层医生能够及时识别、恰当处理心理障碍患者，才能让患者得到最有效、最全面、最精准的治疗。

双心医学强调诊治患者躯体心血管疾病的同时，应该关注患者的心理问题，倡导真正意义上的健康——即心身一体（mind-body unit）的健康。双心医学是遵循社会-心理-生物医学模式，强调综合治疗，对患者进行多层次多角度治疗干预。

　　本书由湖南省心血管疾病专业委员会双心学组组织长期从事心血管内科、心理精神科临床专家费时两年精心撰写。本书结合国内外有关双心疾病诊治的最新进展，就双心疾病产生机制、流行病学、临床常见类型、诊断与治疗进行充分阐述；对目前双心疾病诊治过程中存在的问题、注意事项进行针对性分析，并提出相关处理策略。本书紧密结合临床实际，对综合医院普通内科、心血管内科、急诊科、中医科等医生临床综合水平完善与提高有重要价值。

　　由于作者相关水平有限，书中不免存在不足，敬请读者批评与指正。

余国龙
于中南大学湘雅医院

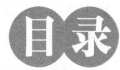

目录
CONTENTS

第一章

总　　论

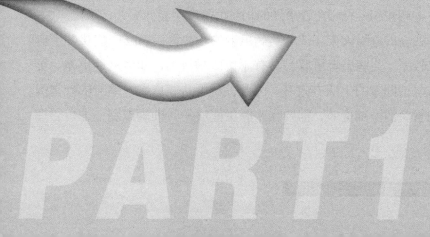

精神心理障碍已成为世界的第四大疾病，至 2020 年，其将成为我国社会负担最重的第一大疾病。我国心血管疾病危险因素流行趋势明显增长，导致了心血管疾病患者数显著增加。总体上看，我国心血管疾病患病率及死亡率仍处于上升阶段，推算心血管疾病现患病者数 2.9 亿。心血管疾病和心理问题已经成为我国最严重的健康问题之一，越来越多的心血管疾病患者合并有心理问题，这两种疾病互为因果，互相影响，导致病情恶化、预后不良，两者的共病问题已成为最严重的健康问题之一，应引起临床工作者的高度重视。

双心医学（psychocardiacology）是心理心脏病学的简称，是一门交叉学科，是研究人的精神心理与心血管疾病之间的关系，并通过控制精神心理疾病从而干预心血管疾病的转归。双心疾病狭义上是指心理障碍与心血管疾病并存；广义还包括以心血管疾病症状为主要表现的单纯性心理障碍。

双心医学在强调诊治患者躯体上存在的心血管疾病的同时，应该关注患者的精神心理问题，尊重患者的主观感受，倡导真正意义上的健康——即心身的全面和谐统一。双心医学是遵循社会-心理-生物医学模式，强调综合治疗，对患者进行多层次多角度治疗干预。

一、心理障碍与心血管疾病共病问题非常多见

目前临床上心血管疾病合并心理障碍非常常见，即所谓"心理障碍与心血管疾病共病"。躯体化症状、抑郁、慢性广泛焦虑、惊恐发作是心血管内科常见的心理障碍。最新资料表明，心血管内科门诊患者中心理障碍发生率为 40%～50%，心血管内科住院患者中发生率进一步提高，尤其是因心脏急症住院的患者，共病的发生率可达 60%～75%。我们研究也发现湖南省三甲医院心血管内科门诊患者中心理障碍发生率为 42.5%。国内外研究均发现在心理障碍患者中，初发和再发心血管事件的相对危险度明显升高，已明确焦虑、抑郁是冠心病独立的危险因素。部分共病患者的心血管疾病临床症状并不典型，治疗效果较差。共病患者更容易具有不良医学行为，如依从性更差、更难戒烟和更难坚持健康的生活方式等。因此，对于共病患者，单纯依赖常规手段治疗心血管疾病很难奏效，需要临床医生能够及时准确识别，进行心理方面的干预。

二、心理障碍的诊治率低下

目前，国内综合医院尤其基层医院的心血管内科医生不能及时准确识别心血管疾病伴发心理障碍的患者，已成为较为突出的临床问题。国外报道非精神专科医生对伴发心理障碍的患者识别率为15％～25％，而国内报道也仅为15.9％。在综合医院心血管内科，大量有心理问题的患者被漏诊误诊，导致临床过度检查、过度治疗，治疗费用也相应增加，且其预后不良。我们早在2005年研究发现合并心理障碍患者的冠心病住院天数与住院费用显著增加；合并心理障碍患者的高血压患者治疗达标率显著降低。这些患者就诊的原因99.1％是各种躯体症状，而不是以心理障碍作为主诉，其中84.1％被诊为单纯性心血管内科疾病。导致如此现状的主要原因首先来自医生方面，由于接受传统的医学教育模式——单纯生物学模式的引导，忽视患者心理状况，同时未经专业的心理训练，缺乏对心理问题基本的识别技能；医生在临床实践中实施的诊治模式是以疾病为中心，而不是以患者为中心，这就导致治疗围绕不同的病痛分系统进行。其次是患者方面，由于在东方文化的背景下，往往否认心理问题，拒绝精神心理医生。此外，受传统生物医学模式的影响，近些年来强调过细过专的分科，导致医学的整体性被割裂，从而造成了"头痛医头，脚痛医脚"、"专科医生各管一段"的现状。致使大量有心理疾病的患者因躯体化症状分散于综合医院的各个科室之间，不能被及时识别和有效治疗。

三、普及双心医学知识具有迫切性

随着医学的发展和观念的更新，很多临床医生已经意识到要改变现有的医疗诊治问题，必须改变传统诊疗方法，认识到必须接受相应的精神、心理方面的技能培训，才能及早识别患者可能存在的精神心理疾病。只有综合干预心血管疾病和心理问题——即从双心医学的角度，才能有效改善患者临床症状及预后，帮助患者在躯体功能得到改善的同时，社会功能也能有效地恢复。目前，在心血管内科门诊常常面对很多双心问题患者，主要有以下几种情况：①因躯体化症状反复就诊，经多种实验室、器械检查证实并无器质性心脏病证据；②患者有心血管疾病但并不严重，如心电图、心脏超声显示轻度异常。但是，患者精神压力却很重，感觉自己患有不治之症，惶惶不可终日；③患者心血管疾病诊断明确，经冠状动脉介入治疗或是搭桥血运重建，客观证据显示患者心脏情况恢复良好，但临床症状仍频繁发作，患者处于焦虑状态，怀疑自己的疾病没有得到妥善治疗。另外，临床上有创检查和手术后也可并发精神心理障碍。值得注意的是，医源性的焦虑或抑郁日益增多。由于避免医疗纠纷，很多医生将患者病情交代过重，临床常常过度检查。更困难的是综合医院心理障碍患者常常因心理障碍的耻辱感，对自己的心理障碍常采取否认态度，面对以精神情绪为主的心理检测量表往往不容易接受，使心理检测量表在综合医院临床实际应用可操作性较差；加上缺乏医生的合理疏导，导致患者思想负担过重，旧病未去，又添新病。由于心理障碍患者特别是与心血管疾病共病的患者大多数就诊于综合医院的心血管内科，而综合医院医生往往认为心理障碍表现形式只是情绪不佳、多思多虑或心烦意乱、紧张不安、担忧害怕等精神心理问题。而不认为是病，对患者不会造成多大损害而无须治疗，或认为一旦患者有器质性疾病，其有抑郁或焦虑反应是正常的，则容易对这部分患者造成漏诊和误诊。很多基层医院没有精神科专科医生和心理咨询师，对较严重的精神心理障碍患者，做不到专业的指导，致使此类患者不能接受常规的心理障碍治疗，只能辗转于各个科室诊治。非精神科医生对抗精神病药不了解，不会应用也不敢应用。部分医生只会用谷维素、氟哌噻吨美/利曲辛等药，即使应用抗精神病药也不规范，导致双心疾病常常迁延不愈。

　　基于上述原因，故目前迫切需要开展针对于综合医院心血管内科医生的相关精神、心理方面的培训，做到能够及时识别、恰当处理心理障碍患者，让患者得到最有效、最全面、最精准的治疗。

四、对广大综合医院医生实施双心培训的必要性

　　目前，国外双心医学由精神心理科医生主导，国内则是由心血管内科医生主导。由心血管内科医生主导双心医学诊治，具有很多优势：①心血管内科医生具有熟练掌握心血管疾病诊治知识与丰富的临床经验，能够对心血管内科疾病作出正确诊断，实施正确的治疗，能够对心血管内科疾病存在的可

能风险作出正确的判断。譬如，无心血管危险因素和家族史的中年女性，在体检时发现有心电图 ST-T 波改变或偶发室性早搏，或时常发生胸痛、胸闷症状，经临床常规思维当然会首先顾虑心脏问题。即使被转到精神、心理专科门诊或医院，精神科或心理医生也难以针对心电图改变或室性早搏给患者一个满意的解释和结论。②患者对心血管内科医生天然信任的优势，双心疾病患者绝大多数是以反复胸闷、胸痛、心悸或气促等心血管疾病躯体症状就诊于综合医院心血管内科，常常忽略或否认自身存在的心理障碍。对于没有医学背景的患者来说，医生的诊断是具有权威性的，而且对大多数人而言，更容易接受"有病"的结论。③对于心理障碍诊断的技能与治疗方法，心血管内科医生通过短期专业培训可以正确掌握。2002 年美国心脏病学会就明确提出焦虑、抑郁是冠心病危险因素，并提出应当对心血管疾病并发心理障碍进行同诊同治的新概念。2008 年我国北京大学人民医院启动"心内科治疗心血管疾病患者轻中度心理障碍的可行性分析"研究，初步结果显示，通过培训的心血管内科医生，可正确掌握精神心理卫生知识，识别就诊患者的心理障碍，并对轻中度心理障碍患者对症治疗，患者的症状缓解有效率高达75%，其研究明确地证实了心血管内科医生处理轻中度心理障碍的可行性。2011 年 8 月，以北京大学人民医院胡大一教授为组长的中国医师协会全科医师分会双心医学学组成立。自 2012 年以来，天津、广东、山东、上海和湖南等省市双心医学专家委员会成立，2015 年中国中西医结合学会心血管病专业委员会双心学组成立，2016 年中华心身医学会双心学组成立。各地双心学组定期举办双心医学知识培训班或学术交流会，各地双心医学专家纷纷深入基层医院，开展双心疾病规范化诊治讲座，为广大综合医院尤其是基层医院心血管内科医生掌握双心疾病规范化诊治知识发挥了很大的作用。2014 年 1 月由中国康复学会心血管病专业委员会和中国老年学学会心脑血管病专业委员会组织专家撰写的《在心血管科就诊患者的心理处方中国专家共识》在《中华心血管病杂志》发表，2016 年 12 月由中华医学会神经病学分会神经心理学与行为神经病学组组织专家撰写的《综合医院焦虑、抑郁与躯体化症状诊断治疗的专家共识》在《中华神经科杂志》发表，为广大综合医院尤其是基层医院心血管内科医生诊治双心疾病提供了诊断与治疗规范化的指导意见。

心血管内科医生对精神心理问题的认识和重视至关重要。基层医院内科医生尤其应该注意这点，因为很多基层医院没有设立精神心理科，或者医生的心理知识有限，不能很好地为患者提供心理精神服务。双心模式要真正地运用到临床中，首先心血管内科所有医生、护士都应该接受心理常识培训，只有这样才能提高对心理障碍问题的认识水平，增强临床对心理障碍诊断的意识。所以，应该注意加强基层医院精神心理知识的培训，重点培养更多的双心学术和临床骨干。还有必要建立与精神心理科医生会诊、转诊机制，制定合作方案。

全科医生是我国承担基础医疗的主体。我国全科医生的双心医学知识还比较欠缺和薄弱，应该在全科医生中开展连续、系统的双心医学的培训工作。与此同时，应加强心理卫生知识广泛宣传，提高整体社会对心理健康的认识水平。在具体的临床实际中，还要对双心疾病的患者进行心理健康教育。近年来，原卫生部和各大医院一直在开展这方面的工作。例如，2017年9月原卫生部国家级的双心医学继续教育项目开始实施，在全国数十个城市对全科医生进行双心医学培训。近期原卫生部医政司将在全科医生中推动双心疾病诊治筛查流程的应用项目。双心医学的系统性培训能够为全科医生提供实用的技术，能快速应用于实践，见效快，对双心疾病患者的诊疗起到事半功倍的作用。

总之，临床医生既要重视患者的躯体疾病，也要关注患者的精神心理问题。实施开展双心疾病诊治培训的目的不是在心血管内科筛查精神、心理障碍患者，而是针对心脏器质性病变、疑似心脏病的症状所引起的精神、心理障碍进行干预；不是在心血管内科筛查精神障碍患者和试图纠正患者的性格，而是将精神、心理问题等同于高血压、高脂血症等危险因素，作为心血管疾病整体防治体系的一部分，以求提升治疗效果和改善预后。

参考文献

[1] 黄悦勤. 我国精神卫生的现状和挑战[J]. 中国卫生政策研究，2011，4(9)：8-9.

[2] 中华医学会神经病学分会神经心理学与行为神经病学组. 综合医院焦虑、抑郁与躯体化症状诊断治疗的专家共识[J]. 中华神经科杂志，2016，49(12)：909-917.

[3] 中国心血管病报告编写组.《中国心血管病报告2016》概要[J]. 中国循环杂志，2017，32(6)：521-530.

[4] 中国康复学会心血管病专业委员会，中国老年学学会心脑血管病专业委员会. 在心血管科就诊患者的心理处方中国专家共识[J]. 中华心血管病杂志，2014，42(1)：6-13.

[5] 刘梅颜，胡大一. 心血管内科患者常见的心理问题[J]. 中国实用内科杂志，2007，27(9)：660-662.

[6] 刘梅颜. 心血管疾病与精神心理关系最新研究进展——双心医学发展述评[J]. 山东医药，2012，52(4)：1-3.

[7] 毛家亮. 综合医院非心理专科医生面对心理障碍诊治存在的现状、困难及对策[J]. 医学与哲学，2013，34(4)：8-12.

[8] 赵曼，余国龙，杨天伦. 某三甲综合医院心血管内科门诊患者焦虑抑郁症状及相关因素[J]. 中国临床心理学杂志，2012，20(2)：184，188-189.

[9] 李莹，余国龙. 心理行为因素与心血管疾病的发生发展[J]. 中医药导报，2009，15(11)：71-73.

[10] Löwe B，Spitzer R L，Williams J B，et al. Depression，anxiety and somatization in primary care：syndrome overlap and functional impairment[J]. Gen Hosp Psychiat，2008，330(3)：191-199.

[11] Phillips M R，Zhang J，Shi Q，et al. Prevalence，treatment，and associated disability of mental disorders in four provinces in China during 2001—2005：an epidemiological survey[J]. Lancet，2009，373(9680)：2041-2053.

〔余国龙〕

第二章

心血管内科常见双心疾病临床表现与分类

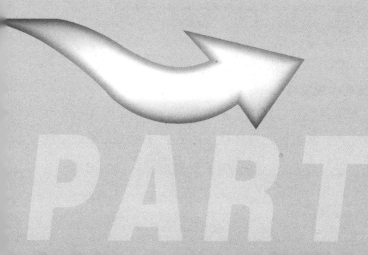

PART2

心血管内科医生常常接诊这样的患者：①反复胸痛、胸闷数年或数月，疼痛部位可游走，性质多变，与活动无关，持续时间短则1～2秒，长则达1～2天；②反复心悸、气促，安静休息状态反而明显，与活动无关或活动后反而好转，心情不好时常常诱发；③患者反复在多家医院、多个专科就诊，但经过多家医院多名医生诊治，经历多种检查，如超声心动图、心电图、冠状动脉CT等，直至冠状动脉造影、心脏电生理检查等有创检查，仍然找不到产生心血管疾病症状的病因；④心脏病诊断明确，如冠心病患者已经行支架介入术，并予以充分药物治疗后，其胸痛等症状仍然反复如故。这些患者为此四处求医问药，药越吃越多，身体却越来越差，花费大量时间、精力、金钱，甚至导致全家不得安宁、痛苦不堪，且患者对医生、药物依从性差。从患者角度来看，认为自己躯体肯定有病，只是医生临床经验不足或目前医院检测技术有限，不能找到存在的病因或者没有得到有效的药物治疗。但从医生角度来看，患者症状繁多，未能找到相关解剖、生理、病理发病的基础，不能从医学角度来解释，令医生自己也迷茫、难以理解。遇到上述情况时，临床医生应想到双心疾病的可能。

目前研究显示双心疾病在心血管内科门诊病例发生率40%～50%，住院患者发生率高达50%～70%；双心疾病最常见心理障碍是躯体化症状、抑郁与焦虑并存，次为单纯性焦虑或抑郁。目前心血管内科患者心理障碍发生率一般是根据病史、临床表现，结合采用焦虑/抑郁量表调查得到的结果，如果以躯体化症状为指标进行调查，双心疾病发生率可能会更高。

患者的心理障碍常常继发于心血管疾病发生之后，但部分患者也可在心血管疾病发生之前即有心理障碍。仅由于单纯性心理障碍导致心血管疾病或心血管疾病症状，这部分患者也属于双心疾病范畴。

一、根据心理障碍与心血管疾病发生的相互关系分类

常见双心疾病可分为4类：

（一）器质性心脏病继发心理障碍

器质性心脏病继发心理障碍是双心疾病常见类型，此类患者既往身体和心理健康或没有特殊不适症状，常常因常规体检或因感冒或过度劳累后出现不适就诊，确诊有器质性心脏病，患者对此诊断感觉震惊、惊讶。由于缺乏

医学知识背景，患者对所患的器质性心脏病发生、治疗和预后不了解，从而产生对疾病过度恐惧与担扰。

患者临床上表现常常是原有的心脏病相关症状过度突出，对该疾病可能发生的并发症过度担心、恐惧。如冠心病急性心肌梗死后患者担心猝死、心肌梗死再发，常有反复胸痛、胸闷症状发作；即使已行冠状动脉支架介入术，又担心血管可能再堵；患者还可能对需要长期服用的他汀类、双联抗血小板等药物副作用忧心忡忡。部分初诊高血压患者则担心血压不稳定会导致脑卒中可能，患者反复头痛、头晕、躯体四肢麻木，常常一天多次自测血压，且血压变化幅度大。

（二）以心血管疾病症状为主的单纯心理障碍

此类患者既往就有心理障碍，有过度担心、紧张情绪，情绪低落等焦虑或抑郁症状，但其程度不重，临床上常常以反复胸闷、胸痛或心悸等心脏病相关症状反复就诊。但其心脏病相关症状不典型，如反复胸闷、胸痛类似于心绞痛症状，其症状与活动无关而与情绪相关，胸闷和胸痛部位、持续时间、缓解方式及伴随症状与冠心病心绞痛明显不同，胸痛部位可在左胸上部或剑突，且部位可游走，持续1～2秒或数小时，活动后反而缓解或消失，如反复气促类似于心力衰竭症状，但常呈非劳力性，夜间或情绪紧张时发生，不发作时可耐受体力活动；反复心悸等类似于心律失常症状，患者心悸发作与情绪有关，夜间或安静时频发。患者经临床和多种客观检查，如超声心动图、心电图、冠状动脉CT等，甚至冠状动脉造影、心脏电生理检查等有创检查，仍然没有找到有器质性心脏病的证据。

单纯心理障碍导致心血管疾病症状为主躯体不适的机制，目前认为是患者承受长期生活或精神压力，对内心冲突产生的不良情绪问题不愿向他人诉说，不良情绪无缓解途径，如时间长久，则导致体内神经内分泌系统及情感反应失调，继之出现循环、消化、内分泌等系统功能紊乱，从而引起包括心血管疾病症状等躯体不适。患者潜意识地借喻躯体"不适"来表达他所遭受的生活或精神不良事件，从而引起他人的注意、同情、关心，借此转移、回避不愉快经历等。

（三）心理障碍合并器质性心脏病

心理障碍本身就是冠心病、高血压等心血管疾病的独立危险因素之一。这些患者发生器质性心脏病前就有焦虑/或抑郁等心理障碍，心脏病发生后其相关症状较单纯性心脏病严重，临床亦较为常见。如部分初发高血压年轻患者，头痛、头晕症状频发，患者常常过于关注血压变化，在家自测血压一天数次，伴有疲乏、精力下降、失眠等症状；部分老年高血压患者血压反复波动，即使增加药物联合治疗，也不容易达标；频发室性早搏患者，反复心悸发作，甚至个别患者能够敏感地感到心悸时间，与心电监护或动态心电图记录室性早搏发生同步，多种药物控制心律失常疗效常常不好。患者感到惶惶不可终日，不能安心工作，惟恐随时发生猝死。这些患者经常要求医生给予过多或最好的精细检查和治疗。

（四）单纯心理障碍导致心血管疾病

患者没有器质性心脏病基础，而是由单纯心理障碍导致器质性心脏病。目前，单纯心理障碍导致心血管疾病发生率不高，临床上相对罕见。但是，现代社会中各种竞争带来更多的压力，随着社会-心理-生物医学模式在临床上广泛地实施与推广，将会检查出更多的单纯心理障碍导致心血管疾病患者。

1. 应激性心肌病（Tako-Tsubo 综合征）：又称心尖球囊样综合征、暂时性左室心尖球囊综合征、伤心综合征等，有文献报道在以急性 ST 段抬高型心肌梗死收治的患者中，本病占 2.2%～2.6%。

本病临床表现多因情绪激动、心理压力或躯体应激因素触发，突发胸痛、胸闷、心悸、呼吸困难为主要临床表现，严重者可出现心搏骤停、心源性休克、严重心律失常及晕厥，少部分患者可出现左心室血栓及全身栓塞。辅助检查可显示心肌损伤血清标记物肌钙蛋白 I（cTnI）轻度升高，但持续时间较短，下降迅速。心电图表现可呈现典型 ST 段抬高型急性心肌梗死改变。冠状动脉造影无明显心外膜冠状动脉狭窄或存在与心肌梗死病变无关的冠状动脉狭窄病变。左心室造影典型改变为心尖及附近区域收缩减弱或消失，并扩张呈球形改变，而基底部收缩时细窄；不典型者则可表现为左心室基底和中间段运动异常，而心尖部运动代偿性增强。超声心动图检查所见与左心室造影相同。

2. 过度兴奋、紧张、焦虑、惊恐等导致冠状动脉痉挛：冠状动脉痉挛是指心外膜下冠状动脉发生的一过性收缩，引起血管部分或完全闭塞。冠状动脉痉挛易发生于有粥样硬化的冠状动脉，偶发生于表面"正常"的冠状动脉。

中枢神经和自主神经活动对冠状动脉痉挛的发生起重要作用。当心理应激状态（如过度兴奋、紧张、焦虑、惊恐等）时，交感神经过度兴奋，加上冠状动脉局部高敏性，可诱发冠状动脉痉挛，引起血管不完全性或完全性闭塞。冠状动脉痉挛是一种病理生理状态，因发生痉挛的部位、严重程度以及有无侧支循环等差异而表现为不同的临床类型，如无症状心肌缺血、稳定型心绞痛、不稳定型心绞痛、心肌梗死，甚至发生猝死。

3. 心理障碍导致心律失常：心理障碍导致心律失常最常见以窦性心动过速或室性早搏、房性早搏为主，次为室性早搏连发、短阵室性心动过速、室上性心动过速及阵发性心房颤动，严重者出现扭转型室性心动过速、心室颤动或心脏性猝死。其发生机制是因为精神压力强烈而持久，继发的抑郁和焦虑等负性情绪可激活下丘脑-垂体-肾上腺系统，促使交感神经功能亢进，儿茶酚胺分泌增多，导致心肌细胞兴奋性、自律性异常增加，从而诱发各种心律失常。

4. 心理障碍导致情绪性高血压：既往没有高血压病史，当心理情绪激动时血压可骤然增高，血压可＞140/90 mmHg，常见于中青年，女性多见。原有高血压病史，长期服用药物降血压，血压基本达标，当心理情绪激动时血压可骤然增高，这也属于情绪性高血压范畴。患者常有头痛、头晕等症状。心理情绪激动消失后，其升高的血压可恢复至正常水平或原有基础水平。心理障碍导致情绪性高血压可能的主要机制有：①交感神经系统、肾素-血管紧张素-醛固酮系统等处于反复或持续性激活状态，外周血管阻力、心排血量增加；②应激使下丘脑-垂体-肾上腺轴的神经内分泌机制调控失衡，促肾上腺皮质激素释放增加，促进肾上腺皮质释放糖皮质激素。没有高血压病史患者，可因反复或长期心理情绪障碍，情绪性高血压可演变为原发性高血压。

二、根据心理障碍症状特点分类

常见的双心疾病可分为 4 个类型：

（一）以抑郁症状为主的双心疾病

双心疾病抑郁情绪或状态多为轻中度，与心理专科就诊的抑郁症患者同样具有抑郁相关的核心症状，如心境低落、兴趣和愉快感丧失及劳累感增加、精力降低等，但患者通常对情绪相关的症状不太在意或不重视。部分双心疾病抑郁的突出临床症状主要体现在意志行为的变化上，患者大多都能坚持工作和学习，但明显缺乏主动性和进取性，感到记忆力、注意力减退，思维反应变慢，跟不上其他人的工作和学习进度，日常工作感到吃力，感觉活得很累，力不从心。部分双心疾病患者抑郁症状还可表现为经常感到生活情趣索然，整日唉声叹气，或者感到委屈，动不动就流眼泪，甚至出现轻生的想法和行为。有的患者会有轻度的无价值感，自认为对社会、家庭、亲友没做贡献，产生没用的自责，对自己、对生活没有信心，厌恶参加集体活动，喜欢独处。

患者常以多种多样的躯体不适症状为突出表现，常见的有头痛、胸痛、胸闷、气短和心悸等心血管症状及严重失眠、早醒、消化不良、体重减轻、性欲下降、闭经、便秘等。虽然进行了各种检查却均无明显异常，但患者仍然疑神疑鬼，尤其是怀疑自己得了大病，不断地去多家医院就诊，经过多种检查也难释其疑。

（二）以焦虑症状为主的双心疾病

临床常见的主要为广泛性（慢性）焦虑，部分是以惊恐发作（急性焦虑）就诊。

双心疾病焦虑情绪或状态同样多为轻中度，与心理专科就诊的焦虑症患者也同样具有焦虑相关的核心症状，如过度担心、紧张情绪等。患者紧张时往往会有自主神经功能亢进的临床表现，如心慌、气短、口干、出汗、肢体震颤、面色潮红等，有时还会有濒死感，觉得自己就要死了，严重时还会有情绪失控，患者可能因此急诊求医。患者经常感觉处于一种紧张不安、提心吊胆、恐惧、害怕、忧虑的内心状态中，经常或持续的无明确对象和固定内容的恐惧或担心，紧张害怕什么呢？有些人可能会明确说出害怕的对象，也有些人可能说不清楚害怕什么，但总是觉得害怕。患者坐立不安、心神不定、搓手顿足、踱来走去、小动作增多、注意力无法集中和睡眠障碍。因过分敏感，患者常有社会功能受损，人际关系差。焦虑开始发作时进展很缓慢，几乎让人难以察觉。但可能会意识到一些微小的变化，如轻微视物模糊，无法专注于自己正在做的事情，同时可伴紧张不安的情绪。

（三）抑郁焦虑症状并存的双心疾病

临床上此类病例多见，往往是病程长达数月或数年的患者。初期以焦虑症状为主，患者没有得到及时或有效的诊断与治疗，继之在焦虑基础上并发了抑郁症状。其临床表现是上述焦虑与抑郁症状并存，在两者症状并存的情况下，部分患者可能以焦虑症状为主，部分患者可能以抑郁症状为主。

（四）以躯体化症状为主要表现的双心疾病

躯体化症状是一种以多种多样、经常变化的躯体症状为主要特征的神经症。症状可以涉及身体至少 2 个以上系统和器官，而体格检查和实验室检查不能发现与这些症状相关的躯体疾病证据。使用常规焦虑/抑郁量表检测可能达不到焦虑或抑郁诊断标准，患者确有痛苦体验，不断求医，是综合医院最为常见的心理障碍，也是双心疾病最常见的临床表现。近期研究资料表明，综合医院内科门诊就诊的患者中 69％以躯体化症状为主要临床表现。

躯体化是心身疾病的一个特殊类型。因为心理问题长期得不到正确解决，逐渐以躯体疾病的形式表现出来，故称为"躯体化"。人们对客观事物产生愉快、欣赏、赞叹等良好的情绪时，血液中会产生一种对健康非常有益的化学物质；而不良情绪则会产生对神经与血管组织有害的另一种物质，如愤怒、焦急、恐惧、沮丧、悲伤、不满、嫉妒等长期过分刺激人体的神经、内分泌系统，日久就会容易诱发躯体不适或功能失调。普通人群普遍认为心理障碍的表现仅限于悲伤、心烦意乱、紧张不安、担忧害怕或多思多虑等，认识不到其会引起躯体不适症状，且因病耻感和社会偏见，人们更愿意体谅和接受躯体疾病而非心理障碍。抑郁焦虑等心理问题难以得到他人的理解，而生理上的疾病和疼痛则容易被他人接纳或同情，因此，心理障碍的躯体化是个人或社会压抑引起的一种表现，是心理障碍的转移和替代。

精神心理分析学说认为，躯体化障碍可看做是一种潜意识过程，当人们内心存在情绪障碍时，会因此倍感焦虑不安，这种内在的压力长期得不到适当的释放，就很有可能转化为外在的躯体症状表现出来，出现一系列病痛与不适，由此，一个人将自己的内心矛盾或冲突转换成内脏和自主神经功能障碍，从而摆脱自我的困境。躯体化也有人认为是焦虑/抑郁的特殊类型，换句话说，躯体化患者有潜在焦虑/抑郁。

双心疾病躯体化症状患者常见临床表现主要是反复出现胸闷、胸痛、心慌、心悸等心血管疾病相关症状，常常无明显诱因或情绪紧张时发作，持续时间不一，可持续 2～3 秒，亦可持续数小时或整天，发作症状多样且多变；常常伴有兴趣减退、紧张、急躁、睡眠障碍等焦虑抑郁症状。

患者躯体化症状并不是"伪装"或在诈病，对于患者来说，躯体不适或疼痛的感受是真实的，确实是在感受着显著的躯体不适或疼痛。躯体化症状在临床可有两种表现形式：①原发性躯体化症状，是单纯心理障碍引起；

②继发性躯体化症状，是继发于器质性心脏病基础上，在其疾病发展过程中，其胸闷、胸痛、心慌、心悸等症状随着心理障碍的出现而加重。

双心疾病躯体化症状患者往往反复多科就诊，没有发现能解释其症状的阳性结果，常规的治疗并不能缓解这些症状。但患者坚信自己的躯体不适应该来自躯体器质性疾病，无休止地寻求躯体器质性疾病的诊断与治疗，患者常常过多地依赖医生，要求医生负起治愈或解除病痛的责任，却不肯努力去适应躯体不适对自己造成的影响，拒绝心理学、社会学方面的解释与帮助，常常是医疗纠纷的隐患。如果及时接受精神药物和心理治疗可使症状迅速缓解。

双心疾病躯体化症状诊断非常棘手，令人困惑和迷茫，常常漏诊误诊，不仅是因为其症状的复杂性和广泛性，关键是无法通过有关生物学或器械检测手段来诊断，判断多以主观性和经验性为主，因受生物医学模式的影响，很多临床医生缺乏心理障碍的识别能力，对其难以诊断与治疗，反而习惯于从器质性病变中去寻找原因，担心会漏诊器质性疾病，从而导致误诊误治，浪费大量的医学资源；而患者总认为自己的躯体不适或疼痛与组织损伤有关，情绪是不会引起相应症状的，导致患者反复多次多家医院就诊，力图找到自己所患的器质性疾病，做过多检查，如心脏磁共振及有创性冠状动脉造影等，一定程度上增加了患者的经济负担，也是"看病贵"的原因之一。

三、心血管疾病患者合并心理障碍的认别

焦虑/抑郁自评量表如患者健康问卷9项（PHQ-9）、广泛焦虑问卷7项（GAD-7）的应用，对于辅助诊断双心疾病有一定意义。部分病例焦虑/抑郁量表为阳性，但还有部分病例焦虑/抑郁量表检测为阴性，可能达不到焦虑或抑郁诊断标准。原因可能是：①患者常否认心理问题，不易接受以评估精神状态为主的量表；②躯体化是对心理社会应激独特的反应，即患者主要是用躯体方式而非心理方式做出反应。而常用的焦虑/抑郁量表是以焦虑或抑郁为主要的核心症状组成，双心疾病躯体化症状患者焦虑或抑郁程度不重，即使存在相关症状，也往往被患者忽略，故焦虑/抑郁量表分值常达不到阳性标准。

目前，躯体化诊断主要依赖患者健康问卷15项（PHQ-15）、SCL-90症

状清单量表，尤其是PHQ-15已得到2013年美国《精神疾病诊断与统计手册（第五版）》(DSM-V)推荐，量表简单易懂，经国内外临床研究证实PHQ-15诊断躯体化症状具有良好的信度和效度。上海交通大学同济医院毛家亮教授编制了针对综合医院心理障碍特点进行鉴别的躯体化症状自评量表，共由20项题目组成，其中躯体化症状题目占45%，焦虑占25%，抑郁占20%，焦虑抑郁占10%。每道题目根据症状的严重程度又分为4个等级，患者一般能在5分钟左右完成，其阳性临界分值为36/37分。该量表不仅能很好地判断是否有心理障碍的可能，尤其对传统的心理量表SDS、SAS以及PHQ-9、GAD-7还不能反映的综合医院患者患有的早期心理障碍，也能较好地反映。该量表除能帮助非心理专科医生早期识别可能存在的心理障碍，缩短了解患者问题的时间；可反映患者症状及病情的严重程度，也能帮助患者正确认识自己的疾病状态，有效架起医患之间互信沟通的桥梁，同时能够很好地帮助医生选择合适的治疗药物，更重要的是在治疗过程中重复评分还可以帮助观察治疗效果，甚至还能评估心理障碍治疗后的残留症状，比如疼痛、睡眠和躯体症状，判断何时减药及停药；其量表还能帮助患者自我管理，充分完成治疗疗程，减少疾病的复发。本量表经研究证实诊断躯体化症状有良好的信度和效度，量表简单易懂，易被以躯体化症状为主的心理障碍患者所接受，也容易被综合医院非心理专科医生所掌握。

总之，双心疾病心血管疾病症状类型有异，但都具有以下共同点：以反复躯体症状或不适为主要表现；其临床症状多变性、多样化，难以心血管疾病解释；绝大多数患者就诊于综合医院心血管内科或大内科；反复多家医院或多个医生求治，已进行多种辅助检查如心电图、超声心动图、冠状动脉CT血管成像和冠状动脉造影等，其结果显示无器质性疾病或检查结果与其临床症状无相关性；多种药物等常规治疗方法无效。采用焦虑/抑郁自评量和躯体化症状自评量表进行评估，有助于识别双心疾病患者，减少误诊漏诊。

参考文献

[1] 钱洁，任致群，于德华，等. 患者健康问卷躯体症状群量表在综合医院的筛检价值[J]. 中国心理卫生杂志，2014，28(3)：173-178.

[2] Bgianni M，Dentali F，Grandi A M，et al. Apical ballooning syndrome or takotsubo cardiomyopathy：a systematic review [J]. Eur Heart J，2006，27(13)：1523-1529.

[3] 杨菊贤，舒良. 促发冠状动脉痉挛的心理行为因素[J]. 中华行为医学与脑科学杂志，2006，15(2)：97-98.

[4] 刘文玲. 心理行为因素与心律失常[J]. 中国心脏起搏与心电生理杂志，2008，19(3)：198-200.

[5] 毛家亮，鲍正宇，何奔. 心悸、心律失常与心理障碍[J]. 中国心脏起搏与心电生理杂志，2008，22(3)：203-205.

[6] 庄琦，毛家亮，李春波，等. 躯体化症状自评量表的初步编制及信度和效度研究[J]. 中华行为医学与脑科学杂志，2010，19(9)：847-849.

[7] American Psychiatric Association. Diagnostic And Statistical Manual of Mental Disorders (Fifth Edition)[M]. Washington，DC：American Psychiatric Association，2017.

[8] 中华医学会神经病学分会神经心理学与行为神经病学组. 综合医院焦虑、抑郁与躯体化症状诊断治疗的专家共识[J]. 中华神经科杂志，2016，49(12)：911-914.

[9] 中国康复学会心血管病专业委员会. 在心血管科就诊患者的心理处方中国专家共识[J]. 中华心血管病杂志，2014，42(1)：6-13.

[10] 李晓丽，毛家亮，何奔，等. 心脏神经症患者躯体化症状自评量表的临床应用[J]. 中国误诊学杂志，2008，8(20)：4798-4800.

[11] 刘竹华，郭爱宁，王媛. 躯体症状障碍患者认知情绪调节与临床症状的相关性研究[J]. 心理学进展. 2017，7(7)：931-938.

[12] 李莹，余国龙. 心理行为因素与心血管疾病的发生发展[J]. 中医药导报，2009，15(11)：71-73.

[13] 赵曼，余国龙，杨天伦. 某三甲综合医院心血管内科门诊患者焦虑抑郁症状及相关因素[J]. 中国临床心理学杂志，2012，20(2)：184，188-189.

〔余国龙　徐维芳〕

第三章

高血压与心理障碍

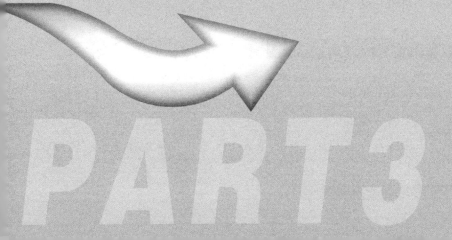

PART3

高血压（hypertension）是一种以体循环动脉收缩期和/或舒张期血压持续升高为主要特点的全身性疾病，影响重要脏器，如心、脑、肾的结构与功能，最终导致器官衰竭，迄今依旧是心血管疾病死亡的主要原因之一。《中国心血管疾病报告 2016》显示我国心血管疾病患病率处于持续上升阶段，目前估计我国有心血管疾病患者 2.9 亿，其中 18 岁以上居民高血压患病率为 25.2%，根据 2010 年第六次人口普查数据，测算我国高血压患者数为 2.7 亿。

心理障碍是指一个人由于生理、心理或社会原因而导致的各种异常心理过程、异常人格特征的异常行为方式。随着社会的发展和疾病谱的变化，焦虑、抑郁等精神心理障碍的发病率显著增加。有调查研究发现，焦虑已经成为我国当下社会的一种常见状态，34%的受访者经常产生焦虑情绪，62.9%的人偶尔焦虑，只有 0.8%的人表示从来没有焦虑过。在美国，焦虑在一般人群中的患病率为 18.1%。在中老年人群，焦虑、抑郁的患病率更高。国内一项报道提示，中老年人心理问题（包括焦虑、抑郁、强迫、精神质等）发生的比例为 22.26%～69.68%。由于精神心理障碍与躯体疾病常常相随相生、相互影响，这使得对其的关注和处理上从原来的次要位置上升到同等重要位置。

有研究发现高血压患者对应激任务有更强烈的反应，也更容易罹患焦虑、抑郁等心理障碍，而对应激任务有更强烈的反应的人群，存在明确焦虑、抑郁障碍的患者也更容易发生高血压。高血压是一种身心疾病，焦虑、抑郁等精神心理障碍常与高血压之间相互影响、互为因果，导致疾病迁延难愈，或发展为难治性（顽固性）高血压。反之，高血压的进展容易导致或加重焦虑抑郁，从而形成恶性循环。不仅如此，有研究发现高血压合并心理障碍也能增加冠心病的发病率。故临床医生需要明确高血压与心理障碍之间的关系，并重视高血压患者的心理管理。

一、高血压合并焦虑、抑郁等心理障碍的流行病学

正常人群中焦虑发生率为 5%，抑郁发生率为 4%～7%。而与之相比，研究表明高血压患者焦虑抑郁的发生率更高，为 15%～50%。研究者对 2180 例高血压患者采用综合性医院焦虑抑郁量表、汉密尔顿焦虑量表、汉密尔顿

抑郁量表评定分析，结果发现高血压患者心理障碍患病率为49.45%，其中焦虑症患病率为45.09%、抑郁症患病率为6.33%、焦虑抑郁共患率为1.97%。关于高血压患者抑郁症的发生率目前文献报道不一。2015年8月Liz等对成年人高血压患者抑郁发生率进行系统回顾，搜索Pub Med、中国知网、万方数据知识服务平台和维普数据库中，2014年11月31日之前的有关高血压患者抑郁症发生率的文献，共纳入30796例，41项研究结果显示高血压患者抑郁发生率为26.8%。

二、 高血压与心理障碍共存的发病机制

（一）病理生理学机制

高血压病因和发病机制目前仍未完全清楚。但一致认为其病因是多因素性，其中精神心理因素不容忽视，参与了高血压的发生发展过程。国内外学者对慢性心理情绪障碍如长期焦虑、抑郁等对血压的影响，已开展了较深入的实验与临床研究，归纳其可能的主要机制有：①交感神经系统、肾素-血管紧张素-醛固酮系统等处于反复或持续性激活状态，导致外周血管阻力、心排血量增加；②应激使下丘脑-垂体-肾上腺轴的神经内分泌机制调控失衡，促肾上腺皮质激素释放增加，促进肾上腺皮质释放糖皮质激素；③血管内皮细胞功能失调，血管内皮细胞分泌内皮素、5-羟色胺等缩血管因子增加；④外周阻力血管持续性收缩，导致血管平滑肌细胞增生、内膜增厚等继发性血管重构；⑤机体免疫系统功能发生紊乱，影响免疫系统对炎症调控能力，炎性因子水平增高，导致体内呈慢性炎症状态；⑥体内压力感受器敏感性或功能下降，自身调节血压变化的内平衡失调。

（二）性格行为机制

部分高血压患者在发现自己的血压升高后，思想负担重，心情紧张，担心高血压的风险及高血压的并发症，顾虑降血压药的副作用，结果造成了血压持续增高，病情加重。有的高血压患者一旦被确诊为高血压后，便把全部的注意力集中在疾病上，稍有身体不适即神经紧张猜疑血压是否上升，是否发生并发症等，结果导致焦躁不安、失眠多梦，高血压与这些不良情绪之间又相互影响，并形成恶性循环，而此种影响在女性患者中更明显。有的患者每天反复多次测量血压，血压增高后更加担心，反复地测量，血压随着心情

紧张程度越来越高。白大衣高血压（WCH）即是心理行为因素所致高血压的极好范例。其发病机制可能是由于此类患者见到穿白大衣的医生后情绪及精神紧张，导致神经内分泌系统激活，使得过多的儿茶酚胺分泌，大量儿茶酚胺入血会诱发心跳加快，同时也使得外周血管收缩，血流阻力增加，产生"白大衣效应"，从而导致血压升高的一种情况。D 型人格群体比其他人群更容易焦虑和抑郁，一般焦虑、抑郁的个体，会有更多的不健康的生活行为方式，例如抽烟、酗酒、少动、多食、失眠等，药物治疗依从性降低，而有研究提示这些不良生活方式及依从性降低均与高血压的发生或预后有关。

（三）基因生物学机制

在生物学方面，血管紧张素转化酶（ACE）DD 基因已经明确可作为焦虑抑郁等情绪障碍的易感基因。血管紧张素Ⅱ1 型受体（AT1R）也参与抑郁的发生。钙通道功能障碍已成为高血压合并情绪障碍的潜在机制，CACNA1C 及 CACNAB2 基因参与编码的钙通道的亚基，也与情感障碍有关。所以提示现有的治疗高血压的药物，如钙通道阻滞药，可以使用在抑郁症和双相情感障碍的治疗。

三、 高血压合并心理障碍的识别

（一）规范高血压的诊断评估

正确对高血压的危险评估是高血压患者伴发心理障碍的识别首要任务，尤其是要对继发性高血压进行排除。在没有对高血压疾病本身进行评估的情况下就盲目认为有心理因素参与患者的高血压的成因，是对双心治疗高血压本身最大的误解。在内科治疗前首选对高血压患者进行疾病本身的评估，这是对心血管内科医生基本功的考验，也是诊断疾病的基本思路，不可本末倒置，延误疾病治疗。所以，严格遵循诊疗指南，对患者详细询问高血压的发病情况及家族史、生活史，并进行相应的危险分层、体格检查及辅助检查，以对躯体疾病和生理功能紊乱的诊疗更具依据。

（二）对高血压合并心理障碍患者的筛查

高血压患者合并心理障碍时并非显而易见，尤其是首次门诊，患者的心理情绪难以清晰显现，故心血管内科医生对该类患者的筛查尤为重要。可在诊疗同时，采用简短的三问法初步筛出可能有问题的患者。3 个问题是：

①是否有睡眠不好，已经明显影响白天的精神状态或需要用药？②是否有心烦不安，对以前感兴趣的事情失去兴趣？③是否有明显身体不适，但多次检查都没有发现能够解释的原因。3个问题中如果有2个回答是，符合精神障碍的可能性80%左右。也可在患者等待就诊时，采用评价情绪状态的量表筛查。推荐躯体化症状自评量表、患者健康问卷9项（PHQ-9）、广泛焦虑问卷7项（GAD-7）、综合医院焦虑抑郁量表（HAD）等。

（三）简易诊断（ICD-10普及版）与精神科专科诊断

对心脏科患者进行精神科诊断，可由心血管内科医生初步预诊断和处理，可参照ICD-10的普及保健版本。其中不仅有经过世界卫生组织推荐的简化诊断标准，而且有如何向患者和家属交代病情，如何初步处理的建议。如果进一步精神专科诊断，精神科医生应采用国内精神病学会公布的诊断标准。

四、 高血压合并心理障碍的治疗

（一）降血压治疗的重要性

对高血压合并心理障碍患者的治疗不能本末倒置地一味追求心理干预治疗，首先应该要做到的是高血压疾病本身的规范治疗。

1. 生活方式的干预：生活方式的干预包括减轻体重、减少钠盐摄入、补充钾盐、减少脂肪摄入、戒烟限酒、增加运动、减轻精神压力及必要时补充叶酸制剂等。其中长期、有规律的运动可以有效协助降低血压、改善心理状态，增加应对生活中各种压力的能力，是最理想的调节情绪、控制紧张、缓解压力的方式，是高血压合并心理障碍治疗的重要措施。

2. 降血压药的治疗：药物的治疗是大多数患者控制高血压的主要方法。使用降血压药应遵循以下4项原则。①小剂量：初始治疗时通常应采用较小的有效治疗剂量，根据需要逐步增加剂量。②优先选择长效制剂：尽可能使用每天给药1次而有持续24小时降压作用的长效药物，从而有效控制夜间血压与晨峰血压，更有效预防心脑血管并发症。如使用中、短效制剂，则需给药每天2~3次，以达到平稳控制血压的目的。③联合用药：可增加降血压效果又不增加不良反应，在低剂量单药治疗效果不满意时，可以采用两种或两种以上降血压药联合治疗。④个体化：根据患者具体情况、药物有效性和耐受性，兼顾患者经济条件及个人意愿，选择适合患者的降血压药。

（二）焦虑抑郁等心理障碍的心理治疗及干预

有资料显示，许多高血压合并心理障碍的患者血压波动范围比较大，单纯药物降血压治疗疗效不明显，联合精神心理方面专业的治疗后效果明显提高。

1. 心理治疗：现代医学模式为生物-心理-社会模式，任何疾病均呈现出心理学改变，在病情的转归和康复过程中可辅以心理疏导、安慰、劝解、鼓励和积极的暗示等心理治疗手段。目前，大多数学者主张在应用降血压药物治疗的同时，配合综合性心理治疗，可以减轻症状、预防复发和改善患者依从性。如行为疗法、认知疗法、理性-情绪疗法、森田疗法等均可提高患者的心理整合水平。心血管内科医生在面对这类患者时应有耐心，多给患者鼓励和支持，取得患者的信任。同时建议患者亲属对患者的身心健康增加关注和关心，使生活环境更加融洽，从而有利于患者的血压恢复。

2. 抗抑郁焦虑药的应用：

（1）抗抑郁焦虑药的选择：抗抑郁焦虑药按作用机制包括如下8类。单胺氧化酶抑制药，三环类抗抑郁药和四环类抗抑郁药，选择性5-羟色胺再摄取抑制药（SSRI），5-羟色胺受体拮抗和再摄取抑制药（SARI），5-羟色胺和去甲肾上腺素再摄取抑制药（SNRI），去甲肾上腺素能和特异性5-羟色胺能抗抑郁药（NaSSA），多巴胺和去甲肾上腺素再摄取抑制药，氟哌噻吨/美利曲辛复方制剂。

（2）药物治疗注意事项：①治疗目标要确切，如针对明显焦虑症状或抑郁症状。②全面考虑患者的症状谱特点（如是否伴有失眠）、年龄、躯体疾病状况、有无合并症、药物的耐受性等，尽量做到个体化用药。③剂量逐步递增，采用最低有效量，使出现不良反应的可能性降到最低。与患者有效沟通治疗方法、药物的性质、作用、可能的不良反应及对策，增加患者治疗的依从性。④新型抗抑郁药一般在治疗2周左右开始起效，治疗的有效率与用药持续时间存在函数关系，如果足量治疗6～8周无效，应重新评估病情（咨询精神科），若考虑换药，首先考虑换用作用机制不同的药物。⑤治疗持续时间一般在3个月以上，具体疗程目前缺乏研究证据，需根据具体病情，决定后续康复措施和药物治疗角色。还需要强调的是，有些抗抑郁焦虑药有引起体位性低血压或导致血压升高等不良反应，在治疗期间应密切监测血压的变化，酌情调整药物治疗方案。

3. 放松训练与生物反馈技术：放松训练包括运用腹式呼吸和集中注意力的想象进行渐进性肌肉放松、自我催眠、沉思、冥想及生物反馈训练。生物反馈治疗倾向用于那些喜爱器械及对"谈话治疗"持怀疑态度的患者。通过传感器将采集到的内脏活动的信号加以处理和放大，及时并准确地用人们所熟悉的视觉信号或听觉信号加以显示，相当于让人们听到或看到自己内脏器官的活动情况。通过学习和训练，人们就能在一定范围内做到对内脏器官活动的随意性控制，对偏离正常范围的内脏器官活动加以纠正，恢复内环境的稳态，从而达到防治疾病的目的。

4. 中医学的应用：中医学长期重视心理情绪障碍与躯体疾病相互关系，中医药对心理情绪障碍相关的心身疾病治疗积累了丰富经验。如 Li HC 等应用归脾汤加减治疗伴焦虑抑郁的高血压患者，结果表明治疗 4 周后，与常规药物治疗组比较，加用归脾汤治疗组血压达标率显著增加（60.7% VS 42.3%，$P<0.01$），汉密尔顿抑郁评分（HAMD）、汉密尔顿焦虑评分（IIAMA）显著减低，生活质量评分也显著改善。其结果进一步证实了中医药对伴有焦虑抑郁的原发性高血压患者有显著的疗效。

原发性高血压是我国慢性病管理的主要疾病之一，随着社会的发展和疾病谱的变化，现代社会高血压合并心理障碍患者的发病率显著增加。因此，在应对该类患者时，应早期识别，积极应对，及时有效地给予心理、社会及药物干预，将对进一步提高高血压的防治水平及改善预后具有重要意义。

参考文献

[1] 陈灏珠，钟南山，陆再英. 内科学[M]. 8 版. 北京：人民卫生出版社，2013.

[2] 中国心血管病报告编写组.《中国心血管病报告 2016》概要[J]. 中国循环杂志，2016(6)：521-530.

[3] 杜运泉，郝宇青. 社会转型进程中的焦虑：问题与对策[J]. 探索与争鸣，2012，7(1)：11-13.

[4] Kessler R C，Chiu W T，Demler O，et al. Prevalence，severity，and comobility of 12-month DSM-IV disorders in the national comorbidity survey replication[J]. Arch Gen Psychiatry，2005，62(6)：617-627.

[5] 滕丽新，王健瑜，赵娟，等. 中国中老年人心理健康现状[J]. 中国老年学杂志，2015，35(3)：782-783.

[6] 赵振铭，徐红，迟相林. 高血压患者的 3 张心理处方[J]. 中华高血压杂志，2017(6)：

525－526.

[7] Katharine Footman, Bayard Roberts, Sergei Tumanov, et al. The comorbidity of hypertension and psychological distress: a study of nine countries in the former Soviet Union [J]. Journal of Public Health, 2013, 35(4): 548－557.

[8] 范奎龙, 李结华, 唐海沁. 高血压患者抑郁焦虑状况及治疗进展[J]. 中国医药科学, 2013(19): 39－41.

[9] 龙本栋, 区丽明, 陈剑, 等. 原发性高血压合并焦虑抑郁障碍现状调查[J]. 临床心身疾病杂志, 2010, 16(2): 144－145, 148.

[10] 杨静娜, 赵燕, 杜雪平. 原发性高血压病合并焦虑抑郁的研究进展[J]. 中国全科医学, 2016(19): 224－226.

[11] Hering D, Lachowska K, Schlaich M. Role of the Sympathetic Nervous System in Stress-Mediated Cardiovascular Disease. Curr Hypertens Rep, 2015, 17(10): 80－95.

[12] Ushakov A V, Ivanchenko V S, Gagarina A A. Psychological Stress in Pathogenesis of Essential Hypertension[J]. Curr Hypertens Rev, 2016, 12(3): 203－214.

[13] Spruill T M. Chronic psychosocial stress and hypertension[J]. Curr Hypertens Rep, 2010, 12(1): 10－16.

[14] Hu B, Liu X, Yin S, et al. Effects of Psychological Stress on Hypertension in Middle-Aged Chinese: A Cross-Sectional Study[J]. PLoS One, 2015, 10(6): e0129163.

[15] Penninx B W. Depression and cardiovascular disease: epidemiological evidence on their linking mechanisms[J]. Neurosci Biobehav Rev, 2017, 74(pt B): 277－286.

[16] 中国康复学会心血管病专业委员会, 中国老年学学会心脑血管病专业委员会. 在心血管科就诊患者的心理处方中国专家共识[J]. 中华心血管病杂志, 2014(42): 6－12.

[17] Nikol'skaya I N, Guseva I A, Bliznevskaya E V, et al. Clinical effects of anxiolytic preparation tenoten in complex therapy of essential hypertension[J]. Bull Exp Biol Med, 2009, 148(2): 346－348.

[18] 宁亮, 张烨, 余国龙. 心理情绪因素与原发性高血压的研究进展[J]. 医学综述, 2018, 24(06): 1121－1125.

[19] Li Z, Li Y, Chen L, et al. Prevalence of Depression in Patients With Hypertension: A Systematic Review and Meta-Analysis[J]. Medicine(Baltimore), 2015, 94(31): e1317.

[20] Li H C, Yany Y L, Yang X Q, et al. Effect of Modified Guipi Decoction on Blood Pressure and Quality of Life in Hypertension Patients Complicated Depression[J]. Chinese Journal of Integrated Traditional Chinese and westen medicine, 2016, 36(2): 172－178.

〔彭 友 欧柏青〕

第四章

心理情绪因素与原发性高血压

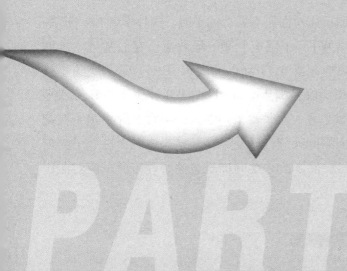

PART4

原发性高血压又称高血压病，是我国最常见的心血管疾病之一。《中国心血管病报告2016》报告指出我国18岁以上人群高血压患病率为25.2%，估计目前高血压患病人数已达2.7亿。高血压相关心血管疾病是城乡居民死亡的首位原因，其中农村占45.01%，城市为42.61%，高血压已经成为严重威胁我国人民健康的最重要疾病。国内外研究资料表明慢性心理情绪障碍如焦虑、抑郁人群原发性高血压发生率显著增高，且患原发性高血压人群焦虑与抑郁发生率亦显著高于血压正常人群。心理情绪障碍如焦虑、抑郁显著影响高血压药降压幅度与达标率，并增加高血压相关心血管事件发生率。研究结果还显示对高血压患者合并心理情绪障碍，进行有效的心理疏导等非药物干预或者抗焦虑抑郁的中西药物治疗，可显著提高高血压降压达标率，还可减少降压药用量和种类。与此同时，高血压患者并发脑卒中、心肌梗死等心血管事件风险也随之减少。因此，研究原发性高血压与精神心理障碍关系对高血压发生、发展与防治有重要的临床意义。本章节就国内外近期相关心理情绪障碍焦虑抑郁与原发性高血压发病率、并发心脑血管事件相关性及针对焦虑抑郁非药物、药物治疗对高血压治疗的影响研究作一讨论，其宗旨是提高临床医生进一步认识心理情绪障碍焦虑抑郁在原发性高血压临床防治中的重要意义。

一、精神心理因素参与原发性高血压的发病机制

原发性高血压病因和发病机制目前仍未完全清楚。国内外学者均认为高血压病因是多因素性，精神心理、环境、饮食习惯与遗传等多个因素参与原发性高血压发生与发展过程。

临床常常观察到急性应激反应对血压有显著的影响。国外学者Lee DL等研究发现，对血压正常野生（WT）小鼠电刺激，导致血压在原基础水平增加（42＋2）mmHg，而白细胞介素6（Interleukin 6，IL-6）基因敲除小鼠（gene knockout，KO）血压增加仅为31±3 mm Hg，WT小鼠血清IL-6水平显著高于KO小鼠；两组小鼠心率、血浆肾素活性、去甲肾上腺素水平在刺激前、后均有显著性增加，但组间无统计学差异；其结果说明炎性因子与交感神经系统、肾素-血管紧张素-醛固酮系统同样是急性心理应激反应对血压影响的重要因素。

国内外学者对慢性心理情绪障碍如长期焦虑、抑郁等对血压的影响，已开展了较深入的实验与临床研究。归纳其可能的主要机制有：①交感神经系统、肾素-血管紧张素-醛固酮系统等处于反复或持续性激活状态，导致外周血管阻力、心排血量增加；②应激使下丘脑-垂体-肾上腺轴的神经内分泌机制调控失衡，促肾上腺皮质激素释放增加，促进肾上腺皮质释放糖皮质激素；③血管内皮细胞功能失调，血管内皮细胞分泌内皮素、5-羟色胺等缩血管因子增加；④外周阻力血管持续性收缩，导致血管平滑肌细胞增生、内膜增厚等继发性血管重构；⑤机体免疫系统功能发生紊乱，影响免疫系统对炎症调控能力，炎性因子水平增高，导致体内呈慢性炎症状态；⑥体内压力感受器敏感性或功能下降，自身调节血压变化的内平衡失调。

二、焦虑与原发性高血压

焦虑是否增加原发性高血压发生率目前尚有争论。德国 Maatouk I 等对随机选择年龄 57～84 岁的 3124 例社区居民进行 8 年随访，以研究高血压与广泛性焦虑或临床抑郁症状之间相关性。结果显示广泛性焦虑症状人群发生高血压风险无显著性增加（OR 1.1，95％ CI 0.85～1.44），而抑郁症状人群发生高血压风险显著性增加（OR 1.76，95％ CI 1.14～2.74）。但是，2015年国内学者 Pan Y 等对焦虑与原发性高血压相关性首次进行了荟萃分析，其结论证实焦虑症增加原发性高血压发生风险。作者对 2014 年 12 月前发表的焦虑与原发性高血压相关性国内、外横断面研究与前瞻性研究文献进行分析，在 13 项横断面研究中，研究样本量达 151389 例，其荟萃分析结果发现焦虑症增加原发性高血压风险比值为 1.18（95％ CI 1.02～1.37，$P<0.001$）；在八项前瞻性研究中，总样本量达 80146 人次，随访时间大多数在 10 年以上，随访期间发现高血压 2394 例。其荟萃分析结果发现焦虑增加原发性高血压风险比值为 1.55（95％ CI 1.24～1.94，$P<0.001$）。在 Cuffee Y 等对 2010～2014 年精神因素与高血压相关研究进行回顾分析中，也证实焦虑增加原发性高血压发生的风险。

原发性高血压人群焦虑情绪发生率也显著增加。国内有研究者对 2180 例高血压患者采用综合性医院焦虑抑郁量表、汉密尔顿焦虑量表、汉密尔顿抑郁量表评定分析，结果发现高血压患者心理障碍患病率为 49.45％，其中焦虑症患病率为 45.09％、抑郁症患病率为 6.33％、焦虑抑郁共患率为 1.97％。

Özpelit ME 等采用 24 小时动态血压监测 160 例原发性高血压患者 [女性 80 例，男性 80 例，平均年龄 (55.3±15.1) 岁]，探讨焦虑水平 [经焦虑问卷 (STAI) 检测] 对高血压患者血压昼夜节律的影响。结果显示与无焦虑状态患者比较，焦虑状态患者仅在收缩压晨峰有显著性差异 (14.4±17.0 VS 9.1±11.9 mmHg，$P=0.03$)，多变量分析表明，高血压病程和焦虑得分是血压晨峰的独立预测因子。Tully PJ 等在一项前瞻性队列研究中，对经降血压药治疗 8 年以上的 1454 例老年人 [(78.5±3.78) 岁] 进行焦虑评估，并进行家庭血压监测 (HBPM) 连续 3 天，结果显示与没有焦虑症状患者比较，并有广泛性焦虑 (GAD) 患者各时间节段平均收缩压显著增加，同时 72 小时、清晨和夜间收缩压变异性也显著增加，而舒张压变异性没有显著性影响。

早在 1997 年就有学者观察到焦虑惊恐发作可导致高血压患者血压短时间发生剧烈波动，可增高达 200/130 mmHg 以上，并发现慢性焦虑、焦虑惊恐发作和抑郁是顽固性高血压产生的主要因素。Alici H 等近期研究还发现即使正常血压者，如并发焦虑惊恐发作，其 24 小时血压监测显示其夜间平均血压增高，呈非勺型血压改变。

综合上述研究，焦虑情绪与原发性高血压相关性基本明确。焦虑情绪增加原发性高血压的发生率增加，同时原发性高血压本身也导致焦虑患病率增高。焦虑情绪还可影响血压水平变异性，可增加晨峰收缩压和收缩压变异性，但对舒张压变异性没有显著性影响。对顽固性高血压患者诊治中，应注意对可能合并的慢性焦虑、焦虑惊恐发作等心理障碍进行认别与治疗。

三、抑郁与原发性高血压

因检测工具、研究地区、样本量大小差异等因素，原发性高血压患者抑郁患病率有较大的差异。Li Z 等对 2014 年 4 月前发表的 41 篇相关文献进行系统性荟萃分析，收集样本量达 30796 例，其荟萃分析结果发现原发性高血压患者抑郁症状发生率为 26.8％。Xue J 等对我国浙江省某县 10389 例老年 [平均年龄 (71.5±8.1) 岁] 原发性高血压患者进行调查，发现 12.8％患者并有抑郁症状，血压控制达标与未达标者并有抑郁症状分别是 5.3％和

32.8%，多因素回归分析结果提示高血压未达标、年龄是患者并有抑郁症状危险因素。

抑郁增加原发性高血压发生率目前已基本明确。Meng L 等近期对相关抑郁与高血压发病率 9 篇文献进行荟萃分析，收集样本量为 30796 例，平均随访时间为 9.6 年。其结果显示抑郁增加高血压发病相对风险（OR 1.42，95% CI 1.09～1.86，$P=0.009$），并且发现高血压发病相对风险与随访时间（$P=0.0002$）和患者抑郁基础水平（$P<0.0001$）显著正相关，其研究结果显示抑郁是高血压发生的独立危险因素。

在 Tully PJ 等研究中，还对经降血压药治疗 8 年以上的 1454 例老年人 [（78.5±3.78）岁] 进行抑郁评估，结果显示与并有焦虑症状相反，抑郁症状对各时间节段平均收缩压和舒张压、72 小时、清晨与夜间收缩压和舒张压变异性均没有显著性影响。

Shao H 等对美国 7019 例高血压患者进行回顾性分析，发现其中 936 例并有抑郁症状。与单纯性高血压病例比较，并有抑郁症状高血压患者生活质量指数下降 17.9%，门诊就诊次数增加 63.8%，住院费用增加 72%，药物开支增加 82%。

从上述研究结果观察到抑郁增加导致原发性高血压发生率和原发性高血压患者抑郁患病率增加。与焦虑比较，抑郁不影响 24 小时血压变异性，但可降低原发性高血压药物降压达标率，影响原发性高血压患者的生活质量。

四、心理情绪障碍与原发性高血压心脑血管事件

心理情绪障碍焦虑抑郁可导致原发性高血压患者血压增高、血压变异性增加、对药物治疗依从性下降，更为严重的是增加高血压相关心脑血管事件发生率。

国内芦燕玲等对 2056 例老年高血压人群进行患者健康问卷（PHQ-9）和焦虑量表（GAD-7）评估，并平均随访（3.5±0.5）年，观察焦虑/抑郁对患者发生主要心脑血管事件的影响。结果显示有焦虑/抑郁患者发生心脏性猝死、非致死性心血管事件、脑出血、脑梗死和总心脑血管事件概率均明显高于无焦虑/抑郁患者，差异有统计学意义（$P<0.01$）；多变量 Cox 比例风险回归分析，经校正性别、吸烟、收缩压、空腹血糖、TC、LDL-C、HDL-C、

同型半胱氨酸等因素后，焦虑/抑郁患者发生心脑血管事件、脑梗死和非致死性心血管事件的相对危险仍然增高，分别为无焦虑/抑郁患者的 1.72 倍、1.63 倍和 2.54 倍。

Koh DJ 等对 2002～2014 年期间脑卒中患者进行回顾性分析，发现抑郁症可显著增加原发性高血压患者缺血性脑卒中风险（HR 5.081，95% CI 1.261～20.479）。Sun WJ 等对香港多中心老年健康中心的年龄在 65 岁或以上的 62839 例香港人群（21473 名男性和 41366 名女性）进行研究，其病例中大部分为高血压患者。显示抑郁症状与男性冠心病死亡率相关（HR 1.41，95% CI 1.08～1.84，$P=0.02$）。校正年龄、教育、月支出、吸烟、饮酒、体力活动、体重指数、健康状况等因素后，抑郁症状程度仍然与所有病例的脑卒中、冠心病死亡率相关。

五、 心理情绪因素调控与原发性高血压治疗

工作性质、经济收入、家庭关系、文化水平与种族歧视等多种因素均可影响原发性高血压患者的心理情绪状态。对影响心理情绪状态的社会、文化等多重因素进行干预，可减低患者焦虑抑郁状态，也有助于提高高血压控制率。

美国 Forsyth J 等研究发现美国黑人原发性高血压患者因焦虑、抑郁与受到歧视等因素，患者对药物治疗依从性显著降低，其依从性下降可高达65%。作者指出应针对影响这些患者心理情绪状况的多种因素进行综合干预，会提高患者治疗依从性，有助于提高原发性高血压治疗疗效。美国 McClintock HF 等对 54 例原发性高血压并抑郁症状患者随机分为常规干预组与综合加强干预组，两组治疗药物基本相同，综合加强干预组在心理常规干预措施基础上，还增加针对患者社会、文化、情绪和经济状况进行有效综合干预。治疗 12 周后，与常规干预组比较，综合加强干预组 BP 显著下降（11.96/4.79 VS 8.06/4.12 mmHg，$P<0.05$），PHQ-9 抑郁评分减低值也有显著性差异（-2.75 VS -0.4，$P=0.024$）。

坚持规律运动可促进患者心理障碍改善同时，还有利于高血压的血压控制。Tolbaños Roche L 近期观察瑜伽运动对原发性高血压并心理障碍患者的疗效。其结果显示与对照组比较，高血压患者经有规律性瑜伽运动 3 个月后，

其 SBP、DBP 显著下降，同时其正性负性情绪量表（PANAS）负性评分、医院焦虑抑郁量表（HADS）评分也显著减少。

六、抗焦虑抑郁药与原发性高血压治疗

对影响心理情绪状态的社会、文化等多重因素进行非药物综合干预，对并心理情绪障碍原发性高血压患者降压疗效有一定作用。但对较为严重的焦虑抑郁心理障碍或非药物综合干预疗效不满意时，应进行相关药物治疗。

近期 Fu W 等探讨抗焦虑抑郁药西酞普兰对老年高血压并焦虑抑郁患者血压和生活质量的影响。对 70 例老年高血压并焦虑抑郁患者随机平行分组，对照组仅氨氯地平，5 mg/d；治疗组在此基础上加西酞普兰，20 mg/d，随访 3 个月。结果表明治疗组 24 小时、白天和夜间平均收缩压、平均舒张压、汉密尔顿抑郁评分（HAMD）和汉密尔顿焦虑评分（HAMA）均明显低于对照组，36 项生活质量问卷简表（SF-36）评分优于对照组。国内吴红虎等对氟哌噻吨/美利曲辛治疗顽固性高血压伴焦虑抑郁患者疗效观察，治疗组在对照组降血压药基础上加用氟哌噻吨美利曲辛片，10.5 mg/次，每天 2 次。治疗 8 周后，对照组降压总有效率为 78.84%，治疗组为 94.33%，两组差异具有统计学意义（$P < 0.05$），治疗组各时间段血压控制水平、HAMD、HAMA 评分显著优于对照组（$P < 0.05$）。

中医学长期重视心理情绪障碍与躯体疾病相互关系，中医药对心理情绪障碍相关的心身疾病治疗积累了丰富经验。如 Li HC 等应用归脾汤加减治疗伴焦虑抑郁的高血压患者，结果表明治疗 4 周后，与常规药物治疗组比较，加用归脾汤治疗组血压达标率显著增加（60.7% VS 42.3%，$P < 0.01$），HAMD、HAMA 评分显著减低，生活质量评分也显著改善。其结果进一步证实了中医药对伴有焦虑抑郁的原发性高血压患者有显著的疗效。

七、结　论

总之，心理情绪障碍是高血压病发生的独立危险因素之一，增加高血压血压波动幅度、降低高血压患者生活质量及对降血压药依从性，影响降血压药疗效，增加高血压相关心脑血管事件发生率。因此，在原发性高血压临床

防治实践中，临床医生不可忽视心理情绪因素对高血压的影响，应及时认别原发性高血压患者可能合并的心理情绪障碍，并积极进行非药物或药物综合性干预，必将大大提高高血压防治疗效。

参考文献

[1] 中国心血管病报告编写组.《中国心血管病报告 2016》概要[J]. 中国循环杂志，2017，32(6)：521-530.

[2] Cuevas A G, Williams D R, Albert M A. Psychosocial Factors and Hypertension: A Review of the Literature[J]. Cardiol Clin, 2017, 35(2)：223-230.

[3] Pal G K, Pal P, Nanda N, et al. Cardiovascular dysfunctions and sympathovagal imbalance in hypertension and prehypertension: physiological perspectives[J]. Future Cardiol, 2013, 9(1)：53-69.

[4] Cuffee Y, Ogedegbe C, Williams N J, et al. Psychosocial risk factors for hypertension: an update of the literature[J]. Curr Hypertens Rep, 2014, 16(10)：483-501.

[5] Lee D L, Leite R, Fleming C, et al. Hypertensive response to acute stress is attenuated in interleukin-6 knockout mice[J]. Hypertension, 2004, 44(3)：259-263.

[6] Hering D, Lachowska K, Schlaich M. Role of the Sympathetic Nervous System in Stress-Mediated Cardiovascular Disease[J]. Curr Hypertens Rep, 2015, 17(10)：80-95.

[7] Ushakov A V, Ivanchenko V S1, Gagarina A A. Psychological Stress in Pathogenesis of Essential Hypertension[J]. Curr Hypertens Rev, 2016, 12(3)：203-214.

[8] Spruill T M. Chronic psychosocial stress and hypertension[J]. Curr Hypertens Rep, 2010, 12(1)：10-16.

[9] Maatouk I, Herzog W, Böhlen F, et al. Association of hypertension with depression and generalized anxiety symptoms in a large population-based sample of older adults[J]. J Hypertens, 2016, 34(9)：1711-1720.

[10] Pan Y, Cai W, Cheng Q, et al. Association between anxiety and hypertension: a systematic review and meta-analysis of epidemiological studies[J]. Neuropsychiatr Dis Treat, 2015, 22(11)：1121-1130.

[11] 龙本栋，区丽明，陈剑，等. 原发性高血压合并焦虑抑郁障碍现状调查[J]. 临床心身疾病杂志，2010，16(2)：144-145，148.

[12] Özpelit M E, Özpelit E, Doğan N B, et al. Impact of anxiety level on circadian rhythm of blood pressure in hypertensive patients[J]. Int J Clin Exp Med, 2015, 8(9)：16252-16258.

[13] Tully P J, Tzourio C. Psychiatric correlates of blood pressure variability in the elderly:

The Three City Cohort Study[J]. Physiol Behav, 2017, 1(168): 91-97.

[14] Li Z, Li Y, Chen L, et al. Prevalence of Depression in Patients With Hypertension: A Systematic Review and Meta-Analysis[J]. Medicine(Baltimore), 2015, 94(31): e1317.

[15] Davies SJ, Ghahramani P, Jackson P R, et al. Panic disorder, anxiety and depression in resistant hypertension-a case-control study[J]. J Hypertens, 1997, 15(10): 1077-1082.

[16] Alici H, Ercan S, Bulbul F, et al. Circadian blood pressure variation in normotensive patients with panic disorder[J]. Angiology, 2014, 65(8): 747-749.

[17] Xue J, Chen S, Bogner H R, et al. The prevalence of depressive symptoms among older patients with hypertension i rural China[J]. Int J Geriatr Psychiatry, 2016: 28.

[18] Meng L, Chen D, Yang Y, et al. Depression increases the risk of hypertension incidence: a meta-analysis of prospective cohort studies[J]. J Hypertens, 2012, 30(5): 842-851.

[19] Shao H I, Mohammed M U, Thomas N, et al. Valuating Excessive Burden of Depression on Health Status and Health Care Utilization Among Patients With Hypertension in a Nationally Representative Sample From the Medial Expenditure Panel Survey(MEPS 2012)[J]. J Nerv Ment Dis, 2017, 205(5): 397-404.

[20] 芦燕玲, 潘伟琦, 李曦, 等. 老年高血压人群精神压力与新发心脑血管事件关系的研究[J]. 中华老年心脑血管病杂志, 2016, 18(8): 866-867.

[21] Koh D J, Kim N Y, Kim Y, et al. Predictors of Depressive Mood in Patients with Isolated Cerebellar Stroke: A Retrospective Study[J]. Ann Rehabil Med, 2016, 40(3): 412-419.

[22] Sun W J, Xu L, Chan W M, et al. Are depressive symptoms associated with cardiovascular mortality among older Chinese: a cohort study of 64, 000 people in Hong Kong? [J]. Am J Geriatr Psychiatry, 2013, 21(11): 1107-1115.

[23] Birditt K S, Newton N J, Cranford J A, et al. Stress and Negative Relationship Quality among Older Couples: Implications for Blood Pressure[J]. J Gerontol B Psychol Sci Soc Sci, 2016, 71(5): 775-785.

[24] Li R, Gao, Liu B, et al. Prospective Cohort Study to Elucidate the Correlation between Occupational Stress and Hypertension Risk in Oil Workers from Kelamayi City in the Xinjiang Uygur Autonomous Region of China[J]. Int J Environ Res Public Health, 2016, 14(1): pii: E1.

[25] Forsyth J, Schoenthaler A, Chaplin W F, et al. Perceived discrimination and medication adherence in black hypertensive patients: the role of stress and depression[J]. Psychosom Med, 2014, 76(3): 229-236.

[26] McClintock H F, Bogner H R. Incorporating Patients' Social Determinants of Health into

Hypertension and Depression Care: A Pilot Randomized Controlled Trial[J]. Community Ment Health J, 2017, 53(6): 703 - 710.

[27] Tolbaños Roche L, Mas Hesse B. Application of an integrative yoga therapy programme in cases of essential arterial hypertension in public health care[J]. Complement Ther Clin Pract, 2014, 20(4): 285 - 290.

[28] Fu W, Ma L, Zhao X, et al. Antidepressant medication can improve hypertension in elderly patients with depression[J]. J Clin Neurosci, 2015, 22(12): 1911 - 1915.

[29] 吴红虎, 张继艳, 刘英姿. 氟哌噻吨美利曲辛治疗顽固性高血压伴焦虑抑郁的疗效观察[J]. 现代药物与临床, 2015, 30(9): 1075 - 1078.

[30] Li H C, Yang Y L, Yang X Q, et al. Effect of Modified Guipi Decoction on Blood Pressure and Quality of Life in Hypertension Patients Complicated Depression[J]. Chinese Journal of Integrated Traditional and Western Medicine, 2016, 36(2): 172 - 178.

〔宁　亮　张　骅　余国龙〕

第五章

冠心病与心理障碍

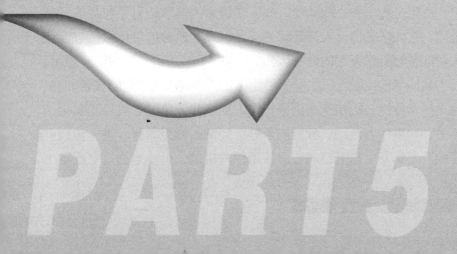

随着人们生活水平的改善及社会环境、节奏的改变等，冠心病已成为最常危害人类健康及生命的重要疾病之一。与此同时，冠心病合并心理问题也日益凸显。近些年，在生物-心理-社会医学模式指导下，相关的研究不断深入细致，促使临床医生对"冠心病与心理障碍"相关理论和实践有了不同程度的重视。近期研究表明，冠心病与心理障碍的关系远比过去人们想象的复杂，两者可相互影响：一方面，冠心病患者继发心理障碍，如抑郁、焦虑；另一方面，心理障碍在冠心病之前已经存在，包括抑郁、焦虑、A 型行为模式（包括愤怒和敌意）及心理应激，心理障碍成为罹患冠心病的危险因素。心理障碍与冠心病有着相当高的共病现象，心理障碍不仅是冠心病形成的重要危险因素之一，而且是冠心病急性冠状动脉事件发作的诱发因素。更重要的是，心理障碍还影响冠心病的临床预后和转归。当冠心病合并心理障碍时，对心血管内科医生提出了比单纯冠心病诊治更高的要求。

一、社会心理因素、压力、精神应激与冠心病

社会心理因素是指构成社会心理的各种现象的总和，由社会关系、社会支持、生活压力（工作紧张）、社会人口学特点等多个因素所构成。社会心理因素的不良因素常与不健康的生活方式、行为互相关联，可独立或协同地增加冠心病发生的风险。实例调查表明，社会隔绝、社会知识低下、独居、朋友或家庭成员少、没有团体组织的人群冠心病的发病率相对增高，且与冠心病预后差相关。一项前瞻性研究发现在校正年龄、疾病严重程度、精神痛苦、吸烟和收入不同因素后，社交圈中＜4 人的患者，冠心病死亡率的风险增加2.4 倍。另外，工作高度紧张的男性和女性工人与工作紧张程度低的工人相比，前者的冠心病和心肌梗死的发生率均显著性增加。

压力，广泛定义为一种心理体验，即客观情形的需求超过了应付客观情形的感知能力，它大多来自于人与环境的互动以及其所致的机体激励过度或不足。压力可能是冠心病死亡的危险因素，一项 14 年随访的纵向资料显示，瑞典职业压力高的男性比职业压力低的男性心血管疾病的死亡危险显著升高。另外，在对小样本急性心肌梗死病例分析中发现，10％急性心肌梗死发生与外部因素相关，如重体力活动、激烈的争吵、异常的神经紧张。进一步研究提示压力影响冠心病发生与冠心病心血管事件的机制，可能是通过交感肾上

腺髓质和垂体肾上腺皮质系统发挥作用，亦可引起血液动力学改变或生化改变，导致动脉血管内皮损伤。在冠心病患者中，心理生理学反应性可促进动脉壁内皮损伤和胆固醇沉积，进而诱发心肌缺血。

精神应激是指个体"察觉"环境刺激对生理、心理及社会系统过重负担时的整体现象，所引起的反应部分是适当的，但也有部分是不适当的。对冠心病患者持续心电监护，发现在日常生活期间发生心肌缺血，多达 1/4 是由应激触发的。在实验性诱导应激期间，59% 冠心病患者显示室壁活动异常，1/3 冠心病患者心脏射血分数至少下降 5%，其中 83% 的精神应激引起的缺血发作是无症状的。急性应激可通过如下机制加剧冠心病的心肌缺血。①应激产生心率增加、血压升高等血流动力学改变，增加心肌耗氧量；②应激导致血管痉挛和减少冠状动脉血流，尤其在病变较为严重的冠状动脉；③应激反应增加循环皮质激素和儿茶酚胺，激活血小板并促进血小板聚集，并增加胆固醇和降低高密度脂蛋白，进而降低冠状动脉血液供应和促进斑块破裂和血栓形成。慢性精神应激如工作紧张、婚姻纠纷等，也是冠心病发生与发展的独立危险因素。

二、 A 型行为类型、愤怒、敌意与冠心病

A 型行为是一种充满报复、时间紧迫、发怒和敌意的感受。20 世纪 50 年代后期，心脏病学家 Meyer Friedman 和 Ray Rosenman 就发现 A 型行为模式和冠心病存在相关性。一项 20 世纪 70～80 年代大规模前瞻性研究显示，随访时间 5～8.5 年，与 B 型行为健康人群比较，A 型行为健康人群冠心病和心肌梗死的发生率显著升高，冠状动脉病变更弥漫。后续研究进一步证实 A 型行为模式是冠心病的危险因素，A 型行为冠心病患者病死率为非 A 型行为冠心病患者的 2 倍。1985 年我国学者李明德等对 100 例高血压、冠心病及高血脂等心血管疾病患者进行观察，属于 A 型行为者有 59 人，占总体人数的 59%，而健康对照组，符合 A 型行为者仅 13 人，占总体人数的 27.7%，两组有显著差异。1984 年杨菊贤等曾对 3361 人群进行相关性研究结果发现，冠心病患者 239 例，患病率为 7.11%，A 型行为模式人群与非 A 型行为模式人群冠心病患病率分别占 9.67%、3.7%。在临床研究中，纠正 A 型行为模式则能降低冠心病的危险，通过心理咨询改变 A 型行为模式，可降低冠心病

并发症的发生率和病死率。

发怒、敌意、对抗、愤世嫉俗和猜疑被认为与冠心病和冠状动脉事件发生率和总死亡率相关。一项前瞻性研究对2890例中年男子随访大于8年，结果发现发怒是主要心血管事件的重要预测因子，即使排除了生理学、社会心理学和行为危险因素后，这一关系仍存在。在年轻成年人的前瞻性研究中，高度敌意与随后发生的冠状动脉钙化相关，并且敌意的程度与冠心病的严重程度相关，较高水平的发怒可使冠心病的发病率增加2～3倍。

A型行为模式或敌意、愤怒增加冠心病的发生及死亡危险的机制尚未明了。可能是这种态度和行为对应急性事件产生过高而持久的应激反应，激活交感神经肾上腺髓质系统，使儿茶酚胺含量增加，从而增加血压、血脂、血糖，血液黏度和血小板聚集倾向。此外，也能通过激活下丘脑-垂体-肾上腺皮质轴，分泌大量的皮质激素以及激活肾素-血管紧张素-醛固酮系统增加冠心病的危险。

三、焦虑与冠心病

焦虑是一种担心、不安和恐惧的情绪体验。焦虑与心脏病关系密切，心血管内科医生应该认别和处理心脏病患者的焦虑障碍。一方面，焦虑时常表现出许多功能性心血管症状，如胸闷、胸痛、气短、窒息感、心悸、头晕、头痛和疲惫乏力，这些症状和心脏病症状混杂在一起，造成心脏病诊治的困难；另一方面，急性和慢性焦虑与心脏病猝死和冠状动脉疾病显著相关，焦虑与急性冠状动脉综合征存在更强的关联。心脏病患者焦虑主要有两种类型：惊恐发作和慢性持续性焦虑。胸痛是惊恐障碍的常见症状。最近研究发现1999名表现为胸痛的患者中，有惊恐障碍占38％，惊恐障碍患者以年轻女性多见。另一项研究急诊室的胸痛患者发现：惊恐障碍患者的特点是没有冠心病客观证据，女性、胸痛不典型、青年为多，通常伴有较重的焦虑症状。反复胸痛而冠状动脉造影正常患者中有30％以上符合惊恐障碍的诊断标准；主诉胸痛的心血管内科门诊患者，焦虑障碍者更为多见。但98％的惊恐障碍患者因胸痛急诊就诊时，并不能被医生识别。值得一提的是：不是所有的惊恐障碍患者都没有冠心病，冠心病伴惊恐障碍者约为普通人群的4倍，冠心病和惊恐障碍共病则可能导致诊治困难，需注意识别。

心脏病患者并有境遇性焦虑、惊恐发作和慢性持续性焦虑发生率较高，并增加心肌缺血猝死和其他心脏病事件发生率。证据表明，焦虑能增加无症状性心肌缺血，增加心脏病不良事件和猝死的危险。对 2280 名男性流行病学研究发现，焦虑症状者心脏病猝死危险比无焦虑症状者大 4 倍；对恐惧性焦虑的前瞻性流行病学研究发现，其心脏性猝死率显著增加。大约 50％的急性冠状动脉综合征患者有异常的焦虑情绪，焦虑情绪高峰通常在入院后最初 2 天，随后缓解减轻，也可能会持续一年以上。大约 40％的冠状动脉旁路移植术后患者有明显的焦虑，焦虑症状在冠状动脉旁路移植术前发生概率最高。心肌梗死后并有焦虑患者在住院期间出现缺血和心律失常并发症比无焦虑患者增加近 5 倍。Frasure-Smith 等研究发现，心肌梗死后并焦虑程度增高者在其后一年内出现复发性心脏事件增加 2 倍以上。

四、抑郁与冠心病

抑郁是一种心境状态，以心境低落为其主要特征，患者通常对平时感到愉快的活动丧失兴趣或愉快感。抑郁状态严重程度加重，持续时间较长，且伴有一些其他特征性的症状（如睡眠障碍、疲劳感、食欲减退）时，则成为抑郁障碍。抑郁是冠心病患者心脏事件的危险因素，是急性心肌梗死或急性冠状动脉综合征全因死亡、心脏相关死亡和/或全因死亡和心脏发病的复合终点的预测因子。最具代表性的一项荟萃分析研究，收集了急性心肌梗死后患者伴有或不伴有抑郁的 29 项研究，其结果提示急性心肌梗死后 2 年，抑郁增加心脏相关死亡风险 2.7 倍、全因死亡风险 2.3 倍、心血管事件风险 1.6 倍。抑郁也是冠心病发生的危险因素，在健康、无冠心病病史的社区居民的前瞻性研究中，随访 6～40 年期间，抑郁增加冠心病、心肌梗死和心脏死亡发生的相对风险 1.5～2 倍，并且在很大程度上独立于传统危险因子之外，似乎存在着"剂量-反应"的关系，即患者的抑郁越严重，发生冠心病的危险越大。抑郁引起冠心病的可能机制包括：心脏自主神经功能障碍，炎性，内皮功能障碍，血小板功能障碍，医疗方案的依从性，躯体活动缺乏，多因素模式等致病。

冠心病患者并抑郁发生率高。40％～65％的心肌梗死患者中发现有抑郁临床症状，15％～25％患者有重度抑郁障碍。研究显示，31.5％的心肌梗死患者在住院期间或出院后1年中经历了重度抑郁，抑郁的患病率在无心肌梗死的稳定型心绞痛患者和经历过冠状动脉旁路移植术后的患者中也增高。抑郁常常持续时间较长，在心肌梗死后2周有重度抑郁的患者中，有3/4在3个月后仍有抑郁；在女性冠心病中，并发抑郁的危险是男性患者的2倍。

抑郁本身可引起巨大精神痛苦，而且抑郁可加剧心脏疾病的症状，即使控制了严重的心脏疾病后，抑郁的冠心病患者比无抑郁的冠心病患者仍具有更严重的心脏症状。抑郁对药物治疗的依从性有不利影响，不利于心脏康复过程，抑郁也预示着在心肌梗死后恢复活动更慢，社会重新适应更差，回到工作岗位可能性更低，生活质量更差。抑郁可使已有冠心病的预后更差，也可在健康人群中构成冠心病发病的危险因素，它使患或未患冠心病的人群心脏死亡率的危险增加。资料显示在冠心病患者中，抑郁与将来心脏事件、心脏死亡率（主要是心脏性猝死）显著升高密切相关，这个相关性在男性和女性中均存在，并且不仅仅局限于重度抑郁障碍，而且轻度抑郁症状也升高，因此在抑郁的严重程度与随之发生的心脏事件的危险间存在着连续性的线性关系，并且这个作用是独立于疾病严重程度、左室射血分数和吸烟之外。

五、冠心病并心理障碍的诊断原则

冠心病并焦虑、抑郁等心理障碍发生率高，但目前临床心血管内科医生还多专注于冠心病的诊断和治疗，而忽略了心理障碍的存在。心理障碍的临床表现并没有特征，与其他诊断器质性疾病不同，心理障碍的诊断缺乏有效的实验室检测手段，主要靠患者主诉和临床经验。心理量表是检测心理障碍患者非常有效而重要的手段，是识别心理障碍的"化验单"。目前国内最常用的是：汉密尔顿焦虑抑郁评量表、SCL-90症状自评量表、综合医院焦虑抑郁筛查量表HAD以及Zung焦虑抑郁自评量表，近期患者健康问卷9项（PHQ-9）、广泛焦虑问卷7项（GAD-7）也得到广泛应用。

心血管内科医生大多未经专业的心理诊治训练，缺乏相关的经验，使识别冠心病共病心理障碍更加困难。我国内科医生对心理障碍的识别率为21%，国外识别率相对较高，为40%～50%。如何尽早地发现冠心病合并心理障碍，需要医务工作者转变医学思维模式，即从单纯的生物医学模式转向生物-心理社会-医学模式，改变只重躯体不重心理的思维。首先，心血管内科医生要掌握基本的、必要的双心医学知识，对冠心病患者出现心理障碍的症状和体征能尽早识别和解释；其次，心理障碍的种类繁多，它们各有各的特点和诊断要点，即使是同一种障碍，每一病患的情况也可以不同，有些是继发于躯体的器质性病变之后，有些则是纯粹生物性因素所致，故心理障碍的诊断需要具备一定的精神医学专业知识。若发现有心理障碍的可疑症状，可采用心理量表测定，必要时请精神心理科医生会诊或转诊至精神心理科，以得到较准确的评估，进而明确诊断和进行必要的干预。

六、 冠心病并心理障碍的治疗与干预

冠心病常见的心理障碍类型为焦虑和抑郁，并且与患者的治疗效果和预后密切相关，及早地识别和处理冠心病合并心理障碍，对避免过度依赖技术手段导致的医源性疾病，促进医患关系的和谐，提高冠心病患者的生活质量和寿命都有重大的现实意义。

对于双心疾病患者，传统治疗是不够全面的，必须重视针对性地采取相应的心理治疗方法，对于急性起病躯体症状严重的患者，应以躯体对症治疗为主，辅以心理治疗。对于躯体症状为主，但已成慢性病程的患者，应在常规躯体治疗的同时，重点关注心理治疗，如对于慢性发病的患者，在药物控制症状的同时，重点做好心理和行为指导，必要时再辅以精神药物治疗，防止病情的波动。

冠心病合并心理障碍患者，在给予冠心病二级预防药物的基础上，根据患者的不同病种、症状、个体的特异性，选择施行不同的心理治疗，如支持性心理治疗、松弛疗法、生物反馈疗法、行为疗法、认知治疗等。心理治疗的重点在于缓解症状，改变认知模式，矫正适应不良性行为，提高对待精神压力的应对能力，通过干预得到解决，从而减轻患者的心理障碍。

对于心理障碍明确的患者，给予常规心理疏导后仍不能缓解，必要时考虑给予药物治疗（如抗抑郁药、抗焦虑药、镇静药等），缓解和消除患者的情绪障碍，促进疾病的康复。患者存在明显的焦虑情绪时，可选用苯二氮䓬类药进行对症处理，如地西泮、阿普唑仑、氯硝西泮等。有抑郁情绪时，可用各类抗抑郁药，如丙咪嗪、阿米替林、多塞平等仍为常用的抗抑郁药，但使用中应注意对心脏的不良反应，定期复查心电图。5-羟色胺再摄取抑制药是

一类应用广泛发展较快的新型抗抑郁药，如氟西汀、帕罗西汀、氟伏沙明等，具有副反应小，服用简便的优点，但价格较贵。如伴有幻觉妄想等精神病性症状，可合并抗精神病药治疗，如舒必利、利培酮、奥氮平等。需要指出的是，药物治疗要重视心血管药对精神方面的副作用及抗精神病药物和心血管药物的相互作用等。

临床上对于特异性的个体而言，冠心病与心理障碍相互关联，可能需要多学科干预，心血管内科医生、心血管外科医生、精神卫生科医生、心理咨询师、心脏康复科医生、家人沟通等进行综合性干预治疗，经过多方面的参与才能达到更好的临床疗效。

七、未来研究及展望

心理障碍是冠心病发病和死亡的危险因素，并且多数研究证据支持它们之间存在相关性。然而也有研究得出不太一致的结论，部分前瞻性研究没有发现两者的相关性，现在的证据仍然不能令人信服，存在着争论。虽然有广泛的社会心理学评定程序，但这些评定方法的应用仍是有限的，未来的临床研究将致力于评价复杂的社会性生理心理学以及健康行为因素间在冠心病发展中的相互作用，有待于对这些因素与情感和处理技术间相互作用的机制进行评价。另外，未来的研究将进一步探索在冠心病病因学中，互相作用的机制研究，确定最有效的方法，以减少负面心理因素在冠心病发病中的影响。尽管早期的研究提示，A型行为模式与冠心病发生之间有强烈关联，但近期资料显示，A型行为模式可能与冠心病无关，故A型行为模式一级和二级预防中的预测价值仍然存在争论。有研究表明焦虑是心肌梗死后心脏事件的独立预测因子，焦虑可能加速已有冠心病的进程，在心肌梗死后高水平的焦虑可使再发心绞痛、再次心肌梗死，心室颤动和心脏性猝死的危险增加 2.5～5 倍。但另有研究提示焦虑是否与心律失常和心脏性猝死关系比与动脉粥样硬化和心肌梗死关系更加密切尚不清楚。目前冠心病患者治疗抑郁的临床试验样本量太小，随着心血管的死亡率持续下降，检测任何治疗的生存获益变得越来越困难。抑郁与冠心病产生的机制仅能解释小部分中介相关风险，很少用潜在机制的研究同时评估多个候选因素。2012 年，有学者认为，因方法学问题和结果矛盾难于获得任何确切结论，抑郁怎样增加心脏事件的风险，成功的抑郁治疗能否降低这种风险，这些问题仍有待回答。

近年来，双心问题已引起临床心血管内科医生的关注。2013 年《冠心病康复与二级预防中国专家共识》强调了冠心病多重危险因素的控制，其中包括情绪的管理。2014 年《在心血管科就诊患者的心理处方中国专家共识》对双心疾病的诊疗提出了指导性的建议，可供临床医生参考。目前部分医院已建立双心门诊、双心查房制度，有助于早期识别冠心病患者是否合并心理障碍，减少误诊漏诊。

参考文献

[1] Lahad A，Heckbert S R．Koepsell T D．et al．Hostility，aggression and the risk of nonfaral myocardial infraction in postmenopausal women[J]．J Psychosom Res，1997，43 (2)：183 - 195.

[2] Suarez E C，Bates M P，Harralson T L．The relation of hostility to lipids and lipoproteins in women：evidence for the role of the antagonistic hostility[J]．Ann Behav Med，1998，20 (1)：59 - 63.

[3] Stoney C M，Engebretson T O．Plasma homocystcine concentrations are positively associated with hostility and anger[J]．Life Sci，2000，66(24)：2267 - 2275.

[4] Muldoon M F，Herbert T B，Patterson S M，et al．Effects of acute psychological stress on serum lipid levels，hemoconcentration，and blood viscosity[J]．Arch Intern Med，1995，155(6)：615 - 620.

[5] Lazarus R S，Folkman S．Stress，appraisal，and coping[M]．New York Springer，1984：331 - 334.

[6] Aldwin C M．Stress，coping，and development[M]．New York Guilford，1994.

[7] Johnson J V，Stewart W，Hall E M，et al．Long-term psycho-social work environment and cardiovascular mortality among Swedish males[J]．Am J Pub Health，1996，86(3)：324 - 331.

[8] Krantz D S，Manuck S B．Acute physiological reactivity and risk of cardiovascular disease：a review and methodologic critique[J]．Psychol Bull，1984，96(4)：435 - 464.

[9] Friedman M，Rosenman R H．Association of specific overt behavior pattern with blood and cardiovascular findings[J]．JAMA，1959，169(12)：1286 - 1296.

[10] Behar S，Halabi M，Reicher Reiss H，et al．Circadian variation and possible external triggers of onset of myocardial infraction[J]．Am J Med，1993，94(3)：395 - 400.

[11] Smith T W，Leon A S．Coronary heart disease：a behavioral perspective[M]．Champaign

IL: Research Press, 1992: 187-190.

[12] Kawachi I,Kubzansky L D, Spiro A, et al. Prospective study of a self-report type A scale and risk of coronary heart disease: test of the MMPI-2 type A scale[J]. Circulation, 1998, 98(4): 405-412.

[13] Gallacher J E,Yarnell J W, Sweetnam P M, et al. Anger and Incident heart disease in the Caerphilly study[J]. Psythosom Mtd, 1999, 61(4): 446-454.

[14] Iribarren C,Sidnry S, Bud D E, et al. Asociation of hostility with coronary artery calcification in young adults: The Cardia Study [J]. JAMA, 2000, 283(20): 2546-2551.

[15] Siegman A W, Townsend S T, CIvelek A C, et al. Antagonisic behavior dominance hostility and coronary disease[J]. Psychosom Med, 2000, 62(2): 248-257.

[16] Chang P P,Ford D E, Meoni L A, et al. Anger in young men and subsequent premature cardiovascular disease: The precursors study [J]. Arch Intern Med, 2002, 162: 901-906.

[17] Angerer P,Siebert U, Kothny W, et al. Impact of social support cynical hostility and anger expression on progression of coronary atherosclerosis[J]. J Am Coll Cardiol, 2000, 36(18): 1781-1788.

[18] Frasure-Smith N,Lespérance F, Talajic M. Depression following myocardial infarction. impact on 6-month survival[J]. JAMA, 1993, 270: 1819-1825.

[19] Glaseman A H, O'Connor C M, Califf R M, et al. Sertaline treatment of major depression in patients with acute MI or unstable angina[J]. JAMA, 2002, 288(70): 701-709.

[20] Lespérance F,Frasure-Smith N, Talajic M. Major depression before and after myocardial infarction: Its nature and consequences[J]. Psychosom Med, 1996, 58(1): 99-110.

[21] McKhann G M,Borowicz L M, Gotdsbowugh M A, et al. Depression and cognitive decline following coronary artery bypass grafting [J]. Lancet, 1996, 349(12): 1282-1284.

[22] Sullivan M,LaCroix A, Russo J, et al. Depression in coronary heart disease: What is the appropriate diagnostic threshold[J]. Psychosomatics, 1999, 40(2): 285-292.

[23] Carney R M,Jaffe A S. Treatment of depression following acute myocardial infarction[J]. JAMA, 2002, 288(7): 750-751.

[24] Penninx B W,Beckman A T, Honig A. Depression and cardiac mortality: Results from a community-based longitudinal study[J]. Arch Can Psycblatry, 2001, 38(2): 221-227.

[25] Lespérance F,Frasure-Smith N, Talajic M, et al. Five-year risk of cardiac mortality in relation to initial severity and one-year changes in depression symptoms after myocardial in-

farction[J]. Circulation，2002，105(1)：1049-1053.

［26］Burg M M，Benedetto M C，Rosenberg R，et al. Presurgical depression predicts medical morbidity 6 months after coronary artery bypass graft surgery［J］. Psychosom Med，2003，65(1)：111-118.

［27］Rugulies R. Depression as a predictor for coronary heart disease：A review and meta-analysis［J］. Am J Prey Med，2002，23(1)：51-61.

［28］Rutledge T，Reis S E，Olson M，et al. Psychosocial variables are associated with atherosclerosis risk factors among woman with chest pain：The WISE Study［J］. Psychusom Med，2001，63(2)：282-288.

［29］范肖冬，汪向东，于欣，等. 世界卫生组织 ICD-10 精神与行为障碍分类［M］. 北京：人民卫生出版社，1993：97-106，113-115，129-135.

［30］李心天，岳文浩. 医学心理学［M］. 2版. 北京：人民军医出版社，2009：415-424，522-554，952-972.

［31］陈灏珠. BRUAN WALD 心脏病学［M］. 2版. 北京：人民卫生出版社，2007：1981-1994.

［32］陈灏珠，何梅先，葛均波，等. 实用心脏病学［M］. 5版. 上海：上海科学技术出版社，2016：1199-1210.

［33］林曙光. 2017 心脏病学进展［M］. 北京：科学出版社，2017：587-592.

［34］胡大一，黄峻. 实用临床心血管病学［M］. 北京：北京科学技术文献出版社，2009：1226-1233.

［35］高润霖，杨跃进. TOPOL 心血管病学［M］. 2版. 济南：山东科学技术出版社，2008：209-222.

〔罗参香　伍继初　李雄志〕

第六章

心理情绪障碍与冠心病

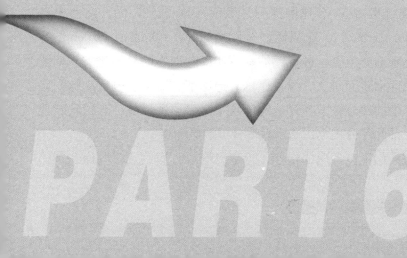

PART6

冠心病是严重危害人类健康的常见病。《中国心血管病报告2016》指出心血管病死亡率居我国首位，我国冠心病现患人数为1100万，住院花费、支架置入术（PCI）手术治疗数、急性心肌梗死（AMI）死亡率呈总体上升趋势。研究表明焦虑、抑郁是心血管事件的独立危险因素，并与冠心病患者的治疗及预后有关。因此，研究冠心病与心理情绪障碍关系对冠心病防治有重要的意义。

一、焦虑与冠心病

焦虑与冠心病发生发展的机制尚未清楚。近期的研究新发现生物行为性心源性机制可能参与其发病机制。焦虑可能会增加心血管疾病风险的行为因素包括高吸烟和尼古丁依赖率，乙醇使用，以及因害怕出现严重症状而避免运动。监测研究也表明，恐慌与心肌缺血、QT时间间隔、冠状动脉血流缓慢、微血管性心绞痛、动脉粥样硬化有关。

焦虑既是影响冠心病发生发展的独立危险因子，也与冠心病预后的严重不良事件有关。为了研究健康性焦虑是否与缺血性心肌病（IHD）间的关系，挪威科学家 Berge LI 等对7052名患者进行了12年的随访，研究结果示，在对已确定的心血管风险因素进行调整后，在健康焦虑的病例中发现了大约70%的IHD风险（HR 1.73；95%CI 1.21～2.48），这种风险效应遵循剂量反应相关联系。证实了焦虑是IHD的一个风险因素。

随着冠心病介入治疗手段的蓬勃发展，PCI治疗除了给冠心病患者及时开通冠状动脉血流灌注，挽救心肌梗死患者的生命的优点外，也不同程度上给轻度冠心病患者带来了心理上的阴影。Ronak 等对接受冠状动脉造影（CAG）或支架置入术（PCI）的2604名患者进行前瞻性研究。结果显示在2604名患者中，男性患者VAS焦虑评分是术前（44.2±27.0）。女性患者VAS焦虑评分（50.4±26.5），比男性显著性增加（$P=0.02$）。Ozdemir 等选择择期行冠状动脉造影患者，进行评估其冠状动脉造影前后的焦虑、抑郁和失眠水平的前瞻性横断面研究，结果显示有造影前、造影后冠状动脉明显狭窄患者抑郁和焦虑的评分较冠状动脉轻度狭窄患者显著增高，冠状动脉狭窄患者与血管造影前的评分相比，造影后得分更明显增高。

焦虑不仅是冠心病不良预后的指标，也是影响冠心病致残率医疗花费的一项重要影响因素。Palacios 等研究发现合并抑郁症和焦虑症的患者在稳定的冠心病患者中非常普遍，焦虑和抑郁的长期存在与发展是医疗保健费用的最大单一驱动力。在这些患者中，抑郁和焦虑在其中扮演关键角色，应该成为决策者和未来临床试验的主要焦点。

二、抑郁与冠心病

抑郁与冠心病的发生发展有密切联系。流行病学研究表明，在冠状动脉疾病患者中，合并抑郁症状的冠心病患者有更高的可逆性心血管风险，抑郁症状可能会影响冠状动脉和周围动脉粥样硬化的进展。Ladwig 等人对 3428 名男性的全因性死亡、心血管性死亡及冠心病死亡风险进行调查。结果显示，抑郁情绪是所有的死亡风险的强大而独立的预测因素。抑郁情绪在"五大"经典心血管风险因素之间处于中位，与高胆固醇血症和肥胖症相比，它与死亡率相关性更强。Chun-Jen H 等对新确诊的抑郁症人群与年龄和性别相匹配的没有抑郁症的人群进行追踪观察，评价抑郁与冠状动脉疾病风险相关性。结果发现与没有抑郁症人群比较，抑郁症组人群新发现的冠状动脉疾病的危险比（HR）为 1.49（95% CI 1.29～0.74，$P<0.001$），说明抑郁症与冠心病的风险增加有关。Jorge 等人根据医院焦虑和抑郁量表（HADS）将患者分为 5 个焦虑与抑郁层次。结果示其层次"偏高"组与胸痛（RR 5.8，95% CI 2.9～11.7）和精神状态（0.78，0.73～0.84）相关，发现抑郁症和焦虑症的症状在稳定的冠心病患者中发生率高。

抑郁是影响冠心病预后的重要因素。Geulayov 等对术前和术后 1 年的冠状动脉旁路移植术（CABG）并抑郁症状患者进行调查，发现术后 1 年的抑郁症状与男性和女性的死亡率有关（男性=1.05，95% CI 1.10，$P=0.03$）（女性=1.07，95% CI 1.01，$P=0.013$），说明术后 1 年的抑郁症状与死亡率呈正相关，几乎没有性别差异的证据。Joshua 等也对抑郁对急性心肌梗死患者的预后进行了相关研究，该试验对 3057998 名 ST 段抬高性心肌梗死（STEMI）病例进行横断面分析，结果显示：治疗后无抑郁症患者再发 MI 发生率下降 52%（$P<0.001$），但在抑郁症患者再发 MI 发生率保持不变（$P=0.74$）。结果说明与更广泛的人群相比，在共病抑郁症患者中，STEMI 的发病率并没有降低。

抑郁不仅是冠心病的危险因素，影响着冠心病的预后，更是冠心病患者医疗费用支出的一个重要原因。Szpakowski 等通过研究 22917 名确诊稳定心绞痛患者的 1 年内发生的抑郁症对医疗费用的影响。结果发现抑郁症患者的平均 1 年医疗费用（＄32072～＄41963）比没有抑郁症的患者要高得多（＄23021～＄25741）。在对基础疾病进行校正后，发现抑郁症是一个重要的独立预测因素，成本比为 1.33（95% CI 为 1.29～1.37）。在所有的医疗保健部门，包括急诊医疗和急诊护理，都发现了抑郁症患者的成本增高。

三、冠心病并焦虑、抑郁治疗

冠心病共病焦虑或抑郁患者同时开始抗焦虑或抗抑郁治疗，可改善焦虑、抑郁症状，降低冠心病不良事件发生率和死亡率、降低住院率和健康相关花费，提高生活质量。

抗焦虑治疗的药物种类繁多。抗焦虑药物有巴比妥类、苯二氮䓬类、三环类、选择性 5-羟色胺再摄取抑制药等。多项临床指南推荐选择性 5-羟色胺再摄取抑制药（SSRIs）用于治疗各种焦虑症。推荐苯二氮䓬类药物治疗广泛性焦虑，虽然 SSRI 类药物艾司西酞普兰可延长 QTc 间期，每天服用药量不应超过 40 mg，仍然推荐 SSRI 类药物是心血管疾病并焦虑、抑郁症状的首选药物治疗。

虽然抗焦虑治疗药物种类繁多，但缺乏可靠的随机临床试验数据说明抗焦虑药物治疗对冠心病的具体疗效。Sherwood 等进行了一项临床试验，研究结果表明，SSRI 治疗和运动治疗均能改善血管内皮功能，减少动脉粥样硬化进展，降低动脉粥样硬化心血管疾病的 10 年风险。Camacho 等人选取了来自动脉粥样硬化研究的 324 名研究对象，进行抗抑郁药治疗，没有发现抗抑郁药和亚临床动脉粥样硬化之间的联系。相反，Hansen 等在研究中提出了相关的数据，在调整了 12 个变量之后，表明抗抑郁药的使用与全因死亡率的轻度增加有关。

认知行为疗法（CBT）是抗焦虑抑郁治疗的新的一线选择，对改善冠心病的预后有积极的意义。为了研究行为医学干预对冠心病心脏康复治疗的影响，Borg S 等设计了一个评估行为医学干预在基于锻炼的心脏康复中所起作用的随机对照性研究。但目前这一研究尚未有结果，未来的研究结果将提供有关这些干预措施在基于运动的心脏康复措施带来的有价值的信息，并且它有可能在冠心病的二级预防中起到积极作用。同样，Rebecca 等也证明认知行为疗法可以改善心脏病患者的焦虑抑郁症状，提高运动耐力。他们的研究将纽约心功能分级Ⅱ、Ⅲ级的心力衰竭（HF）同时伴有抑郁症患者。结果显示治疗 24 周后，联合家中锻炼（EX）与认知行为治疗（CBT）组的 6 分钟的步行距离显著增加（F＝13.5，$P<0.001$）。有中到重度抑郁症的人群中，只有 EX/CBT 组的患者在 12～24 周内持续降低 HAMD-D 得分，6 分钟步行距离在 12 周（$P=0.018$）和 24 周（$P=0.013$）时显著增加。Phillip 等人也通过小样本试验证明认知行为疗法在提高应对技能的基础上，进行安全的内感受性接触和监督练习，可改善冠心病合并惊恐发作的焦虑抑郁症状（均 $P<0.05$）。不过这一试验样本量较小，实验数据可靠性有待斟酌。

运动锻炼治疗冠心病并焦虑/抑郁治疗有效。Deljanin 等发现运动锻炼不仅提高了冠心病患者的运动耐力，更提高了冠心病患者的血管内皮功能。Jayakody 等对 8 组随机临床试验患者进行回顾性分析，发现运动锻炼抗焦虑治疗有效。Stonerock 等对 12 项随机临床试验进行回顾性分析，发现运动锻炼治疗与常规心理治疗相比，治疗焦虑/抑郁疗效均优于安慰剂组。

总之，心理情绪障碍是冠心病发生的独立危险因素之一，并与冠心病不良事件发生率、治疗疗效、预后等关系密切，更是冠心病患者医疗费用支出的一个重要驱动力。因此，研究冠心病与心理情绪障碍关系对冠心病合并心理障碍的治疗有重要的临床意义。在冠心病临床防治实践中，临床医生要重视心理情绪因素对临床治疗和冠心病不良事件的影响，并积极进行综合性干预。同时需要更多的临床实验数据说明冠心病常规治疗的同时合并抗焦虑/抑郁药治疗的益处和可能存在的风险。

参考文献

[1] 中国心血管病报告编写组.《中国心血管病报告 2016》概要[J]. 中国循环杂志，2017，32（6）：521-530.

[2] Seldenrijk A，Vogalzangs N，Batelan N M，et al. Depression, anxiety and 6-year risk of cardiovascular disease[J]. J Psychosom Res，2015，78(2)：123-129.

[3] Richards S H，Anderson L，Jenkinson C E，et al. Psychological interventions for coronary heart disease[J]. Cochrane Database Syst Rev，2017，28(4)：CD002902.

［4］ Hoertel N, Le Strat Y, De Maricourt P, et al. Are subject in treatment trials of panic disorder representative of patients in routine clinical practice? Results from a national sample ［J］. J Affect Disord, 2013, 146(3): 383 – 389.

［5］ Moutri R W, Bernik M A. Panic disorder and exercise avoidance［J］. Rev Bras Psiquiatr, 2014, 36(1): 68 – 75.

［6］ Fleet R, Foldes-Busque G, Gregoire J, et al. A study of myocardial perfusion in patients with panic disorder and low risk coronary artery disease after 35% CO_2 challenge［J］. J Psychosom Res, 2014, 76(1): 41 – 45.

［7］ Berge L I, Skogen J C, Sulo G, et al. Health anxiety and risk of ischaemic heart disease: a prospective cohort study linking the Hordaland Health Study(HUSK)with the Cardiovascular Diseases in Norway(CVDNOR)project［J］. BMJ Open, 2016, 36(11): e012914.

［8］ Ronak D, Wieneke V, Wim J, et al. Anxiety levels of patients undergoing coronary procedures in the catheterization laboratory［J］. IJC, 2017, 228(8): 926 – 930.

［9］ Ozdemir P G, Selvi Y, Boysan M, et al. Relationships between coronary angiography, mood, anxiety and insomnia［J］. Psychiatry Res, 2015, 228(3): 335 – 362.

［10］ Palacios J, Khondoker M, Mann A, et al. Depression and anxiety symptom trajectories in coronary heart disease: Associations with measures of disability and impact on 3-year health care costs［J］. J Psychosom Res, 2018, 104(1): 1 – 8.

［11］ Carmine P, Santarella B. Epidemiology and the physiopathological link between depression and cardiovascular disease［J］. IJC Metabolic & Endocrine, 2014, 5(1): 52 – 55.

［12］ Ladwig K H, Baumert J, Marten-Mittag B, et al. For the KORA Investigators. Room for depressed and exhausted mood as a risk predictor for all-cause and cardiovascular mortality beyond the contribution of the classical somatic risk factors in men［J］. Atherosclerosis, 2017, 257(2): 224 – 231.

［13］ Chun-Jen H, Ming H H, Wen H, et al. Depression, antidepressants, and the risk of coronary heart disease: A population-based cohort study［J］. IJC, 2013, 168(5): 4711 – 4716.

［14］ Jorge P, Mizanur K, Anthony M, et al. Depression and anxiety symptom trajectories in coronary heart disease: Associations with measures of disability and impact on 3-year health care costs［J］. J Psychosomatic Res, 2018, 104(1): 1 – 8.

［15］ Geulayov G, Novikov I, Dankner D, et al. Symptoms of depression and anxiety and 11-year all-cause mortality in men and women undergoing coronary artery bypass graft(CABG) surgery［J］. J Psychosom Res, 2018, 105(1): 106 – 114.

［16］ Joshua S M, Tara S, Rajesh V, et al. Comparison of Recent Trends in Patients With and

Without Major Depression and Acute ST-Elevation Myocardial Infarction[J]. AJC, 2016, 118(6): 779-784.

[17] Szpakowski N, Qiu F, Masih S, et al. Economic Impact of Subsequent Depression in Patients With a New Diagnosis of Stable Angina: A Population-Based Study[J]. J Am Heart Assoc, 2017, 11: pii: e006911; 2017, 6(10): pii: e006911.

[18] Bandelow B, Sher L, Bunevicius R, et al. Guidelines for the pharmacological treatment of anxiety disorders, obsessive-compulsive disorders and posttraumatic stress disorder in primary care[J]. Int J Psychiatry Clin Pract, 2012, 16(2): 77-84.

[19] Katzman M A, Bleau P, Blier P, et al. Canadian clinical practice guidelines for the management of anxiety, posttraumatic stress and obsessive compulsive disorders[J]. BMC Psychiatry, 2014, 14(suppl 1): S1-S5.

[20] Sherwood A, Blumental J A, Smith P J, et al. Effects of Excercise and Certraine on Measures of Coronary Heart Disease Risk Inpatients with Major Depression: Results from the SMILE-II Randomized Clinical Trial[J]. Paychosom Med, 2016, 78(1): 602-609.

[21] Camacho A, Mclelland R L, Delaney J A, et al. Antidepressant use and subclinical measures of atherosclerosis: the multi-ethnic study of atherosclerosis[J]. J Clin Psychopharmacol, 2016, 36(2): 340-346.

[22] Hansen R A, Khodnea Y, Glasser S P, et al. Antidepressant use and its association with cardiovascular disease and all-cause mortality in the reasons for geographic and racial differences in stroke study[J]. Ann Pharmacother, 2016, 50(2): 253-261.

[23] Borg S, Öberg B, Nilsson L, et al. The role of a behavioural medicine intervention in physiotherapy for the effects of rehabilitation outcomes in exercise-based cardiac rehabilitation(ECRA)— the study protocol of a randomised, controlled trial[J]. BMC Cardiovasc Disord, 2017, 17(1): 134.

[24] Rebecca A G, Sandra B D, Melinda H, et al. Combined exercise and cognitive behavioral therapy improves outcomes in patients with heart failure[J]. J Psychosomatic Res, 2010, 69(2): 119-131.

[25] Phillip J, Tully A, Sardinha A E, et al. A New CBT Model of Panic Attack Treatment in Comorbid Heart Diseases(PATCHD): How to Calm an Anxious Heart and Mind[J]. Cog and Beha Pra, 2017, 24(3): 329-341.

[26] Deljanin Ilic M, Pavlovic R F, Kocic G, et al. Effects of Music Therapy on Endothelial Function in Patients with Coronary Artery Disease Participating in Aerobic Exercise Therapy[J]. Altern Ther Health Med, 2017, 23(3): pii: at5491.

[27] Jayakody K, Gunadasa S, Hosker C. Exercise for anxiety disorders: systematic review

[J]. Br J Sports Med，2013，48(3)：187-196.

[28]Stonerock G L，Hoffman B M，Smith P J，et al. Exercise as treatment for anxiety：systematic review and analysis[J]. Ann Behav Med，2015，49(4)：542-556.

〔张　烨　余国龙〕

第七章

心悸、心律失常与心理障碍

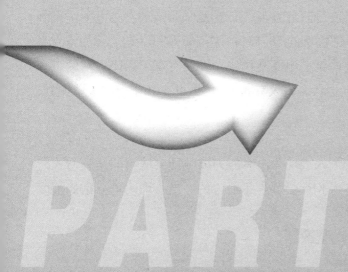

PART 7

迄今为止，无基础心脏病变心律失常患者的病因还不明了，除发病早期可能由心肌炎引起外，神经体液紊乱也是功能性心律失常发生的重要原因之一。后者与心理因素有关，在功能性心律失常的自然转归中心理因素影响往往更大。近年研究发现，心理障碍尤其是焦虑和抑郁在心律失常的发生发展过程中发挥着重要作用。而心悸是心律失常的常见症状，也常见于心理障碍的患者。了解心悸、心律失常与心理障碍之间的关系，将有助于此类患者的正确诊断与治疗。

一、心悸、心律失常与心理障碍的相互关系

(一) 心悸与心律失常

心悸是指患者有心脏搏动过快、无规律或强烈的一种不适感。按心悸的临床表现可将其分为 4 类：期前收缩相关性心悸，心动过速相关性心悸，焦虑相关性心悸和紧张相关性心悸。从病因学角度心悸可分为以下类型：心律失常相关性心悸，结构性心脏病非心律失常相关性心悸，心理疾病相关性心悸，药物或违禁药品相关性心悸。心悸的发病机制尚未完全清楚，一般认为心脏活动增强、心律失常及心血管神经症是心悸的常见原因。

心律失常是由窦房结激动异常或激动产生于窦房结以外，激动传导缓慢，传导阻滞或经异常通路传导，从而导致心脏搏动的频率和/或节律异常。包括缓慢性和快速性心律失常在内的各种心律失常均可引发心悸的感觉，但心悸不一定和心律失常的严重性相关，心律失常也可不伴有心悸。

在心悸与心律失常的相关性研究中，以动态心电图检查结果与患者症状日记或心跳知觉进行对照分析，发现有 15％～58％的心悸与心律失常有关。黄世琼等对 220 例心悸患者进行研究发现，心悸发作即刻动态心电图记录到各种心律失常 128 例，占全部病例的 58.18％。在 762 例疑为与心律失常有关临床症状的患者连续两年的电话心电图随访中，发现有真正心律失常的患者为 28.3％，其中心律失常与症状有关只有 8.8％。因此，临床上应该认识到，心悸并不等同于心律失常。

(二) 心理障碍

所谓的心理障碍，是一个人表现为没有能力按照社会认可的适宜方式行动，以致其行为的后果对本人和社会都是不适应的。当心理活动异常的程度

达到医学诊断标准，我们就称之为心理障碍。心理障碍强调的是这类心理异常的临床表现或症状，而不是把它们当做一般的疾病看待。

（三）心悸、心律失常与心理障碍

心律失常与心理障碍均能引起心悸不适。焦虑、抑郁引起的胸闷、心悸等躯体化症状，易与心律失常混淆，给疾病的诊断、治疗带来一定困扰。而心律失常患者常伴有心悸症状，并可能促进心理障碍的发生及发展。张敏等人对 8630 例心血管疾病患者的研究结果发现，心律失常中焦虑的发生率为 39.8％，抑郁发生率为 7.8％。

心律失常在临床上很常见，其病因可能为病理、生理、心理变化共同作用或交互作用的结果。不论是器质性心脏病还是非器质性心脏病患者，在伴有心律失常发生时均会产生较明显的焦虑、抑郁症状。此外，在心律失常介入治疗后也有不少患者可出现心理障碍。心律失常与心理障碍可相互影响、互相促进。

二、不同心律失常伴心理障碍患者的临床特点

（一）器质性心律失常与心理障碍

早搏、心房纤颤、室性心动过速、心室颤动、传导阻滞等心律失常可以继发于各种心脏疾病，如冠心病、原发性高血压、心力衰竭、心肌病等。心律失常的发生往往预示着原有心脏疾病的加重，病情及症状更加复杂及多样化，同时可加重患者的焦虑或抑郁情绪，而这种情绪的变化可进一步加速器质性心脏病病情的恶化。

冠心病患者合并焦虑抑郁时，可引起交感神经过度激活，体内儿茶酚胺大量分泌，导致心率加快或出现快速心律失常，结果使心肌耗氧量增加，在一定程度上促发和加重了冠心病患者的心肌缺血，而且体内交感兴奋、儿茶酚胺的增加，可进一步增加恶性室性心律失常的发生概率。多项研究表明冠心病患者合并的焦虑抑郁情绪不仅会使心律失常的发生率增加，病死率也大大增加。此外，与无焦虑抑郁心理障碍的患者相比，合并心理障碍的冠心病患者预测心血管事件及动脉粥样硬化程度的炎性生物学标志物水平有更为明显的升高，故推测抑郁、焦虑等精神心理障碍可能也是一种炎症性疾病。许晶晶等学者对 60 例冠心病患者进行研究，结果表明患有抑郁的冠心病患者的

血清中 C 反应蛋白和细胞间黏附分子-1 水平较没有抑郁的冠心病患者明显升高。对冠心病患者罹患抑郁等心理疾病的危险因子进行分析发现，发生抑郁的冠心病患者血清中肿瘤坏死因子-1 水平较没有产生抑郁的冠心病患者明显升高，提示炎症反应的加剧与冠心病患者抑郁、焦虑等精神心理障碍有密切关系。

　　研究表明，长期的久治不愈的慢性心力衰竭患者更容易合并心理问题。慢性心力衰竭的病理生理机制中很重要的因素为交感神经系统和肾素-血管紧张素-醛固酮系统的激活，这种神经内分泌的代偿性激活反过来加重了心力衰竭的发展过程，而且易促发快速性室性心律失常。焦虑抑郁情绪也会促使交感神经激活，因而会进一步加重心力衰竭，增加慢性心力衰竭患者恶性心律失常及猝死的发生率。

　　（二）非器质性心律失常与心理障碍

　　毛家亮等多名学者研究发现心律失常部分患者无其他器质性心脏病变，预后良好，这部分患者心律失常可能与心理因素有关。

　　心脏早搏是最常见的心律失常，如房性早搏、室性早搏等，患者常常表现为胸闷、心悸、心搏感或是气短，个别患者出现咳嗽等不同的临床表现。非器质性心脏病患者早搏往往与精神紧张、激动、饮酒、浓茶及咖啡有关。Vingerhoets 等通过 24 小时动态心电监测发现从事紧张工作者心脏早搏的发生率较一般工作者增加了两倍。早搏患者的心悸、胸闷等症状并不一定与早搏有关，也可由单纯性焦虑抑郁引起。毛家亮等对 138 例心脏早搏并伴明显焦虑抑郁情绪的患者进行研究，结果显示经抗焦虑抑郁药氟西汀治疗后，患者早搏的发生率较对照组明显减少，心脏相关症状亦明显减轻。心律失常患者在治疗过程中及治疗后易出现不同程度的心理障碍，以焦虑、抑郁多见。也有认为其是心悸、心律失常引起的焦虑抑郁。

　　（三）心律失常介入治疗相关的心理障碍

　　目前，心律失常的治疗已进入到了介入治疗的时代，无论是快速型心律失常的射频消融治疗，还是缓慢型心律失常的永久起搏治疗，这些先进的治疗手段为顽固性心律失常患者带来治愈的希望，但由于昂贵的医疗费用所带来的较为沉重的经济负担，以及对于微创手术了解甚微，担心其疗效、复发及各种并发症的问题，介入治疗前后患者的焦虑情绪会更加突出。

　　如今，越来越多的患者因恶性心律失常的发生安置了植入式心律转复除颤器（ICD）。安置了 ICD 的患者经历放电不适感觉后，容易产生对 ICD 放电的恐惧。安置了 ICD 的患者出现心理问题的发生率国外报道为 30％～50％，统计国内文献其发生率平均为 37.8％。最常见的就是焦虑抑郁情绪，主要为情绪紧张、内心痛苦、内疚或情绪低落、精神委靡不振，甚至有的患者因过分焦虑导致更加频繁的室性心动过速的发生；极端抑郁可出现自杀行为。

射频消融术是治疗快速心律失常的有效方法。因为射频消融治疗方法比较抽象，治疗费用较高，与患者及家属沟通时花费的时间也较长，尤其是心房纤颤的射频消融治疗讲解起来更是费时费力，患者多因手术失败及并发症的问题产生过度的焦虑症状。

三、焦虑抑郁引起心律失常的相关机制

（一）神经体液因素

焦虑抑郁等精神心理障碍可能通过自主神经功能紊乱、免疫反应异常及血小板功能异常等途径导致心律失常及心血管疾病的预后不良。交感神经兴奋和副交感神经抑制被认为是心律失常与心理障碍产生联系的基础。焦虑抑郁可导致自主神经系统功能紊乱，副交感神经系统功能减退，交感神经系统功能亢进，使机体儿茶酚胺水平升高、心率增快、血压升高、心肌收缩增强、心肌耗氧量增加，从而引起心脏电活动紊乱，进而导致室性心动过速、心室颤动及心脏性猝死等不良心血管事件。

（二）心脏复极化的稳定性

情感因素可通过影响心脏复极化的稳定性而导致心律失常。临床研究表明，愤怒可诱发 ICD 患者 T 波电交替；此外，愤怒可预测 ICD 患者室性心动过速/心室颤动，表明愤怒通过诱导复极化不稳定可在短期内触发室性心律失常。抑郁同样可影响复极化，CARNEY 等研究显示，心肌梗死后重度抑郁患者室性心律失常的标记 QT 变异指数明显高于心肌梗死后无抑郁患者。

（三）脑-心偏侧假说

大脑的特定区域可调节心律失常前情绪。Lane 和 Jennings 提出的"脑-心偏侧假说"认为，大脑半球中情绪的偏侧优势和自主神经传入心脏表面的优势促成了复极化不稳定和心脏性猝死。CRITCHLEY 等通过观察 10 例门诊心血管疾病患者发现，右侧偏侧中脑活动与心电图描记的复极化异常相

一致。

此外，焦虑和抑郁引起心律失常的机制可能还与药物治疗依从性、生活方式改变有关。有精神心理障碍的心血管疾病患者可能因为吸烟、不运动、暴饮暴食以及不配合治疗等不正确的应对方式而对其预后造成不良影响。

四、 心悸、心律失常患者心理障碍的快速识别与诊断

合并心理障碍的心悸、心律失常患者在临床上十分常见。因此心理障碍的识别与诊断直接关系到心律失常的治疗效果和预后。

详细的病史询问对于心理障碍的识别很重要。问诊应先从焦虑抑郁障碍常见的躯体化症状切入，大于90%的患者存在睡眠问题，睡眠在抑郁障碍患者症状权重排第四位，仅次于抑郁情绪、兴趣丧失及疲劳，因此对于心悸、心律失常患者应了解其睡眠情况；再询问抑郁核心症状，发现患者有无抑郁心境、兴趣及愉快感减退或丧失等；询问焦虑核心症状，有无过分焦虑、烦躁、紧张不安、过分担心等；询问有无轻生念头，发现自杀的基本线索；询问生活事件及环境变迁，以此发现焦虑抑郁障碍。通过问诊，还可了解患者有无心理障碍既往史及家族史。

出现非器质性疾病引起的心悸、心律失常，或出现多个系统的躯体症状且症状与体征及相关检查不平行，无法用躯体疾病解释；多项检查阴性、多种治疗无效、多处求医无果的"疑难杂症"；不能用疾病本身解释的病程迁延和/或症状好转后又加重等情况时，应考虑焦虑抑郁的可能。

对于上述患者应常规用心理测量工具进行筛查，可以减少漏诊。心理测量工具已广泛应用于临床与科研，可将功能障碍所致的表现评价量化、标准化。常用的工具有：广泛性焦虑自评量表（GAD-7）、抑郁自评量表（PHQ-9）、90项症状清单、明尼苏达多项人格量表、Montgomery-Asberg 抑郁量表、贝克抑郁自评问卷、Zung 抑郁自评量表及焦虑自评量表、汉密尔顿抑郁量表及焦虑量表等。量表主要用于筛查患者、评定严重程度和疗效，但不可用于诊断。

五、 与心悸、心律失常相关的心理障碍的治疗

我国心血管内科医生对心理障碍的认识不足，导致很多心理障碍患者未

得到及时诊断、有效治疗。目前正在全国推广使用的《中国抑郁障碍防治指南》和《中国焦虑障碍防治指南》规范了焦虑抑郁障碍的诊断和治疗。对心悸、心律失常相关心理障碍患者进行适当的药物治疗和心理治疗，可以进一步提高心律失常的疗效。但对于伴有心理障碍的难治性病例及重症病例，应请精神科专科医生协助诊治。

（一）应双心同治

对心血管疾病合并心理障碍患者采取传统的心血管类药物治疗可以一定程度上缓解患者的临床症状，但是，如果将患者合并的心理障碍同时进行治疗，临床治疗效果会得到很大的提升。在此类双心疾病的患者中，抗焦虑或抗抑郁治疗药物除具备消除焦虑抑郁情绪之外，对心血管疾病也具备一定的功效，可以在一定程度上预防心室异位节律。谢艳红等对心血管疾病合并心理障碍的治疗进行研究，发现通过对 105 名患者应用药物治疗和心理治疗相结合的治疗方法，患者心态改善，治疗依从性及治疗效果都有所提高。同样，近期景春等学者的研究也表明双心同治组的治疗有效率明显高于单纯疾病治疗组（$P<0.05$）。因此，作为心血管内科医生应该关注患者的心理问题，达到双心同治。

目前国内从心理学、精神医学等学科角度对致心律失常的疾病危险因子进行审视和再评价，积极建立双心医学模式，达到心身协调，创建科学的疾病预防-干预模式，创立最佳的效价比。这对于做好心血管疾病的一二级预防，降低心悸、心律失常的发生率及改善患者预后具有重要意义。

（二）药物的选择

有研究表明，选择性 β 受体阻滞药可通过降低交感神经的活性，减少交感神经激活后儿茶酚胺的释放，对心脏早搏伴焦虑抑郁患者可减少早搏的次数。但由于其无抗焦虑抑郁作用，对伴焦虑抑郁的患者不能从根本上抑制交感神经的兴奋性，所以对早搏的治疗效果并不理想，也不能有效缓解心悸、胸闷、气促、胸痛等与焦虑抑郁相关的症状。而抗焦虑抑郁药能明显改善相关症状，尤其是与选择性 β 受体阻滞药联合应用则可发挥更好的效果，并进一步减少早搏次数。

近期研究表明苯二氮䓬类抗焦虑药在安全剂量内不会增加心血管疾病患者的病死率，相反对于合并焦虑障碍的心血管疾病患者积极使用苯二氮䓬类药抗焦虑治疗能减少全因死亡率和因心力衰竭的再入院率。

传统三环类和四环类抗焦虑、抑郁药有导致患者 QT 间期延长、体位性低血压以及增加室性心律失常发生的风险，药物的抗胆碱作用易导致心动过速，增加心肌缺血事件的发生，因而对于心力衰竭及本身有心律失常的患者应避免使用这两类药物。新型抗抑郁药选择性 5-羟色胺再摄取抑制药可以用于合并抑郁障碍的心力衰竭患者，不会增加心力衰竭患者不良心血管事件的发生，但目前仍缺乏相关大规模临床研究。

（三）介入术前应充分沟通

对于拟行介入治疗的心律失常患者，应对焦虑抑郁情绪的有效办法就是在术前反复与患者及家属沟通，解释病情及介入治疗的必要性、方法、有效性和可能发生的并发症等。过分紧张焦虑的患者要适当给予镇静药，术后密切观察，及时处理患者的不适反应。对于置入 ICD 的患者，应积极治疗原发病，给予有效的抗室性心律失常药，减少心律失常发作，进而减少 ICD 放电；调整 ICD 参数，减少电击及误放电的次数。

参考文献

[1] 毛家亮，鲍正宇，何奔. 心悸、心律失常与心理障碍[J]. 中国心脏起搏与心电生理杂志，2008，22(3)：203-205.

[2] 曲春艳，曲秀芬. 焦虑和抑郁与心律失常关系的研究进展[J]. 实用心脑肺血管病杂志，2017，25(4)：109-112.

[3] Mayou R. Chest pain，palpitations and panic[J]. J Psychoson Res，1998，44(1)：53-70.

[4] Pedrinazzi C，Durin O，Bonara D，et al. Epidemiology，classification and prognosis of palpitations[J]. G Ital cardiol(Rome)，2010，11(10)：5-8.

[5] 黄世琼. 220 例心悸与心律失常患者的动态心电图分析[J]. 医学理论与实践，2011，24(24)：2944-2945.

[6] Yan J，She Q，Zhang Y，et al. The association between arrhythmia and helicobacter pylori infection：A meta-analysis of case-control studies[J]. Int J Environ Res Public Health，2016，13(11)：pii：E1139.

[7] Lok N S，Lau C P. Prevalence of palpitations，cardiac arrhythmias and their associated risk factors in ambulant elderly[J]. Int J Cardiol，1996，54(3)：231-236.

[8] 赵志娇，袁菊英. 心理障碍的自我救赎[M]. 北京：经济管理出版社，2013：1-4.

[9] 胡大一. 关注非精神心理专业科室患者的精神心理问题[J]. 中华内科杂志，2011，50(9)：715.

[10] Birket-Smith M，Rasmussen A. Screening for mental disorders in cardiology outpatients

[J]. Nord J Psychiatry, 2008, 62(2): 147 - 150.

[11] 张敏, 李娜, 杨军. 精神心理障碍在心血管内科住院患者中的表现[J]. 实用医学杂志, 2016, 4(32): 653 - 656.

[12] Brugada P, Gursoy S, Brugada J, et al. Investigation of palpitations[J]. Lancet, 1993, 15: 1254 - 1258; 1993, 341(8855): 1254 - 1258.

[13] 刘红彬, 宋春丽, 任巧彦. 焦虑和抑郁与心律失常[J]. 医学与哲学, 2014, 25(7B): 19 - 20.

[14] 韩春梅. 神经精神病学[M]. 北京: 军事医学科学出版社, 2006: 88 - 124.

[15] 房爱萍, 王昕. 伴抑郁症或焦虑症心血管疾病者心率变异性及心律失常分析[J]. 实用心电学杂志, 2005, 14(3): 182 - 183.

[16] 冯文化, 杨守忠, 李明. 焦虑或抑郁对冠心病患者心率变异性及心律失常的影响[J]. 中国误诊学杂志, 2009, 9(4): 843 - 844.

[17] 徐茂凤, 李永杰, 马莹, 等. 老年冠心病心律失常患者合并焦虑或抑郁症状的评定及其心理治疗[J]. 中国老年学杂志, 2009, 12(29): 3295 - 3296.

[18] Lespéranee F, Frasure-Smith N, Théroux P, et al. The association between-major depression and levels of soluble intercellul aradhesion molecule-1, interleukin-6, and C-reactive protein in patients with recent acute coronary syndromes[J]. Am J Psychiatry, 2004, 161(2): 271 - 277.

[19] 许晶晶, 李向平, 陈名杰. 焦虑抑郁情绪对冠心病患者血清炎症因子及血管内皮功能的影响[J]. 中国循环杂志, 2011, 26(6): 426 - 429.

[20] Carmine Pizzi, Lamberto Manzoli, Stefano Mancini. Analysis of potential predictors of depression among coronary heart disease risk factors including heart rate variability, markers of inflammation, and endothelial function[J]. European Heart Journal, 2008, 29(10): 1110 - 1117.

[21] Jeon S H, Jaekal J, Lee S H, et al. Effects of nortriptyline on QT prolongation: a safety pharmacology study[J]. Hum Exp Toxicol, 2011, 30(10): 1649 - 1656.

[22] Acharya T, Acharya S, Tringali S, et al. Association of antidepressant and atypical antipsychotic use with cardiovascular events and mortality in a veteran population[J]. Pharmacotherapy, 2013, 33(10): 1053 - 1061.

[23] Wu C K, Huang Y T, Lee J K, et al. Anti-anxiety drugs use and cardiovascular outcomes in patients with myocardial infarction: a national wide assessment[J]. Atherosclerosis, 2014, 235(2): 496 - 502.

[24] Vingerhoets A J, Nyklicek I, Van Hech C L. Mental stress as acausal factor in the arrhythmia[J]. Psychosomatic Res, 2002, 51(3): 237 - 244.

[25] Barsky A J. Palpitations, arrhythmias, and awareness of cardiac activity[J]. Ann Intern Med, 2001, 134(9): 832 - 837.

[26] 管耘园，华守明，龚和禾，等. 不明原因频发室性早搏患者心理障碍及心理治疗的临床价值[J]. 中华精神科杂志，1999，32(2)：112-114.

[27] 毛家亮，鲍正宇，李春波，等. 对心脏早搏患者伴发的焦虑抑郁症状的治疗及其意义[J]. 中国心脏起搏与心电生理杂志，2008，22(3)：206-209.

[28] 向晋涛，江洪. 埋藏式心脏转复除颤器治疗的心理问题[J]. 中国心脏起搏与心电生理杂志，2009，23(1)：15-18.

[29] 王福军，慈书平. 焦虑情绪对冠心病心律失常的影响[J]. 中国行为医学科学，2004，13(5)：535.

[30] 杨静娜，赵燕. 冠心病合并抑郁障碍的研究进展[J]. 心血管病学进展，2017，38(1)：28-33.

[31] 王诗俊，李渊，徐卫亭. 心率变异性与急性心肌梗死预后关系[J]. 中国血液流变学杂志，2011，21(1)：53-56.

[32] Kop W J，Krantz D S，Nearing B D，et al. Effects of acute mental stress and exercise on T-wave alternans in patients with implantable cardioverter defibrillators and controls[J]. Circulation，2004，109(15)：1864-1869.

[33] Lampert R，Shusterman V，Burg M，et al. Angerinduced T-wave alternans predicts future ventricular arrhythmias in patients with implantable cardioverter-defibrillators[J]. J Am Coll Cardiol，2009，53(9)：774-778.

[34] Carney R M，Freedland K E，Stein P K，et al. Effects of depression on QT interval variability after myocardial infarction[J]. Psychosom Med，2003，65(2)：177-180.

[35] Lane R D，Jennings J R. Hemispheric asymmetry，autonomic asymmetry and the problem of sudden cardiac death//Davdson R J，Hugdahl K. Brain asymmetry[M]. Cambridge：MIT Press，1995：271-304.

[36] Critchley H D，Taggart P，Sutton P M，et al. Mental stress and sudden cardiac death：asymmetric midbrain activity as a linking mechanism[J]. Brain，2005，128(Pt 1)：75-85.

[37] 徐祥凤. 心血管疾病合并心理障碍的临床效果分析[J]. 中国医药指南，2014(6)：145-146.

[38] 谢艳红. 心血管疾病合并心理障碍的临床治疗体会[J]. 中国医药指南，2011，9(33)：152-153.

[39] 于景春. 心血管疾病合并心理障碍的临床治疗体会[J]. 世界最新医学信息文献，2017，65(17)：193.

[40] 中华医学会. 中国抑郁障碍防治指南[M]. 北京：中华医学会，2015.

[41] 吴文源. 中国焦虑防治指南实用简本[M]. 北京：人民卫生出版社，2010.

〔傅 广〕

第八章

心力衰竭与心理障碍

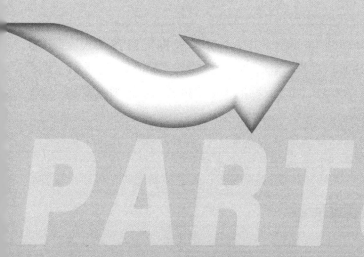

PART8

一、概　述

心力衰竭是由于各种心脏结构或功能异常导致心室充盈或射血能力受损的一种复杂的临床综合征，是各种器质性心脏病的终末阶段，约占心血管内科所有住院患者的 5%。随着人口老龄化和心血管疾病诊疗技术的发展，心力衰竭的发病率和患病人数逐年增多，是心血管疾病中发病率显著增加的疾病之一。2000 年中国心血管健康多中心合作研究在全国 10 个代表性省市 20 个城乡抽样调查 16000 人，结果显示我国成人心力衰竭发病率为 0.9%，男性 0.7%，女性 1.0%；北方高于南方，城市高于农村。估计我国 35～74 岁成年人中约有 400 万心力衰竭患者。心力衰竭作为一种慢性疾病，其生理功能的受限和损害对其生理状态的影响是巨大的。尽管对心力衰竭治疗的各种指南不断更新，但心力衰竭患者 5 年死亡率仍高达 50%。接受规范治疗的患者生活质量可以被改善，但心力衰竭患者反复出现的气促、活动耐力受限等躯体症状以及治疗费用的不可控制和预计，导致患者躯体症状进一步加重，同时带给患者严重的精神压力，常会引起焦虑和抑郁的症状。

二、心力衰竭患者心理障碍问题现状

影响焦虑抑郁发生的主要因素涉及心理、生理、社会多方面。患者常会表现为持续性精神紧张、情绪低落、思维迟缓等，与心力衰竭症状互为诱因或密切相关。抑郁症已成为全球主要致残原因，位居老年人五大慢性疾病之列，有着比原发性高血压、糖尿病、肺部疾病、关节炎等慢性疾病更高的躯体、社会功能致残率。

国外报道抑郁合并心力衰竭的发生率为 31%～77.5%。我国张道良等使用 Zung 焦虑量表（self-rating anxety scale，SAS）及抑郁自评量表（self-rating depression scale，SDS）对 684 名心力衰竭患者焦虑抑郁状况进行了调查，结果显示：焦虑发生率为 20.03%，抑郁为 23.39%。从影响因素看，女性总体高于男性、文化程度低的患者高于文化程度高的患者，纽约心功能分级越高的患者抑郁发生率越高，该项研究还显示，合并心律失常的住院心力衰竭患者抑郁的发生率明显高于未合并心律失常的心力衰竭患者，差异均具有统计学意义。

吕荣等使用心力衰竭患者生活质量专用测量工具——明尼苏达生活质量问卷（minnesota living with heart failure questionnaire，MLHFQ）、SAS、SDS 量表对住院心力衰竭患者的心理状况和相关因素进行了调查，8.7％的患者存在焦虑，16.8％的患者存在抑郁，抑郁的发生高于焦虑 6 个百分点，这与国外多项研究结果相一致，表明住院心力衰竭患者中，抑郁的发生高于焦虑的发生。在患者的生活质量方面，焦虑及抑郁的心力衰竭患者明尼苏达生活质量得分高于非焦虑及抑郁患者，具有统计学差异，表明焦虑、抑郁患者的生活质量明显低于非焦虑及抑郁患者，且抑郁是影响心力衰竭患者生活质量的主要因素。

温雪梅等《中国心力衰竭患者抑郁焦虑发病及干预效果 Meta 分析》结果显示我国心力衰竭患者抑郁与焦虑的发病率均为 40.1％，远高于普通人群 3％～5％的发病率；且心功能级别与抑郁的发生呈正相关。通过亚组分析，女性的发病率高于男性，心力衰竭伴抑郁焦虑患者的死亡率明显高于非抑郁焦虑组；对抑郁焦虑干预有助于心力衰竭患者预后，其死亡率和再住院率均低于非干预组。药物治疗对于抑郁及焦虑心力衰竭患者具有一定积极意义。不同量表对抑郁症检出率有一定影响，但是对于焦虑症影响不大。

三、焦虑抑郁对心力衰竭的影响

一项老年高血压计划对 4500 名入选者心力衰竭发生率进行了分析，结果显示抑郁组心力衰竭累计发生率为 16％，而非抑郁组仅 7％。抑郁是心力衰竭患者功能受损（纽约心脏协会心功能分级、心脏病症状）最重要的预测因子之一。Bekelman 等发现抑郁程度与心力衰竭症状数目相关，每增加 1 个抑郁症状，心力衰竭相关症状数平均增加 0.6 个。抑郁同时增加心力衰竭患者认知障碍。Alves 等应用剑桥老年心理障碍检查表发现心力衰竭并抑郁患者认知得分较健康对照组低，抗抑郁治疗后认知能力明显增加。合并抑郁的心力衰竭患者平均住院时间更长（7 天 VS 6.4 天），医疗费用比无抑郁的心力衰竭患者高 25％～40％，出院后费用仍较高。抑郁是心力衰竭患者住院周期和出院病死率的预测因子，Jiang 等发现即使调整了年龄、纽约心脏协会心功能分级、左室射血分数，抑郁心力衰竭患者一年病死率、再住院率仍比单纯心力衰竭患者分别高 2 倍和 3 倍。Freedland KE 等探讨了心力衰竭患者抑郁对长期生存率的影响，结果显示，中重度抑郁症使心力衰竭患者的全因死亡率增加 5 倍，这种风险独立于心力衰竭的并发症和严重程度。重度抑郁是心力衰竭患者全因死亡的独立预测因素，且这种预测作用在患者抑郁确诊后持续多年。

目前单纯焦虑与心力衰竭的关系研究文献不多，Suzuki T 等对 221 例心力衰竭患者进行观察，发现抑郁增加患者再住院和死亡风险 124%，如果同时合并焦虑，则患者再住院和死亡风险增加达 175%。

四、精神心理障碍影响心力衰竭的发病机制

精神心理障碍影响心力衰竭的机制尚不明确，目前认为主要有 6 种病理生理学和行为学机制可能是其后备机制。病理生理学机制包括交感神经及内分泌系统激活、自主神经失调、炎症系统激活和凝血异常；行为学机制包括治疗依从性和社会支持下降。下列机制也可能参与心理障碍对心力衰竭的影响：如全血 5-羟色胺升高、ε-3 脂肪酸水平降低、饮食因素、缺少运动、生活方式不健康、睡眠呼吸障碍等。

精神心理和心血管疾病可能有共同的发病途径，二者如何互相影响，成为目前研究的热点，也有望成为未来的治疗靶标。有研究发现冠心病合并抑郁患者脑衍生神经营养因子（BDNF）等位基因频率表达异常，5-羟色胺转运体基因多态性可能在心血管疾病合并抑郁中发挥重要作用。目前上述研究仍未有明确结论，有关精神心理与心血管疾病之间的关系缺乏基因水平的研究。

唐帅等《慢性心力衰竭患者伴发抑郁障碍的静息下脑功能磁共振研究》运用静息功能磁共振研究慢性心力衰竭伴发抑郁患者静息状态下脑功能异常的区域。结论提示单纯性抑郁的发病机制可能与皮质-纹状体-丘脑-边缘叶环路功能障碍有关。

五、心力衰竭患者合并心理障碍识别和处理

世界卫生组织对心脏康复的定义为：心脏病患者获得最佳体力、精神及

社会状况的活动总和，使患者通过自己的努力能在社会上重新恢复尽可能正常的位置，并能自主生活。也就是健康要达到躯体、心理及社会适应的三位一体。所以心理康复在慢性心力衰竭患者中尤为重要。

（一）精神心理问题的识别

1. 三问法初筛：①是否有睡眠不好，已经明显影响白天的精神状态或需要用药？②是否有心烦不安，对以前感兴趣的事情失去兴趣？③是否有明显身体不适，但多次检查都没有发现能够解释的原因？3 个问题中如果有 2 个回答是，符合精神障碍的可能性达 80% 左右。

2. 心理量表的应用：《躯体化症状自评量表》共由 20 项题目组成，其中躯体化症状题目占 50%，焦虑占 20%，抑郁占 20%，焦虑抑郁占 10%。每道题目根据症状严重程度可分为 4 个等级，其阳性临界分值为 36/37 分。该量表不仅能很好判断患者是否有心理障碍的可能，也能帮助患者正确认识自己的疾病状态。同时能够很好地帮助医生选择合适的治疗药物，治疗过程中重复评分还可以帮助观察治疗效果，甚至还能评估心理障碍治疗后的残留症状，判断何时减药及停药。量表还能帮助患者自我管理，充分完成治疗疗程，减少疾病复发。《患者健康问卷 9 项（PHQ-9）》是美国精神疾病诊断标准第 5 版（DSM-5）唯一推荐评估抑郁严重程度的抑郁量表。评判标准：0～4 分没有抑郁；5～9 分轻度抑郁，观察，复诊时重复 PHQ-9；10～14 分属中度抑郁，制订治疗计划，考虑咨询，随访和/或药物治疗；15～19 分属中重度抑郁，积极药物治疗和/或心理治疗；20～27 分属于重度抑郁，立即药物治疗，若严重损伤或对药物治疗无效，建议转移至精神疾病专家进行心理治疗和/或综合治疗。《广泛焦虑问卷 7 项（GAD-7）》被《美国精神疾病诊断标准》第 5 版草案推荐用于广泛性焦虑严重程度的评估工具。评判标准：0～4 分没有 GAD；5～9 分属轻度 GAD；10～14 分属中度 GAD；15～21 分属重度 GAD。上述自评量表简单实用，有助于非精神医生判断患者是否存在心理障碍及其程度。

（二）药物治疗

1. 用药原则：遵循 STEPS 原则，即 Safety（安全性）、Tolerance（耐受性）、Efficacy（有效性）、Payment（经济性）、Simpalicity（简易性）。

2. 常用的药物：推荐心血管疾病患者使用的抗抑郁焦虑药包括以下几种：选择性 5-羟色胺再摄取抑制药（SSRI）、5-羟色胺及去甲肾上腺素能再摄取抑制药（SNRI）、去甲肾上腺素能和特异性 5-羟色胺受体拮抗药（NaSSA）、氟哌噻吨/美利曲辛、苯二氮䓬类药物（BZ）。上述药物均可改善患者的焦虑抑郁情绪，但能否改善心力衰竭患者预后尚不清楚。

3. 药物治疗注意事项：

（1）治疗目标要确切，如针对明显焦虑症状或抑郁症状。

（2）全面考虑患者的症状谱特点（如是否伴有失眠）、年龄、躯体疾病状况、有无合并症、药物的耐受性等，尽量做到个体化用药。

（3）剂量逐步递增，尽可能采用最小有效量，使不良反应减至最小，提高服药依从性。

（4）新型抗抑郁药一般治疗在 2 周左右开始起效，一旦有效必须足剂量治疗，尽量减小残留症状，努力达到临床痊愈；必须足疗程治疗，如果一种药物有效，要坚持完成维持和巩固阶段的治疗，治疗过程中不宜频繁换药。

（5）用药不可同时饮酒喝茶、饮用咖啡等，否则会增加药物成瘾的危险性。此外，5-羟色胺再摄取抑制药通过细胞色素 P450 代谢，而他汀类药物、抗心律失常药等也通过细胞色素 P450 代谢，因此，联合用药时要从小剂量开始，监测药物不良反应。

总之，心理障碍在心力衰竭患者中较为常见，抑郁症的识别和治疗可以降低心力衰竭患者的死亡率，并能够缓解焦虑抑郁症状及心力衰竭症状，提高生活质量。因此要求心血管内科临床医生要建立整体医学观念，充分重视心力衰竭患者心理健康，开展更多的研究来探讨临床医生和患者应如何协力治疗精神心理障碍，更好地治疗心力衰竭及其合并症，使心力衰竭患者预后进一步得到改善。

参考文献

[1] 顾东风，黄广勇，吴锡桂，等. 中国心力衰竭流行病学调查及其患病率[J]. 中华心血管病杂志，2003，31(1)：3-6.

[2] Wells K B, Stewart A, Hays R D, et al. The functioning and well-being of depression patients. Result from the Medical Outcomes Study[J]. JAMA, 1990, 263(5)：659-660.

[3] Westlake C, Dracup P K, Fonarow G, et al. Depression in patients with heart failure[J]. J Card Fail, 2005, 11(1)：30-35.

[4] Bekelman D B, Havranek E P, Becker D M, et al. Symptoms, depression, and qulity of

life in patients with heart failure[J]. J Card Fail, 2007, 13(8): 643 - 648.

[5] Alves T C, Rays J, Telles R M, et al. Effects of antidepressant treatment on cognitive performance in elderly subjects with heart failure and comorbid major depression: an exploratory study[J]. J Psychosomatics, 2007, 48(1): 22 - 30.

[6] Freedland K E, Hesseler M J, Carney R M, et al. Major Depression and Long-Term Survival of Patients with Heart Failure[J]. Psychosom Med, 2016, 78(8): 896 - 903.

[7] Suzuki T, Shiga T, Kuwahara K, et al. Impact of clustered depression and anxiety on mortality and rehospitalization in patients with heart failure[J]. J Cardiol, 2014, 64(6): 456 - 462.

〔李静乐〕

第九章

心血管内科中的惊恐障碍

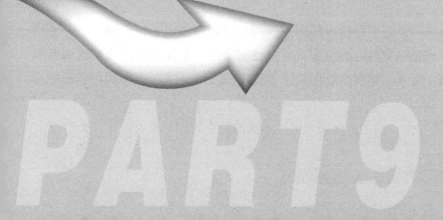

惊恐障碍属于恐慌焦虑症的一种，又称为急性焦虑。惊恐障碍的特征是反复发作和意外的惊恐发作（panic attack，PA）；也就是说，突然出现强烈的恐惧或不适，可在几分钟内达到峰值。根据精神病诊断命名法，严格地来说，"惊恐障碍"这一诊断术语不能用于直接源自某种疾病的恐慌症状，例如，当恐慌症状是冠心病这样的疾病引起的直接结果时，不能下"惊恐障碍"的诊断。然而，很多惊恐发作的特征表现会与冠心病、心肌病的临床症状相重叠，这将导致鉴别诊断上的困难。例如，胸痛和呼吸困难是惊恐发作患者的常见症状，但也与典型的心肌梗死和心绞痛的表现相互重叠。

鉴于惊恐发作和心脏病的临床表现的共性，在近 50 多年以来，医学界推测惊恐障碍与心脏病（尤其是冠心病）可能有一定的联系。一方面，医学界对惊恐障碍是否属于冠心病的病因尚存怀疑。因为惊恐障碍的患者经常占用急诊资源，这些患者往往是急诊室的"累犯"或"常客"，而有关胸痛的检查包括冠状动脉造影、心电图或心肌损伤的血清标志物均为阴性结果。另一方面，一些与心脏病发病有关的机制可能源自惊恐障碍或惊恐发作时的交感神经放电，包括可逆性心肌缺血、心率变异性的减少、QRS 波群的变化（尤其是 QT 间期的变化）、血清低密度脂蛋白-胆固醇水平的变化、冠状动脉微血管疾病（包括冠状动脉慢血流和微血管性心绞痛）、血管僵硬度，还包括一些异常行为因素，如吸烟、饮酒、显著的运动不足等。而实际上，研究数据所支持的惊恐障碍与冠心病之间的联系仍然十分脆弱，有待于进一步深入探讨。

惊恐障碍的病因尚不明确。惊恐障碍常常有家族史。危险因素包括吸烟、心理压力和儿童期的受虐史。其诊断需要排除其他精神障碍，包括其他潜在的原因或疾病状态，如心脏病、甲状腺功能亢进症和药物使用。可通过问卷进行初步的筛查。

一、惊恐障碍与惊恐发作的定义

惊恐发作可以是多种精神障碍的一种症状，最常见于惊恐障碍。要鉴别惊恐发作、惊恐障碍与心脏急症，首先要明确惊恐发作和惊恐障碍的诊断标准。根据第 4 版《精神病诊断和统计手册》，惊恐发作和惊恐障碍的诊断标准如下。

1. 惊恐发作：是突发强烈恐惧或不适的独立时期，具有以下几个特征。

（1）在 10 分钟内达到峰值。

（2）伴有≥4 种以下的症状：①心悸或心动过速；②出汗；③肌肉颤抖或发抖；④窒息感或窒息；⑤呼吸急促或窒息的感觉；⑥胸部疼痛或不适；⑦恶心或腹部窘迫；⑧感觉头晕，站立不稳，头晕，或虚弱；⑨现实感丧失（即不真实感）或人格解体（即脱离自我）；⑩害怕或失去控制或要"疯了"的感觉；⑪害怕死亡；⑫感觉异常（麻木或刺痛感）；⑬发冷或潮热。

2. 惊恐障碍：应同时具备（1）和（2）的特征。

（1）反复出现意想不到的惊恐发作。

（2）在一个月或一个月以上的随访中，患者存在至少一种或一种以上的下列情况：①持续关注可能出现新的惊恐发作；②担心惊恐发作的后果或后续影响（如失去控制、有心肌梗死、"发疯"）；③由于害怕进一步的惊恐发作，个体行为发生了显著的变化；④存在或不存在广场恐惧症；⑤惊恐发作不是由于某一物质或某一种常见医学疾病的直接生理作用所致；⑥没有另一种精神障碍能够更好地解释惊恐发作。

二、胸痛与惊恐障碍

不明原因的胸痛（unexplained chest pain，UCP）是一个重大的公共卫生问题，尽管这些患者的长期心血管预后情况可能良好。有多达 80％的患者在初步医疗评估后，胸痛的症状持续了 12 年之久。根据相关统计，52％～77％的患者因胸痛主诉就诊于急诊科，并且直至出院仍没有明确诊断。不明原因的胸痛有可能严重限制日常活动（包括做家务、散步和锻炼），甚至导致旷工和残疾。

不明原因的胸痛患者的症状与惊恐发作患者的症状十分类似。在惊恐发作时，胸部疼痛常与其他心脏病有关的症状（如心悸、心动过速）同时出现。反复惊恐发作的个体经常过分夸大自己的症状，并认为自己患有心肌梗死。

不明原因的胸痛患者与惊恐障碍患者之间的相似性极其显著。多达 91％的惊恐障碍患者曾在急诊室因胸痛寻求医疗帮助。因胸痛到急诊室寻求医疗帮助的患者中患有惊恐障碍的比例为 17％～43％，其中只有 6％的患者被确诊。虽然有大量的研究提示两者之间的紧密联系和鉴别的重要性，但已有的研究在方法学上有很大的局限性。例如，大多数是小样本研究，没有系统的应用于惊恐障碍发作的公认诊断方案（金标准）。此外，专注于急诊室患者惊恐发作或惊恐障碍患病率的研究也不多。

在惊恐障碍患者多表现为不典型的胸痛和惊恐或恐慌。相比典型缺血性胸痛患者而言，非典型性胸痛患者更容易出现惊恐表现。现有的研究主要集中于低风险的不明原因胸痛患者（心肌酶和心电图正常患者）。合并惊恐发作的非典型性胸痛患者在后续的心血管内科随访后，能够确定的心脏原因导致胸痛比例只有 2.1%。虽然比例极低，但也提示器质性病因可能与惊恐发作并存。

与冠心病有关的典型的缺血性胸痛具有以下特征：与活动或情绪激动相关、有放射痛、每次持续 1～5 分钟、休息或情绪平复后即缓解、含服硝酸甘油可在 5 分钟内缓解。部分冠心病患者即使就诊时的胸痛特征已经出现加剧的变化，比如出现与活动无关的静息痛、胸痛时间延长至 20～30 分钟甚至更长时间、休息后疼痛不能缓解、含服硝酸甘油 10 分钟之后胸痛才能缓解（即硝酸甘油无效），只要接诊医生仔细询问此次发病前的病史，也能够发现患者这次加剧的胸痛是继发于既往典型的缺血性胸痛。如果符合这一特征，会比较容易支持与冠心病有关的典型的缺血性胸痛，即使心电图和心肌坏死标志物的快速检测是阴性结果，或者在患者到达急诊室的早期是暂时的阴性结果。对于症状不典型的可疑患者，可能需要复查心电图，或者在初次检测的 1～3 小时后复查的高敏肌钙蛋白，再通过心电图的变化第二次检测的高敏肌钙蛋白水平或两次高敏肌钙蛋白水平的变化率是否大于 20% 来评估患者是否出现了急性心肌梗死。

但是，医生也可能遇到胸痛不典型的患者。例如，胸痛与活动、情绪激动均无关系；白天繁忙或工作时症状轻微，一旦休息下来或夜深人静时症状明显；胸痛为针刺样的刺痛性质；一次胸痛的持续时间要么很长，持续长达数小时、数天甚至数周，要么持续时间极短，仅有数秒、十余秒、不足一分钟；胸痛同时不伴有向咽部、上肢的放射痛；在胸痛的同时进行活动或劳动但并不觉得胸痛有所加重；但也有患者因恐惧而不愿意活动、言语，甚至不愿意下床。少数患者会大声地呼痛，其声音的强度令人感到他/她并不虚弱，反而中气很足，这与通常所见的虚弱的急性冠状动脉综合征患者有所不同。

相当一部分患者可能合并睡眠障碍、消化道症状、焦虑紧张情绪、过度通气（表现为快而表浅的呼吸），甚至在医生关注时，患者的痛苦表情将表现更为明显，甚至夸张，一旦医生通过询问分散或转移其注意力时，痛苦表情会短暂消失。等到患者注意力重新恢复，又再次出现痛苦表情。

少数患者因为知识水平较高，其职业多见于公务员、教师、学者等层次，他们会主动查阅甚至研究医学书籍，通过反复地接触冠心病的临床表现和自我暗示，使胸痛的临床表现从不典型日益趋向于典型，甚至可能表现出"教科书般的胸痛"，这无疑将增加医生临床判断的困难。这一现象比较类似医学生刚学习临床科目的初级阶段，总是怀疑自己患有教科书上的某种心脏疾病，伴随反复发作的惊恐、焦虑。

暗示治疗或对惊恐障碍患者有效。有些患者在由急救车送入医院急诊室后，对简单治疗的反应十分敏感，一旦上氧或普通静脉输液即可缓解。而当医生建议其回家观察时，患者症状将迅速再发，甚至具有某种表演性质。即使能够确定惊恐障碍的诊断，也需要医生再三确认其安全性，患者才会离院。如果不能在急诊室及时确诊，更多的患者被转入心血管内科病房接受进一步的检查。这就在一定程度上占用了原本非常紧张的医疗资源。除了患者本人之外，患者的家属往往也存在惊恐焦虑情绪。

研究发现：只有 6%～7.4% 的惊恐障碍患者得到了急诊医生做出的正确的诊断。急诊医生向心理学家或精神病医生推荐可疑的患者仅仅是一种例外行为而不是常规行为。可能由下列几个因素造成惊恐发作的识别率低。首先，急诊医生可能不熟悉惊恐发作的诊断。其次，惊恐发作与其他医学症状的相似性可能使其识别复杂化。最后，医生和患者都倾向于关注身体症状和疼痛的器质性原因，这可能会干扰心理病因的识别。

这种低诊断率表明惊恐发作很少被列为胸痛的鉴别诊断。研究者感到惊讶的是：即使急诊医生已经被告知研究的目的是评估惊恐发作在不明原因胸痛患者中的患病率，惊恐发作的诊断率仍然十分低。这说明，要鉴别心脏急症与惊恐障碍，还需要接诊可疑患者的医生建立起诊断惊恐障碍的意识或思维。就如同针对胸痛患者排除主动脉夹层、肺动脉栓塞一样，一旦医生建立了相应疾病的诊断和鉴别诊断的思维，就会下意识地去排查相关的疾病，这样精神心理医生的参与概率可能大为提高，最终提高惊恐障碍患者的确诊率。在临床实践中，前来会诊的多为非高年资的精神心理医生，他们对急诊室的可疑患者的惊恐发作或惊恐障碍的诊断非常慎重，通常要求急诊医生先排除器质性疾病，然后才能将患者转诊至精神心理专科治疗。

三、呼吸困难与惊恐障碍

心力衰竭所致典型的心源性呼吸困难在早期多与活动有关，随着心脏疾病的加重，出现休息状态下的呼吸困难，甚至夜间阵发性呼吸困难，表现为夜间不能平卧。急性心力衰竭患者除了严重呼吸困难之外，通常不得不采取强迫端坐位、喜坐位前倾或双脚下垂，咳嗽白色甚至粉红色泡沫痰，可伴有心源性哮喘。通过家属进行病史询问可发现既往患有原发性高血压、糖尿病、先心病、冠心病、扩张型心肌病等病史。体格检查可发现肺部的湿啰音、扩大的心脏、增快的心率、奔马律、心脏杂音。心电图可以快速发现心房、心室的扩大，或者心肌缺血。随后的生化检查可检测到升高的脑钠肽水平，心脏超声有助于发现异常的心脏结构。

惊恐发作所致功能性呼吸困难指有突出的呼吸困难症状，经过系统检查找不出器质性病因，同时伴有明显精神心理症状。功能性呼吸困难的诊断主要根据典型的临床表现，结合实验室检查，在排除其他器质性疾病的前提下做出临床诊断。临床特点为中青年男女为主、慢性病程可伴急性发作、频繁门诊或急诊就医、起病前心因性诱因，典型症状包括呼吸浅快、存在过度通气、诉胸部发紧、伴随恐慌焦虑、肢体或面部麻木，不适症状的持续时间可以很长，通常与活动、体位无关，系统体格检查无阳性发现，相关实验室检查结果正常。

惊恐发作所致功能性呼吸困难一经诊断，在综合医院首选非药物治疗，比如呼吸行为治疗。对病情严重、焦虑突出而躯体症状不明显、自杀倾向的患者，建议转诊精神专科评估，需要精神专科干预的患者，建议在精神心理专科医生指导下进行。

四、心悸与惊恐障碍

快速性心律失常或缓慢性心律失常患者的常见症状是心悸，前者也可让患者感到心动过速。例如，房室旁道或双径路所致阵发性室上性心动过速多见于中青年，心悸突发突止，持续时间为数分钟至数小时不等，大部分患者血流动力学稳定。部分患者可在心悸发作的同时感到胸痛，一旦心动过速停止，胸痛随心悸消失。而房性心动过速多见于老年人，或者是因基础心脏病导致心房明显扩大的中青年患者，心悸往往缓起缓止，心悸发作的短期内可伴有多尿现象，系心房肌细胞内储存的脑钠肽释放入血所致。缓慢性心律失常患者因心率减慢，舒张期延长，回心血量增加，导致在心脏射血时做功增加，产生较为强烈的搏动感而感到心悸。在患者感到心悸时进行听诊，医生可迅速发现心律不齐的阳性体征，床旁心电图或动态心电图可发现患者的心律失常。部分发生室性心动过速或快速性房扑的患者可能出现血流动力学紊乱，表现为低血压、心源性脑供血不足。

惊恐障碍的患者也可表现为心悸或心动过速，可以持续很长时间，即使在就诊时仍向医生倾诉心悸感。但是，当医生在患者主诉心悸感觉时进行听诊或心电图检查，往往获得阴性结果。尽管患者可能伴随头晕，但血压正常。动态心电图的检查结果多为正常或轻微房性或室性早搏，不能解释患者严重或持续的心悸感。患者可表现为慢性病程伴急性发作、频繁在心血管内科门诊或急诊室就医。即使推荐患者到精神心理医生处就诊，部分患者出于羞耻感，也不愿意转诊，宁愿在心血管内科接受治疗，这就要求心血管内科医生与精神心理医生共同协商制定治疗方案。面对同样的处方药物，患者更容易接受心血管内科医生提出的治疗方案。如果患者精神心理情况十分严重，强烈推荐患者到精神心理专科就诊。

还有一种情况，是心脏疾病合并惊恐情绪。二尖瓣脱垂综合征是指二尖瓣脱垂合并心悸、不典型胸痛、劳力性呼吸困难、低体重指数、焦虑、晕厥、心电图异常、血压低和其他体征的自主神经系统功能障碍。听诊能够发现心尖区的收缩期心脏杂音，超声可确定二尖瓣脱垂的存在。根据惊恐发作和惊恐障碍的诊断金标准，即使二尖瓣脱垂综合征患者出现类似惊恐发作样的症状，也不能将其诊断为惊恐发作。

总之，胸痛、呼吸困难、心悸是惊恐障碍患者在惊恐发作时常见的表现，需要与急性冠状动脉综合征所致缺血性胸痛、急性心力衰竭所致心源性呼吸困难、急性发作的心律失常所致心悸相鉴别。因此，不仅要求医生对典型的器质性心脏病所致胸痛、呼吸困难、心悸有准确的判断，也要求医生关注患者是否符合惊恐发作和惊恐障碍的特点，提高对惊恐障碍的认知和警惕性，通过与精神心理专科医生的合作，提高惊恐障碍的诊断率，改善患者的生活质量，也避免占用有限的医疗资源。

参考文献

[1] Bankier B, Littman A B. Psychiatric disorders and coronary heart disease in women—a still neglected topic: review of the literature from 1971 to 2000[J]. Psychother Psychosom, 2002, 71(3): 133 - 140.

[2] Fleet R P, Beitman B D. Unexplained Chest Pain: When Is It Panic Disorder[J]. Clin Cardiol, 1997, 20(3): 187 - 194.

[3] Tully PJ, Wittert G A, Turnbull D A, et al. Panic disorder and incident coronary heart disease: a systematic review and meta-analysis protocol[J]. Syst Rev, 2015, 25(4): 33.

[4] Foldes-Busque G, Marchand A, Chauny J M, et al. Unexplained chest pain in the ED: could it be panic? [J]. Am J Emerg Med, 2011, 29(7): 743 - 751.

[5] American Psychiatric Association. Diagnostic and Statistical Manual of Mental Disorders (4th ed)[M]. Washington DC: American Psychiatric Association, 2000.

[6] Fleet R P, Dupuis G, Marchand A, et al. Panic disorder in emergency department chest pain patients: prevalence, comorbidity, suicidal ideation, and physician recognition[J]. Am J Med, 1996, 101(2): 371 - 380.

[7] Yingling K W, Wulsin L R, Arnold L M, et al. Estimated prevalence of panic disorder and depression among consecutive patients seen in an emergency department with acute chest pain[J]. J Gen Intern Med, 1993, 8(2): 231 - 235.

〔刘　玲〕

第十章

心因性胸痛

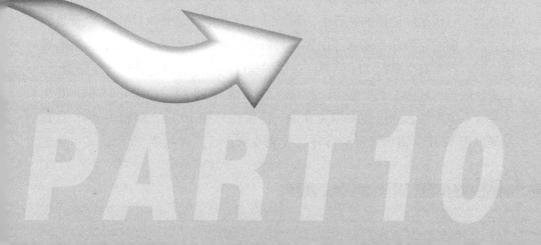

PART10

心因性胸痛即功能性胸痛，是指具有典型的胸痛症状，通过一系列的检查无器质性病变基础的胸痛。疼痛部位在胸部，疼痛反复发作或持续性，患者痛苦并影响其社会功能，但医学检查却不能发现导致疼痛的任何器质性病变，或者是疼痛虽与器质性病变可能相关，但叙述的疼痛程度不能用躯体病变予以合理的解释。随着当今社会生活节奏日益加快，以躯体症状为主诉的精神心理疾病发生率越来越高。在心血管内科门诊或病房，每天都会遇到不少此类患者，他们有明显的胸闷、胸痛或心悸等各种不适症状，虽进行各种相应的检查，但未找到与症状相符的相关心血管疾病，或者患者有相关心血管疾病，但其自我症状与疾病严重程度不符。患者这些心脏方面的症状则应考虑是精神心理障碍的躯体化表现，如果以胸痛为主要表现，可称之为心因性胸痛。

一、临床分类与患病率

根据胸痛发作急缓与持续时间，临床常常将胸痛分为两类。①急性胸痛：发作到就诊时间<3个月；②慢性胸痛：疼痛持续3个月以上。心因性胸痛有两种表现形式。①原发性心因性胸痛：单纯由心理障碍引起的疼痛；②继发性心因性胸痛：有器质性组织病变存在，但在其疾病发展过程中，疼痛随着出现的心理障碍而加重。

急性胸痛患者是急诊内科最常见的患病人群，占急诊内科患者的5%～20%，在三级医院门诊患者中占20%～30%。美国每年因急性胸痛在急诊室就诊人数达600万人次，其中在400万疑诊或诊断为急性冠状动脉综合征的患者中，136万患者为非心源性胸痛，90万患者为心绞痛，91万患者为非缺血性心脏病如主动脉夹层、心包炎，83万患者为心肌梗死；在136万非心源性胸痛中多数患者为功能性胸痛。1991年美国Beimtan等报道10万患者因胸痛急诊行冠状动脉造影的患者中，50%以上冠状动脉造影（CAG）检查是阴性，其胸痛的原因却无任何证据表明与冠状动脉硬化或其他严重的心脏病有关。国内近期有文献对214例急诊就诊的急性胸痛患者进行分析，结果显示：心源性最多，其中心肌梗死38例、冠心病心绞痛98例、心包炎19例；其次为呼吸系统源性，渗出性胸膜炎9例、自发性气胸10例、肺癌10例；食管反流患者12例、胃食管反流合并心绞痛6例；心脏神经症15例，其中焦虑抑郁共存 8 例，焦虑 4 例，抑郁 3 例。这些研究提示在急性胸痛中心因性胸痛占有一定比例。

国外有研究显示慢性胸痛患者有 30%～50% 为心因性（心理障碍）所致。大多数 CAG 结果阴性的慢性胸痛患者在检查后症状自行消失或减轻。美国心脏学权威 Braunwald 曾指出"慢性胸痛最常见的原因不是心血管疾病，而与焦虑抑郁有关"。国内目前没有慢性胸痛病因调查研究报道。

二、临床表现特点

心因性胸痛的疼痛特点是病程较长，反复胸痛数月或数年，多为刺痛或尖锐性胸痛，每次持续时间长短不一，可以持续数秒至数十秒，亦可持续数小时甚至数天；部位游走，不固定，如固定部位，范围一般较局限，患者常可以用一两个手指指出胸痛的部位及范围；疼痛程度不重，可表现为持续性隐痛。疼痛与运动不相关，如安静时发作，活动后反而消失，休息或含服硝酸酯类药物不能缓解。可伴有焦虑的临床症状，如过分敏感、过度担心、情绪紧张和睡眠障碍，严重时有出汗、肢体震颤。也可伴有抑郁的临床症状，如情绪低落、兴趣和愉快感丧失、容易劳累、注意不集中、精力不足和睡眠障碍。患者往往在多科就诊，多项检查没有找到能解释胸痛的器质性病变，尝试多种治疗无效。

三、病因与发病机制

心因性疼痛是躯体化症状表现之一。患者往往具有紧张、易激惹的性格基础。患者对内心冲突产生的不良情绪问题并不愿向他人诉说，不良情绪长期持续可导致躯体功能失调，患者借喻"痛"来表达他所遭受的不愉快或心灵创伤，以此引起他人的注意、同情、关心，借此转移、回避不愉快经历或心灵创伤等。心理问题不能得到他人的理解，而生理上的疾病和疼痛则容易被接纳同情，因而导致了心理问题的"躯体化"。心因性疼痛并不是"伪装"出或在诈病，对于患者来说，疼痛的体验是真实的，确实是在感受着深刻的疼痛。

焦虑引起胸痛的可能机制为焦虑使体内的内啡肽分泌增加及 5-羟色胺受

体水平下调。抑郁症的发生主要与中枢儿茶酚胺和5-羟色胺类神经递质不足、下丘脑-垂体-肾上腺皮质轴激活以及免疫紊乱等有关，三者相互影响和作用共同构成复杂的神经-内分泌-免疫网络。抑郁可引起大脑功能失调，使自主神经调节障碍，过多地释放儿茶酚胺，引起交感神经过度兴奋，进而导致心脏收缩力增强和心率加快，冠状动脉血管的紧张度也增强，从而容易诱发冠状动脉血管痉挛，使心肌缺血缺氧，导致胸痛。

四、诊断与鉴别诊断

心因性疼痛的诊断应该是建立在无器质性疾病的基础上的一种排除性诊断，在临床工作中应该要在排除别的器质性疾病后作出诊断。对急性胸痛患者首先需要关注并迅速判断是否是高危的胸痛患者，包括急性冠状动脉综合征、肺栓塞、主动脉夹层和张力性气胸等。在临床实际工作中，医生常常较重视上述高危的胸痛，而忽略了其他原因如消化系统疾病等导致的胸痛，从而造成了一定的误诊漏诊。心理障碍或精神因素所致的胸痛并不罕见，预计将逐年增加，应引起重视。当患者有明显的胸闷、胸痛症状，但做各种相应的检查，均未明确有相关器质性心血管疾病，或者患者有相关心血管疾病，但其临床症状与疾病严重程度不符，应考虑其他原因所致的胸痛。在排除了器质性疾病之后，应考虑焦虑和抑郁心理障碍所致的心因性胸痛。与其他器质性疾病的诊断不同，心理障碍的诊断缺乏有效的实验室检测手段，主要靠患者主诉和临床经验。心理量表是检测心理障碍患者非常有效而重要的手段，是识别心理障碍的"化验单"。目前国内最常用的是：汉密尔顿焦虑抑郁量表、SCL-90症状自评量表、综合医院焦虑抑郁筛查量表HAD以及Zung焦虑抑郁自评量表等。

引起胸痛的器质性疾病有很多，心因性疼痛是排他性诊断，需与以下常见的疾病相鉴别。

1. 带状疱疹：由水痘带状疱疹病毒所引起。发病率和严重性随年龄而增加。最常累及肋间神经，发疹前数天常有轻度发热、乏力、局部淋巴结肿大、神经痛或皮肤感觉过敏。典型表现成簇水疱沿体表侧的皮肤周围神经呈带状分布，各簇水疱群间的皮肤于数天后水疱干涸结痂。神经痛为本病特征之一，疼痛程度不等，儿童较轻，老年患者则常剧烈甚至难以忍受。当皮损完全消退后，后遗的神经痛有时可持续数月或更久。

2. 肋软骨炎：是较常见的胸部疾病，病因尚不清，多见于青壮年，女性略多。为肋软骨单个或多个隆起疼痛，局部压痛，咳嗽、深呼吸以及同侧上肢活动时可使疼痛加剧；局部皮肤无红肿，胸部 X 线检查无异常发现。

3. 颈椎病：由于颈脊神经根受到刺激引起疼痛。有时疼痛部位在胸骨下部或心前区，可放射至腋部肩部上肢和手的内侧、外侧，颇似心绞痛，但疼痛为持续性，含服硝酸甘油无效，心电图无心肌缺血改变，X 线检查显示颈椎骨质增生，椎间隙变窄等改变以资鉴别。

4. 骨肿瘤：原发性和继发性骨肿瘤破坏骨质及骨膜可引起疼痛，局部压痛及病理性骨折，骨髓象改变及 X 线检查可确诊，如急性白血病胸骨下端常有局限性压痛点，这是由于白血病细胞浸润所致；多发性骨髓瘤由于骨髓瘤细胞在骨髓腔内大量增生造成骨质疏松和局限性骨质破坏引起骨痛。

5. 肺栓塞和肺梗死：肺栓塞主要为来自静脉系统或右心的栓子进入肺循环造成肺动脉及其分支阻塞的病理生理过程。肺栓塞后肺组织缺血坏死称肺梗死，临床表现取决于栓子的大小、多少、所致的肺栓塞范围和发作的急缓程度以及栓塞前的心肺状况，故其临床表现有很大的差异。常见症状为呼吸困难、咳嗽、咯血、胸闷、胸痛、冷汗、晕厥、恶心、呕吐和焦虑等；呼吸困难呈浅而快，胸痛多为钝痛，有时为胸骨后痛，多与肺动脉高压和冠状动脉供血不足有关。胸膜痛是由于栓塞部位附近的胸膜纤维素性炎症所致，常与呼吸有关；冷汗、晕厥多由巨大栓塞所致，后者为短暂的脑供血不足有关；咯血提示有肺梗死和充血性肺不张。巨大肺梗死可导致休克，甚至猝死。查体可发现呼吸急促、心率增快、发绀、肺部湿啰音、急性右心衰表现。实验室检查：血沉增快、心电图和心电向量图有右心受累的表现、胸部 X 线表现肺部楔形或斑片状阴影、盘状肺不张、病侧膈肌抬高、肺动脉增粗和局限性肺纹理减少。肺动脉造影是诊断肺栓塞最特异的方法，如肺血管腔内有充盈缺损或肺动脉有截断现象可确诊肺栓塞。

6. 肺部炎症：凡各种原因所致肺部炎症侵犯到壁层胸膜均可引起胸痛，如肺炎（细菌性、病毒性、放射性等）、肺真菌病、肺结核、肺脓肿、肺寄生虫病等。

7. 原发性肺癌：多见于 50 岁以上男性有长期吸烟史者。常见的症状有刺激性干咳、持续性或间断痰中带血、胸闷、胸痛、发热等，晚期表现为消瘦和恶病质。胸痛在肺癌中平时较轻微但部位固定，若疼痛逐渐增剧则提示有胸膜胸壁或纵隔的侵犯。诊断方法有痰的脱落法细胞学检查，纤维支气管镜刷检和活检找到癌细胞；X 线检查在肺癌的诊断中是常用的首选方法，CT 能更早地发现隐匿部位的病灶，而且能更有效地显示肺癌病灶的内部结构和边缘形态，对发现早期很小的癌性空洞尤为敏感。CT 容易区别病灶位于胸腔内的部位包括纵隔肺胸壁和胸膜等，也可明确病变周围和组织关系，还可显示纵隔淋巴结有无肿大。

8. 心绞痛：是冠状动脉供血不足所致的心肌细胞缺血与缺氧所引起的临床综合征。特点为阵发性的胸骨后中上段或心前区压榨性疼痛，常放射至左肩、左臂内侧、无名指和小指或至颈下颌。下颌部疼痛性质一般为压迫、发闷或紧缩感，也可有烧灼感，持续数分钟；休息或服用硝酸酯制剂后可缓解。诱因多为体力劳动、情绪激动、饱食、受寒、吸烟等。心电图检查可见心肌缺血。冠状动脉造影可发现冠状动脉狭窄性病变，并估计其病变严重程度。心脏 X 线检查通常无异常发现或可见心影增大、肺充血等。

9. 急性心肌梗死：在冠状动脉粥样硬化的基础上发生冠状动脉血液供应急剧减少或中断使相应的心肌严重而持久地急性缺血即可发生心肌梗死。临床表现为持久而剧烈的胸骨后疼痛，部位和性质与心绞痛相同，但多无明显诱因且常发生于安静时，程度较重持续时间较长，休息和含服硝酸甘油多不能缓解；患者常烦躁不安、出汗恐惧或有濒死感；可伴有恶心、呕吐、心律失常、低血压休克或急性心力衰竭。实验室检查发现白细胞增高、血沉增快、心肌酶和肌钙蛋白明显增高。心电图具有特征性改变：宽而深的病理性 Q 波、ST 段抬高呈弓背向上型或压低，及 T 波倒置。超声心动图有助于了解心室壁的运动、心室壁瘤和左心室功能。放射性核素显像均可显示心肌梗死的部位和范围，冠状动脉造影术可明确冠状动脉梗死的部位及程度，是诊断心肌梗死的金标准。

10. 主动脉夹层：是指由于主动脉内膜撕裂后，血液进入中膜将内膜和中膜分离。多发生于升主动脉根部和主动脉峡部。其特征为突起的胸骨后或心前区撕裂性剧痛或烧灼痛，疼痛在一开始即达到高峰。可放射至背、腰、头颈、上肢，甚至下肢；多伴随血压升高。患者常有高血压和动脉粥样硬化病史，体格检查发现一侧桡动脉搏动减弱或消失。心电图检查无心肌梗死的特征；X 线检查可见主动脉阴影增宽；CT 显示内膜钙化内移、撕裂、内膜瓣片表现为略呈弧形的线性负性影；胸腹主动脉 CT 造影检查可明确诊断。

五、治 疗

器质性病变所造成的胸闷胸痛一般可以获得相对合理、成熟的疗法，胸痛症状通过治疗后可得到缓解甚至消失。然而一部分由心理障碍引起的胸闷胸痛（伴或不伴其他器质性疾病）的治疗是目前临床医生的棘手问题。国内外关于治疗这部分患者的研究较少，还没有形成一套完整系统的治疗方案，目前对于此类患者的心理干预治疗主要包括以下几种。

（一）非药物治疗

非药物治疗包括心理干预和认知行为治疗等，首先建立相互信任、相互尊重和平等的治疗环境，使用开放式提问、鼓励与重复语句、倾听技巧为患者营造一个轻松舒适的环境，与患者保持良好的有效沟通，减轻患者的心理压力；其次为行为治疗，包括行为功能分析、放松训练、系统脱敏疗法、冲击疗法、厌恶疗法等；认知治疗主要包括 Beck 认知治疗、Ellis 合理情绪治疗。

（二）药物治疗

对于中、重度焦虑和抑郁障碍患者，应选择抗焦虑药和抗抑郁药治疗，常用药物有以下几种。

1. 选择性 5 -羟色胺再摄取抑制药（SSRIs）：常用的有"五朵金花"，包括氟西汀、帕罗西汀、舍曲林、氟伏沙明、艾司西酞普兰。此类药已在临床上广泛使用，主要基于以下特点。①广谱性：对各种焦虑、抑郁症基本上都有比较好的疗效；②高效性：药物的总体有效率在 60%～75%；③安全性：药物的副作用相对较少、患者服用后的安全性高；④依从性高：每天 1 次，每次 1 片为最佳治疗量；患者服用方便，依从性好，间接提高治疗成功率。

2. 苯二氮草类：此类药物有作用强、起效快的特点，临床应用广泛。常用的有长效作用的地西泮、硝西泮、氯硝西泮等；中效作用的阿普唑仑、羟基西泮、氯羟西泮等；短效作用的三唑仑、咪达唑仑等。一般来说，发作性焦虑选用短效作用药；持续性焦虑则多选用中、长效作用药；入睡困难者一般选用短、中效作用药；易惊醒或早醒者，选用中、长效作用药。使用时应从小剂量开始，根据疗效逐渐增加到最佳治疗量，维持 2～6 周后逐渐停药，以防成瘾。停药过程应缓慢逐渐减量停药，时间不应少于 2 周，以防症状反跳。

3. 环类抗抑郁药：如阿米替林、多塞平、氯米帕明、马普替林、丙米嗪等对广泛性焦虑有较好疗效，但此类药物有较强的抗胆碱能副作用和心脏毒性作用，限制了它们的应用。

4. β肾上腺素受体拮抗药：此类药物对于减轻焦虑症患者因为交感神经功能亢进所致的躯体症状有较好的效果。

5. 氟哌噻吨/美利曲辛（黛力新）：是由氟哌噻吨和美利曲辛组成的合剂，两种药物可以相互抵消某些副作用，而它们的疗效又可以互补。多种顽固和慢性疼痛是本品的适应证之一。在治疗剂量范围内，本品的副作用极少，但在下列情况禁忌使用：①严重的心脏疾病，如心肌梗死急性期、高度房室阻滞；②未经治疗的青光眼；③高度兴奋的患者；④急性酒精中毒，巴比妥类药物及鸦片中毒；⑤不宜与单胺氧化酶抑制药合用；⑥妊娠期及哺乳期妇女慎用。

参考文献

[1] 范肖冬. ICD-10 精神与行为障碍分类[M]. 北京：人民卫生出版社，1993.

[2] 吴均林. 医学心理学教程[M]. 北京：高等教育出版社，2001.

[3] 徐俊冕. 焦虑症及其治疗药物[J]. 世界临床药物，2003(1)：29-33.

[4] 徐俊冕. 抑郁症诊断与治疗进展[J]. 世界临床药物，2006，27(3)：158-162.

[5] 袁琛，王钢，赵荣诚，等. 冠状动脉造影阴性的胸痛患者心理状况调查[J]. 中国医药导刊，2007，9(6)：459-460.

[6] 王文，孙永海，王亚云. 抗抑郁药治疗功能性胸痛：荟萃分析[J]. 医学争鸣，2012(4)：37.

[7] 蒋文玉. 新型抗抑郁药物的研究进展[J]. 临床合理用药杂志，2014，7(33)：186-187.

[8] 陶贵周，毛慧子. PCI 术前术后的心理障碍识别与处理[J]. 医学与哲学，2014(6)：86-89.

[9] 张春媛，侯明桥. 抑郁症治疗研究进展[J]. 中国煤炭工业医学杂志，2016，19(8)：1253-1255.

[10] 张育，顾健，朱妍. 内科学[M]. 北京：科学出版社，2016.

[11] 朗顾，陈红. 哈里森内科学手册[M]. 北京：北京大学医学出版社，2016.

[12] 李玥，贺敏，张磊阳，等. 抗抑郁药物的研究进展[J]. 临床药物治疗杂志，2017，15

(1): 8 - 13.

[13] Bauer M, Bschor T, Pfennig A, et al. World Federation of Societies of Biological Psychiatry(WFSBP)Guidelines for Biological Treatment of Unipolar Depressive Disorders in Primary Care[J]. World Journal of Biological Psychiatry, 2007, 8(2): 67.

[14] Frasuresmith N, Lespérance F. Depression and anxiety as predictors of 2-year cardiac events in patients with stable coronary artery disease[J]. Archives of General Psychiatry, 2008, 65(1): 62.

[15] Mohr D C, Vella L, Hart S, et al. The Effect of Telephone-Administered Psychotherapy on Symptoms of Depression and Attrition: A Meta-Analysis[J]. Clin Psychol, 2010, 15 (3): 243 - 253.

[16] Thomas L J, Abel A, Ridgway N, et al. Cognitive behavioural therapy as an adjunct to pharmacotherapy for treatment resistant depression in primary care: The CoBalT randomised controlled trial protocol [J]. Contemporary Clinical Trials, 2012, 33 (2): 312.

[17] Chambers J B, Marks E M, Russell V, et al. A multidisciplinary, biopsychosocial treatment for non-cardiac chest pain[J]. International Journal of Clinical Practice, 2015, 69(9): 922 - 927.

[18] Kähkönen O, Kankkunen P, Miettinen H, et al. Perceived social support following percutaneous coronary intervention is a crucial factor in patients with coronary heart disease [J]. Journal of Clinical Nursing, 2016, 16(1): 14 - 17.

〔吴先明　欧阳繁〕

第十一章

急性心肌梗死与急诊 PCI 相关性心理障碍

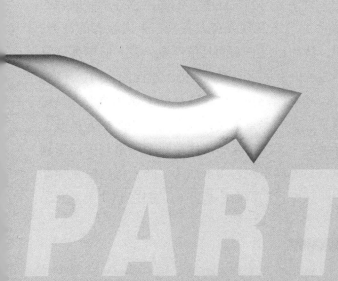

PART11

心血管疾病是一种世界性杀手，仍然是第一大致死原因。在美国，冠心病的患者高达 1540 万，急性心肌梗死（AMI）是心血管内科的常见病、多发病，全世界每年有 700 万以上的人患心肌梗死。《中国心血管疾病报告 2014》显示，心血管疾病是我国城乡居民的首位死亡原因，冠心病是最常见的心血管疾病。全国有心肌梗死患者 250 万，心血管疾病死亡占城乡居民总死亡原因的首位，2013 年农村地区急性心肌梗死病死率为 66.62/10 万，城市地区为 51.45/10 万。急性心肌梗死是因冠状动脉病变引发的供血中断或急剧减少，使心肌细胞出现持续性的急性缺血而导致坏死，具有较高的发病率，对人类的身心健康威胁较大。目前临床治疗急性心肌梗死多采取经皮冠状动脉介入治疗（percutaneous coronary interrention，PCI），可尽快实现心肌再灌注，改善心肌细胞供血、挽救濒死心肌细胞以缩小梗死面积，大大提高患者存活率，明显改善其预后。

一、急诊 PCI 与心理障碍

虽然急诊 PCI 为急性心肌梗死患者提供了最为直接准确的血管再通治疗，能迅速缓解患者的临床症状和明显改善预后，是目前指南所推荐的主要治疗方式，在 AMI 患者的抢救中起到极其重要的作用，但同时也对患者的心理状态产生一定不利影响。该项技术为创伤性操作，而且通常在清醒状态下手术，时间较长，属于重大的负性生活事件，同时介入手术本身就是复杂的心理、生理过程，因而患者易产生诸多的心理障碍。导致心理障碍的可能原因有：①发病急，缺乏对疾病的了解，担心介入治疗造成的躯体痛苦，担心术者的技术是否过硬及手术能否成功、会不会有并发症等，怕发生意外影响以后的生活和工作，给家庭、亲友和单位带来麻烦或被人轻视，失去原有的社会、家庭地位。②对心肌梗死恐惧，认为自己有病而且很严重，在心肌梗死恢复期及慢性期的治疗中，稍有不适就认为是病情加重，把一过性的头痛、牙痛、肩背痛、右侧胸痛均看成是心绞痛发作，并十分注意观察家属和医护人员对其疾病的态度，怀疑对其隐瞒了疾病的严重程度，或者是担心医护人员能否给予精心治疗等。③住院后环境陌生、饮食起居、休息睡眠等常规生活受到扰乱，对疾病充满不安和恐惧，易烦躁不安。④术后为了防止再狭窄及晚期支架内血栓形成，需长期服用比较昂贵的抗血小板药物，加之 PCI 手术费昂贵，这些对于大多数普通家族都造成一定的经济压力，从而影响了患者的心理状态。

心脏介入手术作为一种负性生活事件，可通过大脑皮质、大脑边缘系统、基底神经节到背部下层丘脑，产生皮质感觉，引起焦虑、抑郁、愤怒、紧张等心理障碍。同时，手术作为一种应激事件可使冠心病患者儿茶酚胺分泌增多，心率加快，血压升高，从而使心肌耗氧量增多，导致心肌氧供需失衡，而诱发心脏事件发生。因此，急性心肌梗死患者中再次发生心血管事件与病死率的比例明显上升。

二、急性心肌梗死与抑郁焦虑

抑郁和焦虑是急性心肌梗死后的两种最常见的心理反应。焦虑是一种常见的心理障碍，是指一种持续性精神紧张或发作性惊恐状态。常伴有头晕、胸闷、心悸、呼吸困难、口干、尿频、尿急、出汗、震颤和运动性不安等，其紧张惊恐程度与现实状况很不相称。焦虑是急性心肌梗死常见的心理反应，70%～80%的急性心肌梗死患者有焦虑症状。有文献报道，急性心肌梗死后女性患者比男性患者更容易发生焦虑症状，且女性患者的焦虑程度比男性患者严重。

抑郁也是一种常见的情绪心理障碍。急性心肌梗死患者普遍存在抑郁等负性情绪，不仅降低了患者的生活质量，也与躯体症状相互作用，严重影响治疗的效果和预后，并且抑郁是缺血性心脏病预后的独立危险因素。国外文献报道，急性心肌梗死后有 18.34% 的患者并发焦虑与抑郁障碍，女性患者比男性患者更容易发生焦虑与抑郁症状或情绪。

同时研究心肌梗死后并发抑郁焦虑对患者随后的发病率和死亡率有潜在的影响。一些研究表明，心肌梗死后有焦虑和抑郁障碍的患者有较高的死亡率。1993 年 Frasure-Smith N 等首次研究发现心肌梗死后并有抑郁患者可增加 3～4 倍的心脏病病死率。Kwachi 等随访冠心病患者 32 年后，根据发生的总共 402 次冠心病事件来调查焦虑与冠心病之间的关系，发现伴有明显焦虑情绪的病例发生致命性冠心病事件和猝死的危险度增高。国内有专家也研究发现，心肌梗死后抑郁情绪能增加患者 4 个月和 18 个月后的心脏病病死率，而且这种预警作用不仅限于心肌梗死后合并重症抑郁者，而且也存在于那些合并较轻症状或一般性抑郁症状者。因此，美国心脏协会（AHA）将抑郁症列为急性冠状动脉综合征患者不良预后的独立危险因素。可见急性心肌梗死患者有一定程度的焦虑与抑郁症状，且焦虑与抑郁症状可同时增加患者的心脏病死亡率。

睡眠障碍在心脏病患者中也普遍存在。睡眠障碍是抑郁和焦虑症状的一个重要组成部分。事实上，关于抑郁障碍的病理生理学，睡眠和睡眠-觉醒障碍被认为是两个最重要的影响因素。目前临床上，急性冠状动脉综合征患者睡眠障碍尚未得到足够的重视，而医学研究的主要焦点是睡眠呼吸暂停，因为已知睡眠呼吸紊乱与心血管疾病发病率之间的关系。有研究发现急性冠状动脉综合征女性患者，其睡眠障碍可增加 2.5 倍的复发性心血管事件风险。

三、 心理障碍与急诊 PCI 术后并发症

有研究显示，急诊 PCI 术后的第一周，焦虑症状的患病率在 25％～37％，但 PCI 术后高达 67％的患者可能会感到情绪低沉。DamenNL 等对急性心肌梗死 PCI 术后一年的患者随访发现有 81％的患者出现抑郁症状，有 76％的患者出现焦虑症状。国外 Kala P 等对急性心肌梗死急诊 PCI 术后患者 24 小时内、出院前、出院后 3 个月、6 个月和 12 个月 5 个不同时间点进行焦虑与抑郁的评估，发现在这 5 个不同时间点均有不同程度的焦虑与抑郁症状。国内杨蓓等对 128 例介入治疗的冠心病患者调查发现，术后 1 个月行汉密尔顿焦虑量表（HAMA）、汉密尔顿抑郁量表（HAMD）评分，对患者进行自制问卷调查，结果 PCI 术后入选的 128 例患者合并焦虑的占 45.3％，合并抑郁的占 28.1％，同时合并焦虑、抑郁的占 18.0％。朱为勇等发现急性心肌梗死患者术前抑郁（包括单纯性抑郁和合并焦虑的抑郁患者）、焦虑（包括单纯性焦虑和合并抑郁的焦虑患者）以及抑郁合并焦虑者分别为 30.0％，30.3％和 15.8％；术后 1 个月的构成比分别为 20.7％，21.6％，11.2％；可见 PCI 术后患者心理障碍下降。但国外有专家发现直接 PCI 治疗的急性心肌梗死患者术后抑郁和焦虑症状患病率相对较低，出院前精神压力有明显下降，但 PCI 术后一年内，两种症状的患病率却逐渐增加。最近的一项研究还证实，在 PCI 术后的 7 年内抑郁症可增加 1.6 倍的死亡率。

国外还有研究发现在 79 例急性心肌梗死急诊 PCI 患者中，有 22％的患

者在住院期间出现睡眠障碍，可见睡眠障碍也是急性心肌梗死急诊 PCI 相关心理障碍发生后主要临床表现形式之一。

四、心理障碍诱发急诊 PCI 术后并发症机制

目前认为抑郁、焦虑与 PCI 术后并发症之间的联系是多因素的，可能通过血小板的活化来介导。抑郁、焦虑患者伴有非常复杂的血小板功能异常，常表现为血小板活性的增强，其血小板黏附反应的程度、血小板Ⅳ因子、凝血球蛋白及血小板活性因子水平均有明显的升高，血小板血清素转运减少，而 5-羟色胺 2 受体的暴露增加。在血小板激活、聚焦至形成血栓的过程中，释放大量的血栓素 A2 和 5-羟色胺等，这些物质除了有收缩血管的作用外，还加速血小板集聚，使血小板对其他激动药的反应性增加，进而导致血栓的形成。

一部分学者研究认为，抑郁、焦虑和 PCI 术后并发症之间的联系还可能与部分免疫功能和炎症介质改变相关。冠心病的粥样斑块形成是动脉对血管内膜损伤作用反应的结果，炎症/免疫反应既是冠状动脉粥样硬化的触发因素，也是造成斑块活化的高危因素之一。研究发现伴有心理障碍的患者有着较高的免疫及炎症因子水平，如白介素（IL）-1、IL-6、肿瘤坏死因子（TNF）、C 反应蛋白（CRP）等，这些炎症因子在急、慢性心力衰竭，动脉粥样斑块的形成及急性冠状动脉综合征（ACS）的发生发展过程中，均发挥着重要的作用。国外已有研究证实，抑郁会使血管内皮激活因子（可溶性细胞黏附因子-2）、CRP 水平升高。

研究表明，伴有心理障碍的患者存在丘脑-垂体肾上腺轴（HPA）的功能亢进，进而引起交感肾上腺系统的功能亢进，其结果血儿茶酚胺水平升高。血中儿茶酚胺的升高，一方面参与血小板的激活过程，促成血小板凝集及血栓的形成，另一方面，对于冠心病患者，由于血管内皮功能的受损，无法有效对抗儿茶酚胺收缩血管的作用，进而加重冠状动脉狭窄，影响冠状动脉血流，甚至可能导致血管内皮的进一步损伤。需要指出的是，PCI 手术过程本身是一个机械过程，会对粥样斑块造成挤压，将斑块挤压到血管壁，进而使血管壁压力变大，促使了儿茶酚胺水平的升高。儿茶酚胺水平的升高、交感的活化，短期可能有代偿意义，但 HPA 功能的长期亢进，可导致心室功能

不全，引起心力衰竭，最终诱导了恶性心血管事件的发生。此外，伴有心理障碍的患者同时存在皮质醇水平明显升高的现象，而血液中较高的皮质醇水平反过来可诱导血管内皮损伤，介导高血压和动脉粥样硬化的发生发展。

综上所述，抑郁、焦虑以及睡眠障碍等心理障碍是急性心肌梗死急诊PCI相关的主要心理情绪障碍，且心理障碍与其预后也密切相关。因此，对冠状动脉介入治疗后的冠心病患者进行正确的心理疏导或应用相关药物进行干预，改善患者的心境，调节自主神经功能，从而改善心肌缺血，改善患者的心率变异性异常，减少心律失常的发生，降低猝死的发生率。据报道，随着焦虑等不良情绪的消退和好转，患者因冠心病合并存在的高凝趋向也可以得到有效的缓解，红细胞变形能力得到改善，可以明显提高患者的生活质量。最近有研究发现，褪黑激素对抑郁、焦虑以及睡眠障碍的治疗都有一定的积极作用。国外一些研究表明，及时心理治疗、合理药物干预 ACS 患者 PCI 术前与术后的情绪心理障碍，可显著降低 ACS 患者 PCI 术后心血管不良事件的发生概率。因此，我们应该对急性心肌梗死急诊 PCI 患者抑郁、焦虑以及睡眠障碍等心理障碍的患病率给予足够的重视，并且同时我们应积极给予相关措施予以干预及治疗。

参考文献

[1] Moser D K. "The rust of life"：impact of anxiety on cardiac patients[J]. Am J Crit Care，2007，16(4)：361 - 369.

[2] Mozaffarian D，Benjamin E J，Go A S，et al. Heart disease and stroke statistics—2015 update：a report from the American Heart Association[J]. Circulation，2015，131(4)：e29 - e322.

[3] White H D，Chew D P. Acute myocardial infarction[J]. Lancet，2008，372：570 - 584.

[4] 曹晶晶，程友琴. 老年抑郁症与心血管疾病的关系[J]. 中华老年心脑血管病杂志，2005，6(7)：206.

[5] 魏安宁，吴国珍. 手术患者焦虑情绪的调查分析[J]. 中华临床心理学杂志，2001，9(3)：219.

[6] Lawson R，Wulsin M D，Jane C，et al. Depressive symptoms，coronary heart disease. and overall mortality in the framingham heart study[J]. Psychosomatic Medicine，2005，67(suppl 1)：697 - 702.

[7] Watkins L L，Koch G G，Sherwood A，et al. Association of anxiety and depression with

all-cause mortality in individuals with coronary heart disease[J]. J Am Heart Assoc, 2013, 2(2): e000068.

[8] Edmondson D, Newman J D, Whang W, et al. Emotional triggers in myocardial infarction: do they matter[J]. Eur Heart J, 2013, 34(4): 300 - 306.

[9] AbuRuz M E, Lennie T A, Moser D K. Effects of beta-blockers and anxiety on complication rates after acute myocardial infarction[J]. Am J Crit Care, 2011, 20(1): 67 -73.

[10] McKinley S, Fien M, Riegel B, et al. Complications after acute coronary syndrome are reduced by perceived control of cardiac illness [J]. J Adv Nurs, 2012, 68 (10): 2320 -2330.

[11] Feng H P, Chien W C, Cheng W T, et al. Risk of anxiety and depressive disorders in patients with myocardial infarction: A nationwide population-based cohort study [J]. Medicine, 2016, 95(34): e4464.

[12] Ariyo A A, Haan M. Depressive symptoms and risks of coronary heart disease and mortality in elderly Americans[J]. Circulati, 2000, 102(15): 1773 - 1779.

[13] Trotter R, Gallagher R, Donoghue J. Anxiety in patients undergoing percutaneous coronary interventions[J]. Heart Lung J Crit Care, 2011, 40(3): 185 - 192.

[14] Furuya R K, Costa E de C A, Coelho M, et al. Anxiety and depression among men and women who underwent percutaneous coronary intervention[J]. Rev Esc Enferm US P, 2013, 47(6): 1333 - 1337.

[15] Damen N L, Pelle A J, van Geuns R-JM, et al. Intra-individual changes in anxiety and depression during 12-month follow-up in percutaneous coronary intervention patients[J]. J Affect Disord, 2011, 134(1 - 3): 464 - 467.

[16] Kala P, Hudakova N, Jurajda M, et al. Depression and Anxiety after Acute Myocardial Infarction Treated by Primary PCI[J]. PloS one, 2016, 11(4): e0152367.

[17] 杨蓓, 李建美. 冠心病患者介入治疗后焦虑、抑郁状况分析[J]. 临床和实验医学杂志, 2008, 7(2): 38 - 39.

[18] 朱为勇, 张新丽, 丁发明. 急性 ST 段抬高型心肌梗死患者 PCI 前后心理障碍分析[J]. 中国医药指南, 2011, 9(31): 81 - 82.

[19] Wrenn K C, Mostofsky E, Tofler G H, et al. Anxiety, anger, and mortality risk among survivors of myocardial infarction[J]. Am J Med, 2013, 126(12): 1107 -1113.

[20] Nielsen T J, Vestergaard M, Christensen B, et al. Mental health status and risk of new cardiovascular events or death in patients with myocardial infarction: a population-based cohort study[J]. BMJ Open, 2013, 3(8): e003045.

[21] Frasure-Smith N, Lespérance F, Talajic M. Depression following myocardialinfarction. Impact on 6 month survival[J]. JAMA, 1993, 270(15): 1819 – 1825.

[22] Kwachi I, Sparrow D, Vokonas P S, et al. Symptoms of anxiety and risk of coronary heart disease. The Normative Aging Study[J]. Circulation, 1994, 90(5): 2225 – 2229.

[23] 程金峰. 心肌梗死患者抗抑郁治疗的临床研究[J]. 社区医学杂志, 2005, 3(2): 11 – 13.

[24] Damen N L, Versteeg H, Boersma E, et al. Depression is independently associated with 7-year mortality in patients treated with percutaneous coronary intervention: results from the RESEARCH registry[J]. Int J Cardiol, 2013, 167: 2496 – 2501.

[25] Lichtman J H, Froelicher E S, Blumenthal J A, et al. Depression as a risk factor for poor prognosis among patients with acute coronary syndrome: systematic review and recommendations: a scientific statement from the American Heart Association[J]. Circulation, 2014, 129(12): 1350 – 1369.

[26] Coryell V T, Ziegelstein R C, Hirt K, et al. Clinical correlates of insomnia in patients with acute coronary syndrome[J]. Int Heart J, 2013, 54(5): 258 – 265.

[27] Morin C M, Ware J C. Sleep and psychopathology[J]. Appl Prev Psychol, 1996, 5: 211 – 224.

[28] Ohayon M M, Roth T. Place of chronic insomnia in the course of depressive and anxiety disorders[J]. J Psychiatr Res, 2003, 37(1): 9 – 15.

[29] Lopez-Jimenez F, Sert Kuniyoshi F H, Gami A, et al. Obstructive sleep apnea: implications for cardiac and vascular disease[J]. Chest, 2008, 133(3): 793 – 804.

[30] Leineweber C, Kecklund G, Janszky I, et al. Poor sleep increases the prospective risk for recurrent events in middle-aged women with coronary disease. The Stockholm Female Coronary Risk Study[J]. J Psychosom Res, 2003, 54(2): 121 – 127.

[31] Guck T P, Elsasser G N, KAvan M G, et al. Depression and congestion heart failure[J]. Congestive Hcart Fail, 2003, 9: 163 – 169.

[32] Madsen M T, Isbrand A, Andersen U O, et al. The effect of Melatonin on depressive symptoms, anxiety, circadian and sleep disturbances in patients after acute coronary syndrome(MEDACIS): study protocol for a randomized controlled trial[J]. Trials, 2017, 18(1): 81.

[33] Steven P, Roose M D. Pharmacologic treatment of depression in patients with heart disease [J]. Psychosom Med, 2005, 67(suppl 1): S54 – S57.

〔丁建平〕

第十二章

心脏病介入治疗相关心理障碍

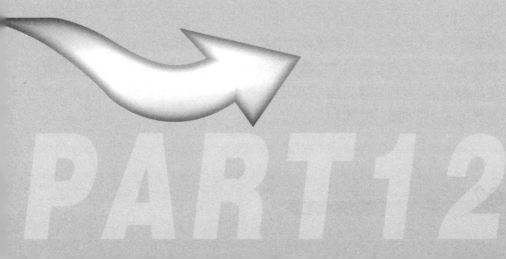

PART12

心脏介入治疗是治疗心血管疾病的有效手段之一，是新型诊断与治疗心血管疾病技术，无需开胸，在影像技术的引导下，经过穿刺体表血管，借助某些器械，将导管送到病变部位，通过特定的心脏导管操作技术对心脏疾病进行诊断或治疗，是目前较为先进的心脏病诊疗方法，介于内科治疗与外科手术治疗之间，是一种有创的诊治方法，包括冠状动脉造影术、冠状动脉支架植入术、射频消融术、二尖瓣球囊扩张术、起搏器植入术等。因其具有微创、恢复快、疗效可靠等优势，近年来发展非常迅速。但是在临床工作中发现，心脏介入治疗术围术期极其容易合并心理障碍，多表现为焦虑、抑郁等症状，严重时甚至影响手术效果，使术后并发症发生的风险增加。

通常认为介入术前、术后心理障碍发生的因素主要包括：生物因素、心理因素及社会因素。

生物因素是指疾病本身对患者的影响，如反复发作的心绞痛、严重心肌梗死后的不适感、濒死感等对心理的冲击，以及介入手术后仍可能反复发作的胸闷、心悸、气促等，尤其是合并心力衰竭的患者反复发作从而使患者对疾病治疗失去信心，或者严重心绞痛发作或者恶性心律失常发作甚至猝死病例对患者造成严重的心理冲击，从而导致心理异常。

心理因素通常是指由于对疾病本身的不了解，对疾病本身的恐惧或者片面了解，担心介入术后植入的医疗假体或器械脱落、断裂、移位以及担心植入物为异物，导致身体的排异反应，从而引发巨大的心理负担。

社会因素指患者常常担心施行介入术后影响日常工作，从而导致自己在单位或者社会中受人歧视，或者因为心脏病需要长期服药导致严重的经济负担，并造成心理冲击，导致心理障碍。患者本身家庭及社会关系复杂，不和睦，因疾病本身导致社会关系或者家庭关系失衡，从而弱化患者在社会关系中的地位和影响，以及介入术后家属和部分社会关系不理解，不支持或者因此而疏远患者，也是对患者造成心理冲击形成心理异常的常见原因。另外还有因接受了心脏介入术后患者亲属或者其他关系人过度关心患者健康，给患者日常生活带来压力也是导致心理障碍的因素。本章节将逐一分述经皮冠状动脉介入治疗、射频消融术治疗和心脏起搏器置入术等常见的心脏介入手术围术期焦虑、抑郁的识别与干预。

一、 经皮冠状动脉介入治疗术患者围术期焦虑、抑郁

经皮冠状动脉介入治疗（PCI）作为冠心病治疗的主要方法之一，美国每年约有 100 万、欧洲每年约有 80 万患者接受 PCI，目前我国 PCI 手术量每年已超过 50 万，成功率高达 91％～97％，其适应证还在不断扩大。然而，PCI 手术前后患者出现的抑郁、焦虑等心理障碍日益引起临床关注。2016 年河北医科大附二院心内科顾国强等对 170 例冠心病 PCI 术前 1 天、术后 1 天、1 个月、6 个月、12 个月进行综合医院焦虑抑郁情绪量表（HAD）检测，以评估冠心病患者 PCI 术前与术后焦虑抑郁动态变化。结果发现 PCI 术前患者并发焦虑或抑郁发生率 43.5％，术前 1 天、术后 1 天、1 个月、6 个月、12 个月发生率分别是 78.2％、75.3％、62％、56％、35％。与国外比较，其患者焦虑、抑郁发生率都高，且 PCI 术前与术后近 6 个月内焦虑多于抑郁，术后 6 个月抑郁发生率多于焦虑。说明患者经历手术和基础疾病的双重心理应激，焦虑和抑郁发生率增加，这种不良心理反应会直接影响手术过程和术后恢复，最终成为 PCI 术后心血管不良事件的独立危险因素。研究表明，焦虑、抑郁等负面情绪可引起体内交感神经的兴奋性增强，促进儿茶酚胺等缩血管物质的释放，导致心率增快、血压升高，进而引起冠状动脉痉挛，诱发或加重冠心病的症状，增加手术并发症的发生，因此，术前应对患者进行全面的心理评估，并制定有效的干预措施，具有重要的临床意义。对冠心病支架植入术患者围术期焦虑抑郁的治疗包括认知行为治疗和药物治疗，药物治疗主要是抗焦虑/抑郁药，建议最好应用在心血管疾病患者有安全性良好证据的药物，如艾司西酞普兰、氟西汀、舍曲林、度洛西汀、坦度螺酮、西酞普兰，必要时可申请精神科专科医生的会诊，以协助治疗。

二、 射频消融术患者围术期焦虑抑郁

近年来心律失常的发生率逐渐升高，主要表现为心房扑动、房性心动过速、阵发性室上性心动过速、心房颤动、频发室性早搏、预激综合征等。射频消融术是采用电极导管向心腔特定位置释放射频电流，使心内膜下心肌与心内膜出现局部坏死，进而破坏异常路径或心律失常起源点的技术，该技术

并发症少、成功率高、创伤少以及复发率低。药物治疗是目前治疗心律失常的常用方法，然而射频消融术已经逐渐替代药物治疗成为治疗的首选。

在心内射频消融术前，患者因对手术及手术并发症的担心，出现焦虑、抑郁心理状态的改变比较常见。2016年国内林小洁等调查各种心脏射频消融术前患者的焦虑、抑郁状况，并分析其影响因素。结果发现射频消融术前患者的焦虑症状发生率为43.09%，抑郁症状发生率为41.98%，患者的年龄、受教育年限、强迫评分、躯体化评分与饮酒是导致焦虑抑郁发生的主要独立危险因素。2015年国内刘春萍等研究发现快速心律失常复发再次行射频消融术患者焦虑自评评分与抑郁自评评分，较患者首次进行射频消融术焦虑自评评分与抑郁自评评分均显著性增高，其心理障碍发生的原因主要是对治疗的疗效担心与手术并发症的恐惧。

三、心脏起搏器置入术围术期心理障碍

永久心脏起搏器是治疗严重缓慢性心律失常的主要措施。置入永久心脏起搏器对患者来讲是一个重大的生活事件，虽然起搏器置入手术创伤较小，但由于患者长期患心血管疾病，使其躯体上已经承受了较大的痛苦，加之对起搏器治疗的不了解，担心手术风险，特别是中青年患者担心术后影响正常的工作生活，以及费用较高，承受较大的经济和心理压力，使得患者表现出情绪紧张，内心痛苦或情绪低落，容易并发焦虑与抑郁。国内郭艾武等研究发现，行永久心脏起搏器置入患者术前，合并焦虑或抑郁症状的情况比较普遍，有40.27%的患者伴有焦虑症状，43.81%的患者伴有抑郁症状，其中女性高于男性，中青年人高于老年人。永久心脏起搏器置入后，患者焦虑和抑郁症状发生率比例明显下降，但出院后90天仍然分别高达占28.76%、29.65%。

心脏性猝死（sudden cardiac death，SCD）是威胁人类生存的杀手，致命性室性心律失常是SCD的主要原因，防治SCD最为有效的方法是快速及时地电除颤。现在埋藏式心律转复除颤器（ICD）已经成为治疗威胁生命的室性心律失常的最有效的治疗措施。然而，高达87%的患者在植入ICD后，由于对设备的依赖心理和对设备放电的恐惧心理等多种因素影响，并发焦虑、抑郁、愤怒、适应障碍、回避行为、恐怖症等多种多样病情程度轻重不一的

心理障碍，其中以前两者最为常见。国内李淑敏对ICD/心室再同步心脏复律除颤器（CRT-D）植入术138例进行回顾性调查，以了解ICD患者心理障碍的类型和发病率、病因学和发病机制、综合治疗的效果。138例ICD/CRT-D患者完成834例次随访，结果发现58例存在心理障碍，心理障碍发生率为42.03%，其中以焦虑、惊恐发作、睡眠障碍、适应不良、幻想放电和抑郁最为常见。并证实ICD放电的频繁程度与心理障碍发生及严重程度密切相关，多次放电是心理障碍强力的独立预测因素。经积极给予基础心脏疾病和合理抗心律失常药治疗基础上，调整ICD功能优化减少放电，ICD相关健康教育，心理咨询和心理治疗等综合治疗，可显著改善ICD患者心理障碍。

对于心脏介入术前或术后合并存在焦虑、抑郁情绪障碍的患者，临床上应采用精神量表如患者健康问卷9项（PHQ-9）、广泛焦虑问卷7项（GAD-7）和患者健康问卷15项（PHQ-15）等，对患者心理障碍症状进行量化评估。量表的最大优点是规范和数量化，是发现情绪障碍的可靠工具，具有较好的信度和效果。治疗策略包括以下几种。①心理治疗：以患者为中心，尊重患者的需求，善于倾听患者的倾诉；结合患者的具体病情耐心讲解手术的必要性；告诉患者客观存在的手术并发症，以及如何处理等。②行为治疗：鼓励患者像正常人一样生活，建立术后随访门诊。③药物治疗：心脏介入术前或术后应用心理障碍药物，要求安全、有效，并且是有心血管临床循证依据的药物，如选择性5-羟色胺再摄取抑制药（SSRIs），包括艾司西酞普兰、氟西汀、帕罗西汀和舍曲林。另外，认知行为干预对于改善患者的心理状态有积极的作用。④对于心脏介入术前或术后患者存在抑郁、焦虑状态较为严重，经心理行为、常规抗焦虑抑郁药物治疗无效时，应请精神心理专科医生会诊。

预防心脏介入手术并发心理障碍更为重要，其具体措施如下：①建立良好的医、护、患关系，让患者产生安全感，避免因环境陌生而造成患者的孤独感。②详细地向患者解释手术的必要性、手术的目的、手术的获益以及术中、术后可能的并发症和风险，让患者知晓手术的相关事宜，减轻患者的焦虑情绪。③患者进入介入室后，应保持适宜的室内温湿度，简单向患者介绍导管室的各种手术设备，避免因监护仪器等发出的声响引发患者的恐惧与不适感。④取得家属的理解和配合，邀请家属共同参与术前谈话，详细解答患者和家属关心的问题，打消患者的各种顾虑，阐明手术的必要性，与家属共同鼓励患者接受手术，对患者所担心的经济问题作出解释，与家属共同做好患者的思想工作，最大限度地减轻患者的思想顾虑。⑤组织接受过心脏介入术后患者的病友交流会或病友沙龙，让拟行手术的患者与已接受手术的患者进行交流，帮助患者了解心脏介入相关手术，可让手术后的患者分享治疗后的体会，协助减轻患者的焦虑、恐惧情绪，增强信心，同时有针对性地制定个体化的宣教内容，使患者以愉快的心情接受手术诊疗。

如果能有效地改善其心理状态，减轻焦虑和抑郁症状，改变患者的认知、调整患者的情绪和心态，则可调动患者的主观能动性，确保心脏介入手术的顺利实施，以促进患者的术后身心康复。

参考文献

[1] Galagher R，Troter R，Donoghue J. Preprocedural concerns and anxiety asesment in patients undergoing coronary angiography and percutaneous coronary interventions[J]. Eur J Cardiovasc Nurs，2010，9(1)：38 - 44.

[2] Anuzi JL Jr，Stern T A，Pasternak R C，et al. The influence of anxiety and depression on outcomes of patients with coronary ar-tery disease[J]. Arch Intern Med，2000，160(13)：1913 - 1921.

[3] Arthur H M，Smith K M，Natarajan M K. Quality of life at referral predicts outcome of elective coronary artery angiogram[J]. Int J Cardiol，2008，126(1)：32 - 36.

[4] 弜守玲，刁盈盈，徐磊，等. 心脏介入治疗手术后患者焦虑抑郁状态分析[J]. 中国临床医学，2011，18(5)：585 - 586.

[5] 杨红，李芳. 认知行为干预对心脏介入手术患者术后焦虑和抑郁状态的影响[J]. 护理研究，2015(16)：2011 - 2013.

[6] 李芬. 冠心病患者择期介入治疗前后焦虑抑郁的心理干预[J]. 心血管康复医学杂志，2012(21)：358 - 360.

[7] Gu G，Zhou Y，Zhang Y，et al. Increased prevalence of anxiety and depression symptoms in patients with coronary artery disease before and after percutaneous coronary intervention treatment[J]. BMC Psychiatry，2016，16(259)：2 - 9.

[8] 林小洁，吴玉萍. 射频消融术心律失常患者焦虑抑郁状况及其影响因素[J]. 广东医学，2016，37(7)：1052 - 1054.

[9] 刘春萍，李俊峡，牛丽丽，等. 快速心律失常复发再次行射频消融术患者焦虑抑郁情况调查[J]. 中国循证心血管医学杂志，2015，7(2)：359 - 361.

[10] 郭艾武，王蓬波，范杰，等. 永久心脏起搏器置入患者合并心理问题现状分析[J]. 中国

循证心血管医学杂志，2011，3(4)：287-288.

[11] 李淑敏，郭涛，薛强，等. 埋藏式心律转复除颤器患者心理障碍及其处理对策研究[J]. 云南医药，2011，32(3)：270-275.

〔钟巧青　冯小坚〕

第十三章

心血管疾病患者睡眠障碍

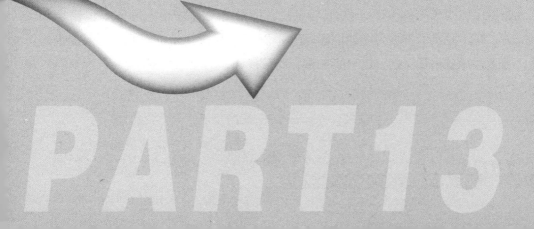

睡眠障碍是由于器质性或非器质性因素导致的睡眠质、量或时序的变化，即失眠、嗜睡、睡眠、觉醒节律障碍，导致睡眠质量不能满足个体生理需要而明显影响患者次日日常活动的综合征。最常见的对心血管影响的睡眠障碍包括阻塞型睡眠呼吸暂停低通气综合征（OSAHS）和失眠。

OSAHS 是一种睡眠时呼吸浅慢或呼吸停止的睡眠障碍。OSAHS 表现为睡眠过程中上呼吸道完全或部分阻塞，导致呼吸暂停和低通气，从而出现慢性缺氧、反复微觉醒和睡眠结构异常。由 OSAHS 引起的失眠属于继发性失眠，是由于呼吸暂停引起反复发作的夜间低氧和高碳酸血症导致相应生理反应。OSAHS 使脑卒中、糖尿病、高血压、心肌梗死等心脑血管疾病发生率增加，甚至出现夜间猝死。在大于 70 岁的老年人当中，男性发病率高达 70%，女性也达到了 55%。

失眠是一种最常见的睡眠障碍，指个体对于睡眠时间与质量不满足并影响日间社会功能的一种主观体验。睡眠障碍是人类长期存在的普遍问题，也是世界性的问题，严重影响着人们的睡眠质量。根据《2012 年中国成人失眠诊断与治疗指南》标准，失眠诊断标准如下。

（1）主诉有失眠症状：①睡眠潜伏期延长，入睡时间＞30 分钟；②睡眠维持障碍，夜间觉醒次数≥2 次，时间＞5 分钟或凌晨早醒；③睡眠质量下降，睡眠浅、多梦；④总睡眠时间缩短，通常＜6 小时；⑤日间残留效应，次晨感头晕、精神不振、嗜睡、乏力等。

（2）上述任两项睡眠紊乱每周至少发生 3 次。

（3）病程持续超过 6 个月。

根据相关资料显示，美国失眠发生率达到 40%，英国达到 37%，而中国发生率高达 43.4%。研究表明，在急性冠状动脉综合征患者中，失眠比例达 58%～65%，远高于普通人群，在心力衰竭患者中 50%～70% 的患者存在失眠或睡眠不足的情况。与睡眠治疗质量好的人群相比，睡眠差的人群发生心血管疾病的风险高 63%。失眠与焦虑、抑郁等心理障碍的发病率也密切相关，有研究显示失眠可增加抑郁风险 2.2～5.3 倍，也是抑郁的前兆或加重的因素，甚至相互交织，进一步加重心血管疾病，形成恶性循环。

一、 失眠与高血压

研究证明 40～60 岁的人每晚睡眠≤5 小时者，发生高血压的危险比正常人增加 2 倍。且睡眠时间越短，高血压患病率越高。其作用机制如下：①精神源学说（psychogenic theory），由于长期的睡眠障碍而导致反复精神紧张、焦虑、烦躁、激动、恐怖等情绪的变化，会使大脑皮质兴奋、抑制平衡失调，以至不能正常调节和控制皮质下中枢的活动，交感神经活动增强，舒张收缩血管中枢传出以缩血管的冲动占优势，从而使小动脉血管收缩，周围血管阻力增加而导致血压升高。②神经源头学说（nerogenic theory），神经系统对血压的调节起着重要的作用。长期失眠可能使血管中枢调节功能失调，使各级中枢发放缩血管冲动增多或各类感受器传入的缩血管信号增强或阻力血管对神经介质反应过度等都可能导致血压的升高。③体液调节失调，醛固酮的分泌有昼夜规律，长期的失眠使机体处于清醒和紧张状态，会使醛固酮分泌增多，引起水钠潴留而导致血压升高。

二、 失眠与冠心病

失眠患者因为交感活跃，内分泌轴紊乱及炎症因子释放，导致血压、心率、血小板聚集和血液黏度增加，心室颤动阈值降低及动脉粥样硬化斑块稳定性降低，进而引发新心脑血管发生。由于夜晚睡眠质量不佳，交感神经一过性增高，血浆内皮素水平增高，使靶器官遭到损害、血压昼夜节律消失相互作用形成恶性循环。近期研究证实，失眠引起的冠心病与患者夜间褪黑素水平降低有关，已知褪黑素有一定的抗炎、抗氧化、抗高血压及可能的降血脂作用，褪黑素降低可能导致心肌再灌注损伤及恶性心律失常，改善缺血后心肌功能，对心脏的保护作用大大减弱。

三、 失眠与心力衰竭

心力衰竭患者在自身体能较差的情况下，有一半以上的患者受到失眠的影响，其中以睡眠维持障碍最为多见。失眠对心力衰竭患者的影响机制尚未完全明确，可能由于失眠导致交感神经亢奋，外周血管收缩，回心血量增加，心脏容量负荷增加，心力衰竭症状加重。而睡眠质量差还可能导致机体应激能力降低，恢复不佳，机体抵抗力下降，进而呼吸系统感染，加重心力衰竭症状。另外，心力衰竭患者常常服用的大量循环系统药物，包括β受体阻滞药、血管紧张素转换酶抑制药、血管紧张素受体抑制药、利尿药等对睡觉均有不良的影响。

四、心血管疾病患者失眠诊断与治疗

心血管内科医生除了对疾病本身做出正确的诊断，同时不应漏掉患者睡眠情况，评价其是否有失眠或其他睡眠障碍。诊断的流程包括失眠的病史采集、临床检查、量表评估、睡眠多导图检测。

根据《2017年心血管合并失眠诊疗中国专家共识》，治疗的总体原则包括：积极以原发心血管疾病治疗为基础；在使用催眠药治疗的同时，应联合应用非药物治疗；催眠药首选非苯二氮䓬类受体激动药，如唑吡坦、佐匹克隆等，且密切关注患者催眠药带来的不良反应；对起始治疗无效的，可交替使用短效苯二氮䓬受体激动药或加大剂量；合并焦虑或抑郁障碍的，可以使用具有镇静催眠作用的抗抑郁药如米氮平、多塞平；常规治疗无效的患者建议转精神科、临床心理或睡眠专科进一步治疗。

（一）常用镇静催眠药

1. 苯二氮䓬受体激动药：种类较多，国内常用药物有地西泮、氟西泮、夸西泮、艾司唑仑、替马西泮、劳拉西泮。持续使用苯二氮䓬类药物后，突然停药时可能会出现戒断症状，应逐步减量至停药。对于有药物依赖史的失眠患者，需要考虑到潜在的药物滥用风险。苯二氮䓬类药物禁用于妊娠或泌乳期妇女、肝肾功能损害者、OSAHS患者以及重度通气功能障碍者。高龄的心血管疾病患者应用时尤须注意药物的肌松作用和跌倒风险，且可能加重合并OSAHS。如需使用，其剂量应在常规成人剂量的一半或最小治疗剂量。总之，在可使用非苯二氮䓬类药物时，不推荐将苯二氮䓬类药物作为心血管疾病伴失眠患者的首选治疗药物。

2. 非苯二氮䓬类药物：以唑吡坦、右佐匹克隆为代表的非苯二氮䓬类药物，目前是原国家食品药品监督管理总局（CFDA）批准用于临床治疗失眠的主要药物，这些药物主要用于睡眠起始和维持困难的患者，且可长期使用。对于老年患者和严重肝功能受损者推荐常规剂量的一半。

（二）药物治疗策略

心血管疾病合并失眠患者药物治疗在遵循总的治疗原则的基础上，应需遵循个体化原则。

1. 给药方式：苯二氮䓬受体激动药在夜间睡前服药，每晚服用1次。对于慢性失眠患者，提倡非苯二氮䓬受体激动药按需服用。有临床结果显示，患者每周服用3～4晚唑吡坦即可达到睡眠要求。

2. 疗程：失眠的药物治疗时间没有明确规定，应根据患者具体情况调整维持时间和剂量。若连续治疗超过4周疗效不佳则需重新评估，必要时请相关专科会诊，变更治疗方案或者根据患者睡眠改善状况适时采用按需服用原则。

3. 换药指征：包括①推荐的治疗剂量无效；②产生耐受性；③不良反应严重；④与治疗其他疾病的药物有相互作用；⑤使用超过6个月；⑥高危人群（有成瘾史的患者）。

4. 停药指征：当患者感觉能够自我控制睡眠时，可考虑逐渐停药。如失眠与其他疾病（如OSAHS等）相关，当病因去除后，可以考虑停用催眠药。

（三）中药治疗主要辨证及方药

痰热扰心可选用"温胆汤"加减，心烦热盛，酌加黄连、栀子；多梦易惊，可加珍珠母、生牡蛎等；瘀血内阻可选用"血府逐瘀汤"加减；心脾两虚，可选"归脾汤"；怔忡健忘，酌加菖蒲、远志；易醒难寐，可加炒酸枣仁、琥珀；心肾不交，可选用"交泰丸"；心烦，酌加栀子、知母。

根据具体辨证，选择有改善睡眠临床证据的中成药：补肾养心安神类药，如甜梦胶囊或甜梦口服液、乌灵菌粉制剂乌灵胶囊；益气通脉宁心安神类药，如人参果类制剂主要成分为人参果总皂苷的振源胶囊；活血化瘀类药，如银杏类制剂银杏叶滴丸；理气活血类药，如心可舒胶囊、冠心丹参胶囊；益气活血类药，如心灵丸等。

临床医生还可通过对患者的认知、行为进行调节，改善其对睡眠障碍的恐惧，运用科学的方法进行纠正。

参考文献

[1] 张玉传. 心血管疾病与精神心理障碍的识别及治疗[J]. 滨州医学院学报，2012，35(3)：220-222.

[2] 金燕. 120例心血管疾病患者合并精神心理障碍的诊疗分析[J]. 齐齐哈尔医学院学报，2017，38(1)：51-52.

[3] 失眠定义、诊断及药物治疗共识专家组. 失眠定义、诊断及药物治疗专家共识[J]. 中华神经科杂志，2006，39(2)：141-143.

[4] 中华医学会神经病学分会睡眠障碍学组. 中国成人失眠诊断与治疗指南[J]. 中华神经科杂志，2012，45(7)：534-540.

[5] Krakow B，Melendrez D，Ferreira E，et al. Prevalence of insomnia symtoms in patients with sleep-disordered breathing[J]. Chest，2001，120(6)：1923-1929.

[6] Westerlund A，Bellocco R，Sundstrom J，et al. Sleep characteristics and cardiovascular events in a large Swedish cohort[J]. Eur J Epidemiol，2013，28(6)：463-473.

[7] Wynchank D，Bijlenga D，Beekman A T，et al. Adult Attension-Deficit/Hyperactivity Disorder(ADHD)and insomnia：an update of literarure[J]. Curr Psyvhstry Rep，2017，19(12)：98.

[8] Ohayan M M. Epidemiology of insomnia：what we know and what we still need to learn[J]. Sleep Med Rev，2002，6(2)：97-111.

[9] Redeker N S，Hilkert R. Sleep and quality of life in stable heart failure[J]. J Cardi Fail，2005，11(9)：700-704.

[10] Redeker N S. Sleep disturbance in people with heart failure：implications for self-care[J]. J Cardiovasc Nurs，2008，23(3)：231-238.

[11] Johansson P，Arestedt K，Alehagen U，et al. Sleep disordered breathing，insomnia，and health related quality of life comparison between age and gender matched elderly with heart failure or without cardiovascular disease[J]. Eur J Cardiovasc Nurs，2010，9(2)：108-117.

[12] Goodfriend T L，Calhoun D A. Resistance hypertension，obesity，sleep apnea，and aldosterone：theory and therapy[J]. Hypertension，2004，43(3)：518-524.

[13] Szklo-Coxe M，Young T，Peppard P E，et al. Prospective associated of insomnia markers and symtoms with depression[J]. Am J Epidemiol，2010，171(6)：709-720.

[14] Fang J，Wheaton A G，Keenan N L，et al. Association of sleep duration and hypertension among US adults varies by age and sex[J]. AM J Hypertension，2012，25(3)：335-341.

[15] Farina B，Dittoni S，Colicchio S，et al. Heart rate variability modification in chronic insomnia patients[J]. Behave Sleep Med，2014，12(4)：290-306.

［16］Silber M H. Clinical practice. Chronic insomnia［J］. N Engl J Med，2005，353（8）：803 -810.

［17］Ogawa Y,Kanbayashi T，Saito Y，et al. Total sleep deprivation elevates blood pressure through arterial baroreflex resetting：a study with microneurographic technique［J］. Sleep，2003，26(8)：986 - 989.

［18］中国医生协会全科医师分会双心学组，心血管疾病合并失眠诊疗中国专家共识组. 心血管疾病合并失眠诊疗中国专家共识［J］. 中华内科杂志，2017，56(4)：310 - 315.

［19］Lemoine P,Wade A G，Katz A，et al. Efficacy and safety of prolonged-release melatonin for insomnia in middle-aged and elderly patients with hypertension：a combined analysis of controlled clinical trials［J］. Inter Blood Press Control，2012，5：9 - 17.

［20］Redeker N S,Jeon S，Muench U，et al. Insomnia symptoms and daytime function in stable heart failure［J］. Sleep，2010，33(9)：1210 - 1216.

〔杨天伦　毛萧萧〕

第十四章

循环系统功能性疾病

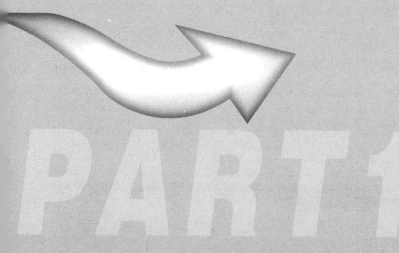

PART14

循环系统功能性疾病是一组以心血管系统症状为突出表现，但检查无器质性病变的临床综合征，多与神经精神因素关系密切。常见的有心血管神经症、功能性心律失常、β受体亢进症、冠状动脉痉挛及直立性低血压等。循环系统功能性疾病在临床上容易与器质性系统疾病混淆，应认真进行鉴别诊断；而且，这类疾病同样是导致患者痛苦，降低患者生活质量，消耗社会医疗资源的一个重要原因；并且在导致功能性疾病的原因继续存在时，某些功能性疾病有可能变成器质性疾病，如冠状动脉痉挛导致的心肌缺血，不仅可引起变异性心绞痛，严重者还有可能发生急性心肌梗死、猝死。

一、心血管神经症

心血管神经症（cardiovascular neurosis）是以心血管系统功能失常为主要表现的一组神经症，可兼有神经症的其他症状，尤其是精神症状。本病的发病情况很难正确地估计，依据观察的标准、调查的时间不同，其发生率有明显差异。如战争时期发生率较和平时代高得多；脑力劳动者的发生率高于体力劳动者。有报道显示，心血管内科门诊就诊的患者中有10%～15%属于此症。大多发生在青年和壮年，以10～40岁者最多见，女性发生率是男性的2倍，尤其围绝经期妇女更多见。

（一）病因与发病机制

病因与神经症相似，与心理因素、社会因素及遗传等均有一定关系。

50%～77%患者有较为明确的心理方面的发病诱因，其诱因多为强烈的心理创伤，工作过度紧张或压力过大等。部分患者因缺乏对心脏病的认识，对已患有的疾病或疑似心脏病症状产生过度忧虑而产生本症。发病过程中有神经和内分泌系统，尤其是自主神经功能的失调，例如交感神经张力过高，静脉注射异丙肾上腺素患者心率增快较一般人明显；有时可伴有高动力循环状态的表现，如动脉搏动增强、左室射血速度增快、循环时间缩短等；也可出现对运动、心理学测试或疼痛刺激的过度反应。

一般认为神经症患者的个性具有多愁善感、焦虑不安、古板、严肃、敏感、多疑、悲观、保守及孤僻等特征，具有这些性格特征和心血管神经症遗传素质的人，在心理、社会因素的刺激下，其应激反应通过自主神经和神经内分泌的介导，可主要表现为以心血管系统症状为主的交感神经功能亢进症状，并有焦虑、抑郁等情绪反应。

（二）临床表现

患者的主诉多而分散，病情时好时坏，症状多变而客观检查无器质性心脏病证据；或存在的器质性疾病不能解释患者出现的症状。发病时以心血管疾病症状为主，同时伴有多个神经症症状。

1. 心悸：自觉心脏搏动增强或感到心慌，另有一部分患者则感觉心跳过快或不规则。心悸感觉常非突发、突止，而是间歇性发作或加重，与活动无关，多在休息时发生，心理紧张、过度疲劳常使心悸加重，症状常因注意力分散而消失，患者多不能耐受或惧怕嘈杂的环境。多数患者在上述的症状出现时有心率增快、心排血量增加与短暂血压升高，偶有过早搏动或阵发性室上性心动过速，轻度活动可使心率不相称地明显增快，患者因此怕活动。

2. 呼吸困难：主观感觉呼吸不畅或呼吸困难，要打开窗子甚至要求吸氧；有时需深呼吸或作叹息性呼吸来缓解症状，但此时观察患者的呼吸频率及呼吸深度均属正常。个别患者发生过度换气可引起呼吸性碱中毒，使症状更加严重。

3. 胸痛：部位常不固定，多不在心前区。以左前胸乳房及乳房下部为多，疼痛部位可游走，有时在左胸，有时在右胸。其性质可以是纯痛、刺痛或压迫性痛，有时伴有胸闷。胸痛可持续数秒或数小时或数天不等，无清晰的发生和终止的时间。疼痛发作与体力活动无关，且多在活动后甚至休息时发生。心前区的肋骨、软组织及其表面皮肤可有压痛点。以胸痛为主要表现的心脏神经症称为功能性胸痛。

4. 疲乏无力：四肢无力，体力活动减少，不能耐受体力较大的劳动或活动。与心力衰竭患者不同的是其劳力受限是四肢无力而非心悸、气促所致。

上述四类症状是心血管神经症最常见的，75％～80％的患者都具有这四类症状。同时患者常合并有焦虑、抑郁等情绪症状和失眠、多梦、头痛、头晕、食欲缺乏、记忆力减轻等心理生理症状，多汗、手足发冷、手抖、尿频、大便次数多等自主神经功能紊乱症状。与症状繁多、症状严重的主观体格检查相反，体格检查常缺乏阳性体征。少数患者心率可能较快或偶有早搏；可有心音增强、短促收缩期杂音或脉压稍增大等体征。患者多有疲倦、紧张和焦虑表情，思维、言谈正常，部分患者有叹息性呼吸，手指可轻微地颤抖。

（三）实验室检查

1. X线检查：心脏大小及轮廓正常。

2. 心电图：部分患者有ST段压低及T波低平或倒置等非特异性改变，多发生在Ⅱ、Ⅲ、aVF及$V_3 \sim V_5$导联，服用普萘洛尔后本症非特异性ST-T改变可以消失或明显减轻。少数患者可有窦性心动过速，偶有房性早搏或室性早搏。

（四）诊断与鉴别诊断

1. 诊断：目前心血管神经症尚未建立严格的诊断标准，可参考以下几点作出诊断。

（1）以心悸、呼吸困难、胸痛或胸闷及无力等心血管疾病的有关症状为主要临床表现，其症状的出现与体力活动无密切关系，而和精神紧张、情绪波动有关，症状常因分散注意力而消失或减轻。

（2）患者常有焦虑、抑郁、头晕、头痛、失眠、记忆力下降等神经衰弱症状，部分患者可有明确的精神刺激或工作压力过大等发病诱因。

（3）症状多、症状程度重，但查体并无相应的阳性体征，客观检查未能找到相关的心脏病证据等。

2. 鉴别诊断：诊断本症首先必须注意排除器质性心脏病；但也要注意勿将本病误诊为器质性心脏病，给予过多不必要的检查和治疗；同时需要注意器质性心脏病也可以伴发心血管神经症，以避免对心脏疾病严重程度的错误判断。

本症主要需与下列疾病鉴别：

（1）冠心病：冠心病引起的心绞痛患者年龄一般较大，多为男性，有冠心病易患因素，心绞痛主要发生在运动或情绪激动过程中或之后。疾病部位较固定，部位常在心前区，持续时间不超过5分钟，含服硝酸甘油可缓解。本症心前区疼痛有时与心绞痛难以鉴别，必要时可做运动心电图、铊心肌灌注显像等检查，也可做冠状动脉造影。如本症非特异性ST-T改变有时难与冠心病慢性冠状动脉供血不足ST-T改变鉴别，可行心电图普萘洛尔实验。

（2）甲状腺功能亢进症：某些患者以心悸为主要表现，伴有精神紧张、疲劳等症状，需要与本症鉴别。甲状腺功能亢进症患者还有甲状腺肿大、血管杂音、两手颤动、突眼、消瘦等表现，测定血清T_3、T_4一般可作出诊断。

（3）心肌炎：心肌炎患者常有胸闷、心动过速及心电图ST-T改变，与本症不易鉴别。但心肌炎通常起病前有明确感染（病毒或细菌）病史，临床表现有心脏扩大，心音减弱，奔马律；心电图除 ST-T 改变外，还有 PR 间期延长；超声心动图可能有收缩功能减低、心室腔扩大等。

（4）二尖瓣脱垂综合征：二尖瓣脱垂综合征患者症状酷似本症。但二尖瓣脱垂综合征患者症状查体常闻及收缩期杂音，超声心动图可作出确切诊断。

（5）其他：如嗜铬细胞瘤、阵发性室上性心动过速等。根据这些疾病的特征，与本症鉴别通常并不困难。

（五）治疗与预后

1. 治疗原则：关心体贴患者，耐心地说服和解释使患者对本症有充分的认识，消除患者不必要的恐惧；通过心理治疗和对症药物治疗，尽可能地达到既解除症状又消除病因和改善易患素质的目的。

2. 治疗方法：

（1）心理治疗：使患者了解本症的性质以消除其顾虑，这是治疗本症的首要问题。

患者因某些症状而认为患有严重的疾病，特别是某种心脏病，常常在一家医院又转到第二、第三家医院就诊，不惜金钱多次重复检查，患者仍不满意"没有问题"的结论，认为自己的病未检查出来。对于这类患者，医生要具有高度的耐心和热情，认真倾听并体谅患者的诉说。患者对医生的信任及建立良好的医患关系对于本症的治疗是至关重要的。无论从明确诊断的角度或是增加患者的信任角度，均应避免很快甚至第一次就诊时就下本症的诊断。应当进行某些必要的检查，并进行必要的鉴别诊断，这样对患者可起到宽慰作用，使患者认识到他和他的病受到了医生的重视而没有被忽略。明确诊断后要向患者解释清楚经过多种检查已排除了其他的，特别是严重的心脏疾病，使患者感到自己的问题得到了解决。做出诊断时不要回避神经症这个名词，向患者解释清楚本症也是一种疾病而非无病呻吟，不是常说的"精神病"，是心理上、功能上的疾病，完全可以经过以心理治疗为主的综合治疗而治愈。

（2）其他心理治疗方法：尤其是放松技术和生物反馈疗法，均有明显治疗作用。

（3）药物对症治疗：对于失眠、焦虑明显的患者可给予抗焦虑药，如地西泮；对抑郁严重的患者，可给予抗抑郁药，如氟西汀、曲唑酮等。对心率偏快、心悸较重的患者，可给予 β 受体阻滞药，如普萘洛尔或美托洛尔或阿替洛尔等。

3. 预后：本症预后一般良好，长期追踪观察本症患者不会转化为器质性心脏病。本病虽不影响患者的寿命，但可因精神痛苦而影响患者的工作和生活。

【典型病例】

罗某，女，25 岁，已婚，小学教师，因反复心悸、胸痛、气促伴乏力 2 年，家中 2 个月就诊。

2 年前患者因未能晋升，心情不畅，容易烦躁。自后渐感心悸，晚上安静时自觉清晰地听到心搏声，且有时心搏不规则。游走性胸痛，有时在左胸、有时在左背部，偶在右胸，持续时间多在 2~4 小时，严重时可持续 1~2 天。胸痛性质为闷痛、钝痛。胸痛发作时轻度体力活动即有呼吸困难、四肢乏力，同时伴有失眠、烦躁、记忆力下降、工作效率减低。曾多次在当地医院就诊，经心电图、心脏超声检查未发现异常，诊断为心神经症。但患者怀疑其诊断的可靠性，拒绝在当地医院治疗而去市医院再次就诊，除进行心电图、超声心动图检查外，还检查了 24 小时动态心电图等，结果诊断同前。予以普萘洛尔、地西泮等治疗，症状有所减轻。但近 2 个月上述症状又反复并加重，自己认为患严重的冠心病而来省医院就诊。病后食欲减退、体重有所下降。

既往体健，无高血压、肝炎、肺结核等病史。性格内向、敏感多疑、好强。

体格检查三测正常，烦恼表情，情绪焦虑。双眼球无突出，甲状腺不大，心界不大，心率 84 次/min，律齐，心音正常。神经系统检查未发现异常。先后经心电图、超声心动图、24 小时动态心电图检查，结果均为正常。但患者仍然坚持自己可能有冠心病，强烈要求行市县医院没有的检查。在我院行 [201]铊心肌灌注显像及冠状动脉造影检查，其结果均完全正常。

诊断：心血管神经症。

二、医源性心脏病

医源性心脏病（iatrogenic cardiac disease）广义上应包括两个方面，一是医生的错误或失当的言行未能使患者正确地理解和认识自己健康状况，使患者误认为自己有某种比事实严重的心脏问题或对自己已有的疾病过度紧张而加重病情。这种情况实际上是一种表现为循环系统症状的心理障碍。另一种是由于在诊治心脏病过程中的不当，如药物过量、手术失误等给患者带来某些心脏损害。本节仅就前一种情况加以讨论。

（一）病因与发病机制

最常见的病因是由于医生的诊断或解释不当，使患者对自己的疾病产生误解而引起的。也可以由于患者本人对疾病的认识存在偏差、捕风捉影，误认为自己患有心脏病或对已有的心脏病病情估计过重、过于担心。

医源性心脏病主要来源于医源性心理刺激，实质上是心血管神经症的一部分。其产生主要包括以下 2 个方面。

1. 误诊：常见的情况如下。①对心脏正常者，医生误诊是患者误以为患有某种心脏病，如功能性胸痛、胸壁病变所致胸痛误诊为冠心病心绞痛。②功能性室性早搏误诊为器质性心脏病，青少年期易误诊为病毒性心肌炎，大于 40 岁的成年人易误诊为冠心病。③心前区功能性杂音当做器质性杂音，易误诊为风湿性心脏瓣膜病。④偶然测 1 次血压发现血压偏高就诊断为高血压。⑤心电图 ST-T 非特异性改变误诊为冠心病慢性冠状动脉供血不足。⑥某些实验室检查结果稍微超过正常范围，就说患有某种心脏病，如女性患者[201]铊心肌灌注显像左心室下壁轻度充盈稀疏，不考虑有可能是女性乳房导致对结果的干扰就误诊为冠心病，如心肌酶学中乳酸脱氢酶（LDH）、肌酸磷酸激酶（CPK）偏高，医生不结合临床就轻易地下结论，青少年期易误诊为病毒性心肌炎，大于 40 岁的成年人易误为冠心病。这些错误结论的发生主要是医生作出判断时，忽视病史、临床症状、体征及实验室检查结果应有机结合的原则，而单纯就某个症状、某个体征或某个实验室检查结果轻易地作出诊断。由于诊断上失误，给患者增加心理负担，同时也增加了患者不必要的经济负担。

2. 误解：由于心脏是一个非常重要的器官，而患者一般缺乏医学知识，因此，对医务人员的言语和行为比较敏感，尤其在诊断不明时。如果医务人员对患者的病情未能及时解释或解释不当，患者对医生的言语和行为产生误解，则会误认为患有并不存在的心脏病或对已有的心脏病病情性质理解错误、程度估计过重，继而产生焦虑、紧张，可出现新的心脏不适症状或加重原有症状。有时甚至是与病情无关的言语，也可使患者误解。例如，多发室性早搏患者一般并无生命危险，但医生对此解释不够，患者则会担心随时有心搏停止可能而反复求治，要求控制室性早搏。

（二）临床表现

医源性心脏病的临床表现和心血管神经症相近，但心脏的症状更加突出。

1. 心脏症状：①心悸。自觉心脏搏动增强、心慌、心跳快或不规则，常为间歇性发作或加重，与活动无关，多在休息时发生，紧张、疲劳时加重，注意力分散时症状减轻或消失。②呼吸困难。多为劳力性，患者的劳动力通常下降。③胸痛或胸闷。多在心前区，疼痛部位可游走，有时在左胸，有时在右胸。其性质可以是钝痛、刺痛或压迫性痛，有时伴有胸闷。胸痛可持续数秒或数小时不等，疼痛发作与活动无关，且多在静息时发生。

2. 神经症症状：常见的有头晕、头痛、四肢无力、失眠、食欲缺乏、记忆力减退及焦虑不安、烦躁、抑郁等。

（三）诊断与鉴别诊断

医源性心脏病诊断基本同心血管神经症，关键是否存在医源性病因。但对有器质性心脏病患者要注意医源性心脏病与患者本身所患有的疾病的区别。如果是难以用患者所患的疾病来解释的症状，则应考虑是否在器质性心脏病基础上合并有医源性心脏病。如原发性高血压、冠心病、风湿性心脏病等患者病程长，常可因为对疾病的忧虑和恐惧，带来原有疾病以外的一些症状和心血管、神经的功能障碍。医生应当仔细地区分哪些症状是来源于原有的疾病，哪些是来源于医源性心脏病，慎重地向患者解释并进行必要的治疗。应当注意既不要将某些功能性症状与本身器质性心脏病的症状混为一谈，使患者误认为其病情加重或成为"不治之症"，又要对患者进行必要的检查，不能轻率地将新近出现的症状均归属于神经症，而忽略了原有心脏病的病情变化。

（四）治疗与预防

治疗重点是消除医务人员自身诱发医源性心脏病的因素；向患者开展有关心脏病知识的宣教，端正患者对疾病性质的认识。

1. 提高临床医生对医源性心脏病发病原因的认识和对心脏病的诊断水平。应认识到不恰当的解释和错误的诊断可以对患者的心理产生恶性刺激，而导致病情变化或加重。诊断时应结合病史、临床表现和客观检查进行全面的分析，避免误诊。当难以做出正确的诊断时，不必过早地下推测性诊断。

2. 加强临床医生医德教育，提高医疗服务质量。医生应对患者富有高度的责任心、同情心及热情而又真诚的服务态度，既可增加患者对医生的信赖，从心理减轻了患者的压力，又可避免医源性心脏病的发生。这是预防与治疗医源性心脏病的关键。

3. 提高患者对疾病的认识，开展防病治病的卫生宣教。科普性读物或通俗性防病治病知识讲座有助于提高患者对疾病的正确认识，临床医生在患者就诊或查房时均可对患者介绍有关疾病的基本知识，帮助患者对疾病正确的认识。

医源性心脏病的治疗可参照心血管神经症治疗。对无器质性心脏病患者或程度较轻的器质性心脏病患者，应鼓励患者参加适当的体力活动及体育锻炼。

（五）预后

无器质性心脏病的医源性心脏病患者的预后取决于心理治疗的效果，与患者的个性、认知水平等有关；伴有器质性心脏病患者预后取决于本身疾病性质、心功能及治疗情况等。

【典型病例】

李某，女，18 岁，大学生。因发现心律失常 1 个月，伴心悸半个月就诊。

患者于 1 个月前在学校医院进行常规体格检查时发现心律失常，心电图发现为偶发室性早搏 1～2 次/min。患者当时问体格检查医生"室性早搏"是不是心脏病？有什么危险？体格检查医生可能因为太忙，未行明确答复，只是告诉患者要注意复查，如果症状明显，可用药物治疗。患者查阅部分医学书籍，发现室性早搏可导致猝死的可能，认为自己可能患了较严重的心脏病。多次自扪脉搏，发现脉搏多有不齐。近半个月感到有心悸，感觉心脏有时有力地冲击心前区 2～3 次/min，安静时也有类似症状但次数少得多。有时胸闷发作，持续时间多为 1～3 小时。在多个医院多次心电图检查均为偶发室性早搏，经服用美西律、ATP 等药物治疗未见明显疗效。患者精神紧张、焦虑、失眠、食欲下降、学习效率降低，害怕自己随时死亡。

体格检查：血压 100/70 mmHg，脉搏 76 次/min，心率 76 次/min，心律不齐，早搏 2 次/min，心音正常。心电图：偶发室性早搏，超声心动图正常。24 小时动态心电图：窦性心律＋室性异位节律，室性早搏总数 1549 次。上午 6 时、下午 8 时室性早搏次数占总数 85%。活动平板运动试验及其他实验室检查正常。

诊断：医源性心脏病，功能性室性早搏。

三、β受体亢进症

β受体亢进症（β-receptors hyperdynamic syndrome）是指β受体对刺激的反应性增强所致的心动过速、心悸、气促、血压偏高、低热、多汗等一系列症状的临床综合征。β受体亢进症又称β受体高敏综合征、β受体反应亢进状态、心脏β受体张力亢进综合征及β感受器过敏症等。1966年Froehlich首次报道此症，并引起人们重视，此后的报道逐渐增多。本症以20～40岁青年和壮年多见，男、女发生率相近。

（一）病因与发病机制

本病为功能性自主神经功能失调、交感神经张力亢进的心脏表现。β受体主要分布内脏β受体效应细胞占优势的器官中，心脏的效应细胞的受体多属于β受体。当心脏β受体反应性增强时，则可出现心率增快，传导加速，不应期缩短，心肌收缩性增强，心脏指数增加。但血浆儿茶酚胺水平不高。

（二）临床表现

1. 临床症状：最常见有心悸，心动过速，患者轻度活动心率可达100次/min以上，安静休息时心率较正常人快，常伴有出汗、低热及手指颤动等交感神经兴奋症状，可有心理紧张、头晕、失眠、胸闷、四肢发麻等症状。

2. 体格检查：心率增快、血压轻度增高、心音亢进，可有早搏、心尖区可有Ⅱ级收缩期吹风样杂音，体温偏高等。

（三）实验室检查

1. 心电图：窦性心动过速，卧位时心电图心率可正常，站立时心率明显增快，差异常大于20次/min。Ⅱ、Ⅲ、aVF及$V_3 \sim V_5$导联可有ST段压低及T波低平或倒置。

2. 动态心电图：平均心率快，日常活动时心率常大于100次/min，可有房性早搏或室性早搏。

3. X线检查：心脏大小、轮廓正常。

（四）诊断与鉴别诊断

典型病例诊断不难，其特点为卧位时心率在正常范围，一旦站立心率明显增快，每分钟增加20次以上；服用普萘洛尔后心悸与心率能得到显著控制。

本症应与以下疾病进行鉴别：

1. 心肌炎：心肌炎通常起病前有明确感染（病毒或细菌）病史，临床表现可有心脏扩大、心音减弱、奔马律；心电图除 ST-T 改变外，还有 PR 间期延长，卧、立位心率变化不大；超声心动图可能有心功能减低、心室腔扩大等；β 受体阻滞药治疗无特效。

2. 心血管神经症：无明显的卧、立位心率变化，其他心理生理症状明显。β 受体阻滞药对其治疗有一定的疗效，但不如 β 受体亢进症时突出。

3. 冠心病：β 受体亢进症可有心电图 ST-T 改变，运动试验也可能为阳性，应注意与冠心病鉴别。冠心病患者年龄一般较大，多为男性，有冠心病的易患因素，有心绞痛发作症状，无明显的卧、立位心率变化。

4. 甲状腺功能亢进症：某些患者以心悸为主要表现，伴有心理紧张、疲乏等症状，需要与本症鉴别。甲状腺功能亢进症患者还有甲状腺肿大、血管杂音、突眼、消瘦等表现，卧位心率也快，无卧、立位心率变化，测定血清 T_3、T_4 一般可作出诊断。

5. 其他器质性心脏病：β 受体亢进症与器质性心脏病鉴别并不难，但如果两者同时存在时，鉴别与诊断较为困难。当器质性心脏病患者心悸、心率过快难以用心脏病的本身来解释时，应考虑两者同时合并的可能。在无应用 β 受体阻滞药禁忌证时，可试用普萘洛尔等 β 受体阻滞药治疗，如果心悸和心率过快能够得到控制时，就有可能合并本症。

（五）治疗与预后

向患者解释此症为一种可以完全治愈的功能性疾病，以消除患者的心理顾虑。药物治疗口服普萘洛尔等 β 受体阻滞药有特效，紧张焦虑者可给予抗焦虑药；心理治疗可用放松技术和生物反馈疗法。

【典型病例】

刘某，男，27 岁，已婚，工人。因心悸、多汗 2 年来院就诊。

自诉 2 年前始无明显诱因感觉上楼、上坡等活动后心悸、易出汗，休息后缓解，无其他不适，未引起患者重视。近 1 年心悸加重，日常活动即有明显心悸，自扪脉搏多为 120～130 次/min，出汗多，同时有烦躁、失眠等症，多次在外院就诊，诊断为心肌炎、甲状腺功能亢进症，先后服用 ATP、肌苷、多种维生素等药物治疗，症状无明显改善。

既往体健，无高血压、肝炎、肺结核等病史。性格内向、孤僻。

体格检查：血压 110/70 mmHg，脉搏 95 次/min，焦虑、紧张表情，双眼球无突出，甲状腺不大，心界不大，心率 95 次/min，律齐，心音正常。神经系统检查未发现异常。

实验室检查：卧位心电图心率 90 次/min；立位心电图心率 128 次/min。超声心动图正常。24 小时动态心电图：晚上睡眠后最慢心率 78 次/min，日常活动时心率多在 100 次/min 以上，最高心率 144 次/min。房性早搏 265 次/24 h，室性早搏 53 次/24 h。FT_3、FT_4、TSH 均在正常范围。[201]铊心肌灌注显像：不支持心肌炎。

诊断：β受体亢进症。

四、功能性心律失常

功能性心律失常（functional arrhythmia）是指自主神经功能紊乱所产生的各种心律失常。以室性早搏、房性早搏最为常见，窦性心动过速或心动过缓、一度房室阻滞或二度Ⅰ型房室阻滞、完全性或不完全性右束支阻滞等室内阻滞次之，也可见短阵性室性心动过速、一度窦房阻滞或二度Ⅰ型窦房阻滞等。Rodstein 等用体表心电图检查正常健康人发现 26％有室性早搏。Hinkle 等采用 24 小时动态心电图观察健康成人，结果发现：70％的受试者有偶发室性早搏、19％受试者室性早搏＞100 次/24 h、3％受试者室性早搏＞1000 次/24 h、10％受试者有室性早搏二联律、成对出现室性早搏等复杂性室性早搏，偶发房性早搏及＞100 次/24 h 房性早搏分别占 16.8％、7.4％。Glasser 等发现大于 60 岁健康老年人 100％有室性早搏，其中 77％有复杂型室性早搏。

（一）病因与发病机制

与自主神经功能紊乱有关。交感神经兴奋性增高时，儿茶酚胺释放增加，提高房性或室性异位起搏点兴奋性、自律性，产生异位节律。迷走神经张力增高可引起窦性心率减慢及房室传导时间延长，甚至传导阻滞。情绪激动、心理紧张、运动、饮茶或咖啡常可诱发室性早搏或房性早搏，而窦性心动过缓、房室阻滞等常在安静或睡眠中出现。

（二）临床表现

1. 早搏为主要失常者：大多数患者无明显不适，部分患者临床表现主要是心悸，感觉心搏有停顿感或感到有心脏突然冲击胸壁，自扪脉搏发现脉律不规则。可伴有心理紧张、焦虑、烦躁及失眠等神经症症状。体格检查血压正常，听诊时有心律失常，早搏后出现较长的停顿，早搏之第二心音强度减弱或消失，第一心音增强。桡动脉搏动不规则，早搏之动脉搏动减弱或消失。

2. 缓慢性心律失常为主者　通常无症状，少数患者可有疲乏、精神不振等症。二度Ⅰ型房室或窦房阻滞可有心悸。体格检查窦性心动过缓者心率＜60次/min，但一般＞40次/min，可有呼吸相性或非呼吸相性心律失常。一度房室阻滞者听诊可有第一心音减弱。二度Ⅰ型房室阻滞者听诊时有第一心音逐渐减弱并有心搏脱漏。

（三）实验室检查

1. 心电图：房性早搏、室性早搏常见，还可见窦性心动过速或过缓、一度房室阻滞、二度Ⅰ型房室阻滞和右束支阻滞。

2. 动态心电图：对区别病理性与功能性心律失常有重要意义。如有以下情况支持功能性心律失常：活动时房性早搏、室性早搏反而减少；活动时窦性心动过缓、一度房室阻滞或二度Ⅰ型窦房阻滞消失；房性早搏、室性早搏与情绪激动、饮茶等有关；心律失常发生时无 ST-T 缺血性改变；无 R-on-T、多源性室性早搏、持续室性心动过速等严重的室性心律失常。

3. 其他：运动心电图、超声心动图、^{201}铊心肌灌注显像及冠状动脉造影等检查能为区别功能性与器质性心律失常提供重要的依据。

（四）诊断与鉴别诊断

诊断功能性心律失常应慎重，在排除器质性心脏病基础上还应排除可能导致心律失常的其他疾病，如甲状腺功能亢进症、贫血、药物不良反应及低血钾、低血镁、酸中毒等水、电解质及酸碱平衡紊乱。

1. 器质性心脏病：根据临床症状、体征，结合心电图、运动心电图、动态心电图、超声心动图、^{201}铊心肌灌注显像及冠状动脉造影等检查结果，与功能性心律失常不难鉴别。

2. 甲状腺功能亢进症：常有窦性心动过速、房性早搏、室性早搏等，但甲状腺功能亢进症患者还有甲状腺肿大、血管杂音、突眼、食欲亢进、消瘦、出汗等表现，测定血清 T_3、T_4 及 TSH 一般可作出诊断。

3. 贫血：可有窦性心动过速、房性早搏，少数患者可有室性早搏，贫血患者有睑结膜、口唇苍白体征，血常规检查有助于鉴别。

4. 药物不良反应：强心药洋地黄类、抗心律失常药奎尼丁，碘呋酮及普萘洛尔等β受体阻滞药，治疗血吸虫锑剂、抗疟疾药氯喹和抗肿瘤药阿霉素等药物均可导致室性早搏、窦性心动过缓等心律失常，有应用上述药物者出现心律失常应首先排除药物不良反应所致。

5. 水、电解质及酸碱平衡紊乱：低血钾、低血镁、酸中毒等水电解质、酸碱平衡紊乱常可导致室性早搏、房性早搏，但患者有引起水、电解质及酸碱平衡紊乱的原发病因，抽血查电解质、pH 可确定诊断。

（五）治疗

1. 向患者反复耐心地解释非器质性室性早搏、房性早搏及与活动相关窦性心动过速等是功能性心律失常，以消除患者的心理顾虑。

2. 药物治疗：对室性早搏、房性早搏一般不必使用药物治疗，如患者症状明显，治疗应以消除症状为目的。减轻患者的顾虑与不安，避免诱发因素，如饮茶、饮咖啡、吸烟、精神刺激等。药物宜选用口服普萘洛尔等β受体阻滞药，频发室性早搏还可选用美西律，尽可能避免应用奎尼丁、莫雷西嗪、普罗帕酮等药。对窦性心动过缓、一度房室阻滞或二度Ⅰ型房室阻滞、完全性或不完全性右束支阻滞等室内阻滞一般也不应用药物治疗，如症状明显时可适当地应用小剂量麻黄碱、阿托品等药物治疗。焦虑、抑郁情绪明显者可给予相应的药物治疗。

3. 心理治疗：放松技术、生物反馈治疗等均可选用。

（六）预后

功能性心律失常不会增加患者心脏性死亡率，预后良好。有研究报道抗心律失常药恩卡尼、莫雷西嗪治疗器质性室性早搏，反而增加其死亡率。有人对 112 例经冠状动脉造影证实正常伴频发室性早搏的健康人追踪 6 年，未发现心脏性死亡病例。

【典型病例】

王某，女，30 岁，干部。因反复心悸 1 年，加重 2 个月入院。

患者于 1 年前始情绪激动时心悸，感觉心脏有力地冲击心前区 2～5 次/min，安静时偶有类似症状，但频率仅为 1～2 次/d。无其他不适，生活、工作如常，未引起重视。近 2 个月心悸加重，自扪脉搏发现有早搏

10 次/min 以上，晚上休息时也有早搏 4～8 次/min。在外院心电图检查诊断为频发室性早搏，经美西律、ATP 等药物治疗未见明显疗效，患者紧张、焦虑、失眠、食欲下降、工作效率降低，担心自己随时死亡，并且向其家人交待后事。病后一般情况尚可。

既往体健，无高血压、肝炎、肺结核等病史。性格较内向。

体格检查：心界不大，心率 90 次/min，律不齐，早搏 5 次/min。心音正常。

实验室检查：心电图示频发室性早搏；超声心动图正常；24 小时动态心电图：窦性心律＋室性异位节律，24 小时室性早搏总数 5476 次。上午 6 时、下午 8 时室性早搏次数占总数的 91％。活动平板运动试验、FT$_3$、FT$_4$、TSH，血钾、钠、氯、镁、钙及心肌酶学检查及心脏超声心动图均为正常。

诊断：功能性频发性室性早搏。

五、冠状动脉痉挛

冠心病是冠状动脉供血减少导致心肌缺血、缺氧而继发产生的临床综合征。其病因 90％～93％为冠状动脉粥样硬化，3％～5％为冠状动脉炎、冠状动脉栓塞，5％为单纯性冠状动脉痉挛（coronary artery spasm）。临床常见的变异性心绞痛主要发病机制就是冠状动脉痉挛，其中约 90％的病例是继发于程度较轻的冠状动脉粥样硬化基础上。约 10％病例冠状动脉造影完全正常，病检无动脉硬化的病理改变。

（一）病因与发病机制

冠状动脉痉挛病因及发病机制目前尚未完全明了，可能与自主神经功能紊乱、局部血管收缩、舒张活性因子失调及局部凝血机制失衡有关。例如迷走神经兴奋可致冠状动脉收缩，交感神经兴奋释放的儿茶酚胺，作用于冠状动脉肾上腺素能受体产生冠状动脉痉挛。吸烟、情绪激动常为其诱因。

（二）临床表现

临床上多数患者表现为心绞痛，少数患者以急性心肌梗死、猝死为首发症状。心绞痛发作与活动无关，多在安静休息或夜间睡眠时发作，疼痛性质为闷痛、钝痛或紧缩性痛，持续时间多在 5～15 分钟，少数可长达 30 分钟，含服硝酸甘油可缓解。心电图检查心绞痛间歇期基本正常，发作时 ST 段呈弓背向上抬高，T 波高尖；也可 ST 段压低，T 波倒置。心绞痛伴心电图 ST 段呈弓背向上抬高，T 波高尖，临床称为变异型心绞痛。

（三）诊断

根据心绞痛特点，发作时与运动无关，多在休息时发病及发作时心电图变化，临床可拟诊为冠状动脉痉挛。确诊还得依靠冠状动脉造影，单纯性冠状动脉痉挛患者冠状动脉显影正常或仅轻度异常。但冠心病可有多支冠状动脉病变，病变轻的冠状动脉可产生冠状动脉痉挛，而病变重的冠状动脉则产生器质性冠状动脉狭窄，所以临床上可能存在劳力性心绞痛与冠状动脉痉挛引起的变异性心绞痛同时并存，在诊断中应加以注意。

（四）治疗

一旦确诊为冠状动脉痉挛即应按照冠心病心绞痛治疗原则进行治疗，否则患者可能发生急性心肌梗死和猝死。

1. 针对冠心病危险因素治疗：患者应戒烟、低盐、低脂饮食，发作时应注意休息；如血脂高，应予以降血脂治疗，血压高则应降血压治疗。发作间歇期应鼓励患者进行适当的运动。

2. 抗心绞痛治疗：可选择地尔硫䓬、硝苯地平等钙通道阻滞药和硝酸甘油、异山梨酯等硝酸酯类药物。普萘洛尔等 β 受体阻滞药为禁忌，因 β 受体阻滞药可能会增加冠状动脉痉挛发作的可能。如果患者心绞痛发作频繁或口服药物治疗疗效有限，可应用硝酸甘油、异山梨酯静脉滴注。

3. 抗凝治疗：可选用阿司匹林、双嘧达莫口服，必要时低分子肝素皮下注射。

4. 其他治疗：患者精神紧张可加用抗焦虑药；放松和生物反馈有一定的治疗作用。对于有严重冠状动脉病变并发冠状动脉痉挛患者，可考虑冠状动脉内成形术、冠状动脉内支架置入术或冠状动脉旁路移植术。

预后一般良好，少数可转变为动脉硬化，极少猝死。但即使冠状动脉完全正常的患者亦有部分病例可因心脏性猝死而死亡。

六、雷诺病

雷诺病（Raynaud disease）是一种肢端末梢小动脉痉挛性疾病，多在受到寒冷、情绪激动或精神紧张时发作，临床表现主要为手足皮肤呈现一系列的颜色变化，本病的发生无明确的病因或与之相关的疾病。如果继发于系统性红斑狼疮、系统性硬化病、类风湿关节炎、皮肌炎等疾病，临床上称为继发性雷诺病或雷诺现象。本章主要讨论雷诺病。

（一）病因与发病机制

病因不明，可能与神经内分泌功能紊乱有关，因部分病例月经期发作频繁或加重。患者常有家族史，亦可能与遗传有关。多发于 20～40 岁的青年女性，男、女比例为 1：10。雷诺病的病理生理变化可分为 3 期。①痉挛缺血期：指、趾端动脉首先发生痉挛，继之为毛细血管和小静脉痉挛，临床表现为皮肤苍白；②淤血低氧期：动脉痉挛消除，但静脉痉挛仍存在，毛细血管血液淤滞，局部组织缺血，临床表现为皮肤发绀；③痉挛全部消除，继之反应性血管扩张充血，临床表现为皮肤潮红，最后皮肤颜色恢复正常。

（二）临床表现

寒冷季节容易发作，典型的临床表现是手足皮肤呈现顺序性三色变化，即苍白、发绀、潮红顺序发生。最重要的表现是皮肤苍白，此时指、趾端完全苍白。肤色改变的界限分明，受累区肤色均匀而非斑片状。肤色改变持续时间多为 10～30 分钟，常伴有局部疼痛、麻木和冷感，症状可因局部加温而缓解。病程一般呈良性过程，一般不会发生肢端坏疽和坏死。

（三）实验室检查

激发试验可诱发本病的临床表现，故有助于诊断。激发试验有冷水试验、冷却箱试验、局部降温试验等，临床上最常用的为冷水试验，将指（趾）浸泡于 4 ℃的冷水 1 分钟，即可诱发本病典型的临床表现。

（四）诊断与鉴别诊断

根据患者典型肢端肤色变化，结合年龄、性别及其诱发因素，诊断不难。但诊断本病时宜首先排除继发性雷诺病，应常规检查抗核抗体、类风湿因子、血沉、免疫球蛋白等，以排除最常见引起继发性雷诺病的结缔组织病。

（五）治疗与预后

1. 避免心理刺激、肢端受凉和寒冷刺激，注意肢端保温，吸烟者应戒烟。

2. 症状重时可应用药物治疗，如钙通道阻滞药硝苯地平 10～20 mg 口服，3次/d。亦可应用 α 受体阻滞药哌唑嗪 1～3 mg 口服，3次/d。禁用麦角胺、β 受体阻滞药及避孕药，这些药物可能诱发或加重本病。

3. 放松技术和生物反馈治疗有效。极罕见的情况下，重症病例可考虑做交感神经切除术。雷诺病病程是一个良性过程，一般不会发生肢端坏死，预后良好。

七、白大衣性高血压

白大衣性高血压（gown hypertension）是指在医院门诊或诊所测量血压时血压高于正常范围，而在医院以外环境测量时血压是在正常范围，又可称为功能性高血压。国内研究报道显示征兵、升学体格检查发现血压高的人群中 95％为白大衣性高血压，甚至国外研究报道显示 25％～30％诊断为原发性高血压患者亦属于白大衣性高血压，此类患者经动态血压检测，全天血压均在正常范围。导致白大衣性高血压的原因，可能与患者在诊所中见到医务人员时，由于精神紧张、焦虑等心理因素而引起反应性血压增高。

（一）临床表现

白大衣性高血压患者大多数为青年人，一般无特殊不适，血压水平不是很高，基本上<160/95 mmHg，体格检查无主动脉第二心音亢进、无心脏扩大、无心力衰竭征象。心电图、超声心动图等检查结果正常。24 小时动态血压检查是鉴别白大衣性高血压与原发性高血压最主要的依据。白大衣性高血压 24 小时全天血压均在正常范围。

（二）治疗与预后

对白大衣性高血压无需药物治疗。但近期研究表明白大衣性高血压可能对心脏等靶器官并不是没有长期损害，与相同年龄、性别、体重的血压正常者比较，白大衣性高血压患者左心室重量增加，每天血压波动幅度大，血浆肾素、醛固酮、去甲肾上腺素、总胆固醇、低密度脂蛋白和胰岛素水平均较高。推测白大衣性高血压反应也可能发生在医院外其他紧张环境，故有可能经较长时间演变为原发性高血压，并对心、脑、肾等重要靶器官产生潜在性损害。所以对白大衣性高血压患者应坚持随访，并训练患者或其家属学会测血压，定期检测血压，如血压达到原发性高血压诊断标准，则应按高血压病治疗。

八、直立性低血压

直立性低血压（postural hypotension）是指与卧位转换为立位或坐位等体位改变相关的动脉血压异常下降，伴有头晕、眼花、黑矇、面色苍白，甚至晕厥等短暂性脑缺血临床症状。如发生晕厥又称为低血压性晕厥、低血压性虚脱。直立性低血压分为原发性、继发性两大类。继发性直立性低血压有明确的病因，如主动脉瓣和肺动脉瓣狭窄、梗阻性肥厚型心肌病、左心房黏液瘤、器质性心脏病并有严重心力衰竭、心律失常；糖尿病、贫血、慢性消耗性疾病并营养不良、中大型手术后；但最常见的病因是服用降血压药、抗心律失常药、利尿药、镇静药等药物所致。本节主要讨论原发性直立性低血压。原发性直立性低血压肥胖与消瘦者均可见，以体质消瘦者多发，老年人多于年轻人，女性多于男性。

（一）病因与发病机制

原发性直立性低血压主要与调节血压神经反射功能减退有关。直立时因重力作用，使血液大量（200～800 mL）淤积于躯干下部，心脏舒张期充盈量及心排血量可有一时性减少，血压尤其是收缩压随之下降。正常人因有良好的神经反射调节功能，通过压力感受器对血压调节反射，能在短期内迅速纠正上述血流动力学异常，以致不发生直立性低血压。但直立性低血压患者压力感受器功能减低，交感神经活性下降，迷走神经活性增高，而导致对继发于体位改变血流动力学变化的调节反射降低，从而导致直立性低血压的发生。

（二）临床表现

直立性低血压程度较轻者，患者体位改变时有头晕、头昏，继之视物不清、眼花、黑矇、肢体无力、站立不稳、有欲倾倒感，可伴有面色苍白、说话吃力、精神紧张及恶心、呕吐等症状，可经立即采取仰卧体位或扶持支撑物，休息数分钟上述症状缓解。程度较重者，患者常常来不及采取卧位或扶持支撑物而跌倒，有短暂的意识丧失，个别病例可有头部外伤、骨折，少数也可因血压突然降低而合并脑血管意外或急性心肌梗死等。患者清醒后仍可见面色苍白、多汗、手足发凉、无力交谈。

（三）诊断与鉴别诊断

诊断此症首先要排除心源性、神经源性及药物等引起的继发性直立性低血压。平卧位与直立位血压比较有助于本症的诊断，如果直立位较平卧位血压下降＞20/10 mmHg 或收缩压降至 80 mmHg 以下，且可维持 2 分钟以上，恢复卧位后血压很快恢复正常或接近正常；结合伴有上述直立性低血压的临床表现，平卧后症状消失或减轻；又能排除可能导致直立性低血压的明确病因，即可诊断本症。

（四）治疗

1. 一般措施：对易发生直立性低血压患者可采取以下措施。①睡眠时使用头高脚低位，与地面呈 20°以上斜度的斜面，以便降低肾动脉压，有利于肾素释放和有效循环血量增加；②体位改变不宜过快，如由卧位到坐位、立位或行走等每种体位最好停留 1~2 分钟；③厕所宜设扶手以备随时扶持，夜间休息后宜使用床旁便器，保持大便通畅以防排便时用力过度；④洗澡用水不宜过热，时间不宜过长；⑤餐次适当地增加，每餐不宜过饱，增加水分的摄入，平时食盐低者可适当地增加食盐的摄入；⑥适当地体育锻炼，锻炼的内容和时间宜循序渐进，改变体位不宜过猛；⑦可使用增加静脉回流的紧身腹带、紧身衣和弹力长袜。

2. 一旦出现直立性低血压伴有脑供血不足症状时，患者自己应立即平卧，或者家属、医护人员协助置患者平卧，医护人员根据具体情况予以相应的医疗措施。

3. 对体质消瘦、营养差患者，应增加营养，并可服用西洋参、人参、黄芪、当归等补气益血的中药。对反复发生直立性低血压患者，可口服氢化可的松 0.05~0.1 mg/d，亦可试服麻黄碱、间羟胺等药。

（五）预后

一般良好，但部分患者可因低血压性晕厥发生脑外伤、骨折或继发脑血管意外等而影响预后。

九、原发性低血压

原发性低血压（primary hypotension）是指病因不明的低血压，其血压低于 90/60 mmHg。临床上并不少见，分为 2 类：生理性低血压和直立性低血压。

生理性低血压多见于健康的体力劳动者和体育运动员。发病机制可能与迷走神经功能亢进有关。患者血压虽然偏低，但临床无症状，体格检查仅可见窦性心动过缓、心电图除窦性心动过缓外，少数还可见一度房室阻滞或二度Ⅰ型房室阻滞。无需治疗。

直立性低血压常见于青年瘦弱型体质者，以女性多见，常伴有遗传倾向。此类患者一般无临床症状，常在体格检查中发现。部分病例可有四肢乏力、易疲劳、头昏、失眠、心悸和出汗等现象，少数病例可有直立性低血压的临床症状，久站或体位改变时出现头晕、黑矇，甚至晕厥。

治疗主要是增强体质，可用补益气血方面的中药，也可试用高钠盐饮食。

十、特发性高动力心脏综合征

特发性高动力心脏综合征（idiopathic hyperkinetic heart syndrome）是在无器质性心脏病基础上，出现原因不明的心脏排血量超过正常，患者出现心悸、血压偏高及心脏收缩期杂音的一组临床综合征，又称原发性循环动力过度症。目前认为本综合征是一种功能性疾病，是心血管神经症的特殊类型，其发病机制可能与交感神经功能亢进有关。其突出特点为心排血量、心排血指数高于正常，其心排血指数>4L/（min·m²）。多数患者无自觉症状，有时有心悸、胸闷、气促、心前区绞痛、头晕、头痛、精神紧张、烦躁、多汗及失眠等。体格检查血压偏高，血压一般<160/95 mmHg，心率偏快，心率可超过100次/min，心尖区可闻及收缩期吹风样杂音，杂音强度一般不超过Ⅲ级。

诊断本综合征应注意与其他可引起心脏高动力状态疾病进行鉴别，例如发热、甲状腺功能亢进症、贫血、动静脉瘘、分流性心脏病等。排除前述的疾病后如果心功能测定心排血指数>4L/（min·m²），结合临床即可诊断。

治疗基本同心血管神经症。应注意休息，一般无须药物治疗，如症状明显时，可口服抗焦虑药等。预后良好，经休息和药物治疗可逐渐痊愈。

参考文献

[1]陈灏珠，何梅先，葛均波，等. 实用心脏病学[M]. 5版. 上海：上海科学技术出版社，

2016：1210-1250.

[2] 陈国伟，郑宗鄂. 现代心脏内科学[M]. 2 版. 长沙：湖南科学技术出版社，2002：1133-1158.

[3] Langkafel M，Senf W. Diagnosis of functional heart complaints from the psychosomatic viewpoint[J]. Herz，1999，24(2)：107-113.

[4] Chiavarino C，Poggio C，Rusconi F，et al. Psychological factors and self-rated health：An observative study on cardiological patients [J]. J Health Psychol，2017，1：1359105317712591.

[5] Sulheim D，Hurum H，Helland I B，et al. Adolescent chronic fatigue syndrome：a follow-up study displays concurrent improvement of circulatory abnormalities and clinical symptoms [J]. Biopsychosoc Med，2012，6：10；2012，21：10.

[6] Weingart V，Allescher H D. Non-cardiac chest pain[J]. Dtsch Med Wochenschr，2010，135(43)：2135-2146.

[7] Köllner V，Berg G，Kindermann I. Anxiety disorders and functional somatic syndromes in cardiology[J]. Dtsch Med Wochenschr，2007，132(47)：2513-2524.

[8] Grabhorn R，Jordan J. Functional heart pain[J]. Herz，2004，29(6)：589-594.

[9] Houtveen J H，Rietveld S，de Geus E J. Exaggerated perception of normal physiological responses to stress and hypercapnia in young women with numerous functional somatic symptoms[J]. J Psychosom Res，2003，55(6)：481-490.

[10] Jerie P. Psychological factors，panic disorders and heart diseases[J]. CasLek Cesk，1999，138(5)：156.

[11] 中国康复学会心血管疾病专业委员会. 在心血管科就诊患者的心理处方中国专家共识[J]. 中华心血管疾病杂志，2014，42(1)：6-13.

[12] 李晓丽，毛家亮，何奔，等. 心脏神经症患者躯体化症状自评量表的临床应用[J]. 中国误诊学杂志，2008，8(20)：4798-4800.

[13] 刘竹华，郭爱宁，王媛. 躯体症状障碍患者认知情绪调节与临床症状的相关性研究[J]. 心理学进展，2017，7(7)：931-938.

[14] 李莹，余国龙. 心理行为因素与心血管疾病的发生发展[J]. 中医药导报，2009，15(11)：71-73.

〔余国龙　张　烨〕

第十五章

精神心理评估量表在心血管内科心理障碍诊治中的应用

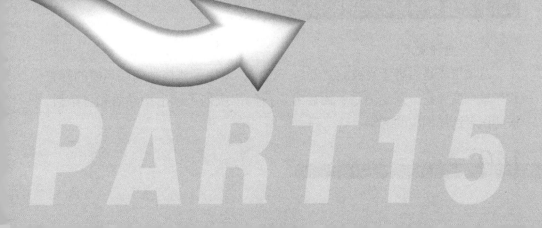

综合医院心血管内科患者常常并发焦虑、抑郁等精神心理问题。如果临床医生不能正确地认别与治疗，往往导致患者误诊误治。对于非精神科心血管内科专科医生而言，唯一较为客观、能较有效帮助临床医生早期识别心理障碍的是心理量表。心血管内科临床医生应该掌握综合医院常用的精神心理量表的选择和使用。

一、精神心理评估量表概述

量表如同一个标尺，帮助医生从千头万绪的状态描述中解脱出来，更加便捷、客观、规范、细致地展示某些临床特点，更方便识别与比较，一个好的量表要求具有良好的信度和效度。但精神心理量表不可避免具有局限性，例如评估范围的局限性，评估内容的机械性，量表条目的等价性不一等。

心理评估量表依据其用途可以分为诊断量表、症状评估量表和其他量表。

1. 诊断量表：是一类配合诊断标准编制的量表，如复合性国际诊断用检查提纲（CIDI）就是一个精神检查提纲，并且可以根据国际疾病分类第 10 版（ICD-10）做出各类精神障碍的诊断。

2. 症状评估量表：是一类针对某一或一组症状进行评估的量表，是综合医院最常使用的一类量表。如汉密尔顿抑郁量表就是围绕抑郁症状的各种表现评估抑郁症状的严重程度及特点。

3. 其他量表：如用于特定目的的量表如生活事件量表，反映被评定者一定时期内所经历的各种生活事件，并评估其对心理状态的影响程度。

还有按照评定方式分为自评量表、他评量表、观察量表、检查量表；智力测验工具可以按照评估对象年龄分为儿童用量表、成人用量表和老年人用量表等。

二、心血管内科常用的精神心理量表

（一）自评量表

这类量表是由患者或被测试者自行评定，可用于非精神病性障碍的筛查和严重程度评定。评定方法：由患者自行阅读或他人读出指导语和各条目，被测试者选择相应的答案。

1. 综合医院焦虑抑郁自评量表（the hospital anxiety and depression scale，HAD）：HAD 由 Zigmond、Snaith 于 1983 年编制，1995～1997 年 Mykletun 等通过对挪威的大型流行病学调查研究后，认为 HAD 心理量表能适用于焦虑以及抑郁症状的筛选。相应的专家在 1993 年翻译并引进了 HAD 心理量表，从而为综合性医院的焦虑、抑郁测验提供了标准的参照方法。根据 HAD 心理量表，明确综合性医院的焦虑和抑郁的临界值为 9 分，HAD 心理量表为自评量表，分为 14 个项目，包括焦虑和抑郁两个因子分，平均的测试时间为 5 分钟。

HAD 心理量表优点是患者容易理解评分项目，完成时间短，对焦虑以及抑郁症状具有较好的敏感性和特异性。缺陷是 HAD 心理量表的反向评分项目焦虑因子分与抑郁因子分比例为 1：5，可能导致评分不均衡，导致相应的评分出现一定的偏倚，所测试出来的结果抑郁症状多于焦虑症状；同时 HAD 心理量表也没有躯体化因子分，造成了综合性医院心理障碍患者的躯体化症状难以得到有效的体现。

2. 90 项症状清单（Symptom Checklist 90，SCL-90）：SCL-90 由 Derogatis在 1973 年编制，同时也是国外应用最多而最广泛的精神症状心理量表之一。SCL-90 共有 90 个项目，该心理量表将 90 个因子分为 9 类因子评分，分别为躯体化、强迫症状、人际关系敏感、抑郁、焦虑、敌对、恐怖、偏执、精神病性以及 1 个附加的项目。SCL-90 包括较广泛的精神症状学内容，从感觉、情感、思维、意识、行为直到生活习惯、人际关系、饮食睡眠等，要求受试者根据自己的实际情况，就有或无该症状自己进行评定。对有心理症状（即有可能处于心理障碍或心理障碍边缘）的人有良好的评分能力。

在综合医院应用中，SCL-90 更适用于有临床症状患者的心理障碍筛选，并可初步判断是何种心理障碍及其严重程度。其优点是根据靶症状构成的因子分数，分析不同因子的分布趋势以及评定的结果特征，从而全面、详细地反映患者的躯体化症状。但是 SCL-90 心理量表题目繁多、评定复杂、耗时至少 20 分钟，有相当多的综合医院患者很难有耐心完成，不能适应综合医院快速的诊疗节奏。SCL-90 心理量表的结果分析也相对复杂，评分采取了统计学的方法，具备精神科专业资质的医务人员较难掌握，而综合性医院医生未经过专门的培训，应用此心理量表有一定的困难；SCL-90 心理量表的敌对、恐怖、偏执、精神病性和 1 个附加项目对综合医院大多数患者并不需要，故

SCL-90 心理量表在综合医院使用受到一定限制。

3. Zung 抑郁自评量表（self-rating depression scale，SDS）和 Zung 焦虑自评量表（self-rating scale，SAS）：SAS/SDS 由 Zung 分别于 1971 年和 1965 年编制，故又称 Zung 量表。目前，SAS/SDS 是应用相对广泛的心理量表。SAS/SDS 具有 20 个项目，都是焦虑或抑郁的表现，患者根据自己临床症状的有无及严重程度进行评分，评分相加，再换算为标准分。评定需 5~10 分钟。优点是心理量表的内容容易理解、评分的方式也较为简单，费时不长，适用于心理专科就诊的心理障碍患者。由于综合性医院患者对自身的心理问题采取否认态度，较为突出的是躯体化症状，由此 SAS/SDS 检出率并不高，同时 SAS/SDS 反向评分项目也较多，容易致使自评者误解而出现评分结果的偏差。

4. 9 条目患者健康问卷（patient health questionair-9，PHQ-9）：PHQ-9 是条目简单、使用简便的自评量表，由美国《精神疾病诊断与统计手册》（DSM-Ⅳ）的 9 条症状学标准发展而来，PHQ-9 的 9 个条目本身即为 DSM-Ⅳ 诊断系统 9 条抑郁症状学标准，经过信效度验证，适合于综合医院患者抑郁的筛查或诊断，也可以用来评估患者对治疗的反应。

PHQ-9 是美国新版《精神疾病诊断与统计手册》（DSM-5）唯一推荐评估抑郁严重程度的抑郁量表，权威性高。国内外人群的信效度高；使用方便，简单实用；既可以作为初步诊断，也可以评估抑郁严重程度，帮助医生进行临床决策并调整治疗方案。PHQ-9 量表内容简单，只有很多心理量表一半内容，却有相似的信效度，操作性强，对医生的培训要求更少，节省医生时间，更适合在综合医院临床实践中常规使用，经国内人群验证具有良好的信度和效度。（表 15 - 1）

表 15 - 1   PHQ-9 量表的评分规则与治疗建议

分　值	结果分析	治疗建议
0~4 分	没有抑郁	无
5~9 分	轻度抑郁	观察等待：随访时重复 PHQ-9
10~14 分	中度抑郁	制订治疗计划，考虑咨询，随访和/或药物治疗
15~19 分	中重度抑郁	积极药物治疗和/或心理治疗
20~27 分	重度抑郁	立即首先选择药物治疗，若严重损伤或对治疗无效，建议转移至精神疾病专家进行心理治疗和/或综合治疗

PHQ-9 可以认为是类似实验室检查的工具，用于测量抑郁的程度及评估治疗的改善状况，已成为目前综合医院抑郁临床诊断与疗效的量化工具。但PHQ-9 量表没有躯体化因子评分项目，综合性医院心理障碍患者的躯体化症状难以得到有效的体现。

5. 广泛焦虑量表 7（GAD-7）：GAD-7 量表是一种简便有效的 GAD 识别及评估工具，由 7 个条目组成。GAD-7 量表 7 个条目出自 DSM-Ⅳ 诊断系统焦虑的症状学标准，简单实用，研究证实该量表在筛查广泛焦虑障碍及评估焦虑严重程度方面具有良好的信度、效度，可操作性强，用于检测广泛性焦虑、恐慌、社交焦虑和创伤后应激障碍。本量表在国外已被广泛应用，目前国内已开始应用，能快速、可靠、有效地识别 GAD，还可用于评估症状的严重程度，监测症状改善程度。GAD-7 量表权威性高，美国《精神疾病诊断标准》第 5 版（DSM-5）推荐本量表用于广泛性焦虑严重程度的评估工具。

6. 躯体症状量表：健康问卷 15 项（PHQ-15）已得到 2013 年美国《精神疾病诊断与统计手册》（DSM-Ⅴ）推荐，量表简单易懂，经国内外临床研究证实 PHQ-15 诊断躯体化症状具有良好的信度和效度。该量表可用于综合医院筛查躯体症状障碍及评价其严重程度。PHQ-15 所调查项目均是躯体化症状，没有包括情绪因素，因此，不能同时反映患者的焦虑、抑郁状况。

7. 躯体化症状量表（somatic self-rating scale, SSS）：国内上海交通大学同济医院毛家亮教授编制了针对综合医院心理障碍特点，制定了躯体化症状自评量表，其量表为自评心理量表，共由 20 项题目组成，其中躯体化症状题目占 45%，焦虑占 25%，抑郁占 20%，焦虑抑郁占 10%。每道题目根据症状的严重程度又分为 4 个等级，患者一般能在 5 分钟左右完成，其阳性临界分值为 36/37 分。该量表不仅能很好地判断患者躯体化症状，还能判断是否有心理障碍的可能，尤其对传统的心理量表 SDS、SAS 以及 PHQ-9、GAD-7，还不能反映的综合医院患者患有的早期心理障碍，也能较好地认别。该量表除能帮助非心理专科医生早期识别可能存在的心理障碍，缩短了解患者心理问题的时间，还可反映患者症状及病情的严重程度，也能够很好的帮助医生选择合适的治疗药物。本量表经研究证实诊断躯体化症状有良好的信度和效度，量表简单易懂，易被以躯体化症状为主的心理障碍患者所接受，也容易被综合医院非心理专科医生所掌握。但本量表部分躯体化症状每个项目包括内容偏多，在临床应用过程中，常有患者反映难以准确评分；医生分析其结果时，要注意与器质性疾病所产生的症状进行鉴别，以防漏诊器质性疾病。

（二）他评评估量表

这类量表是由专业人员和经过培训的检查者，经过与患者交谈并检查和观察评估的量表。

1. 汉密顿抑郁量表（hamilton depression scale，HAMD）：由 Hamilton 于 1960 年编制，是临床上评定抑郁状态时应用得最为普遍的量表，具有较高信度和效度，是其他抑郁量表平行效度检验的金标准。分为 17 项、21 项和 24 项 3 个版本，以总分和因子分反映抑郁的严重程度。共分为 7 类因子：抑郁躯体化、体重、认知障碍、日夜变化、阻滞、睡眠障碍、绝望感。整个量表的评估需 15～20 分钟。

2. 汉密顿焦虑量表（hamilton anxiety scale，HAMA）：该表为他评量表，由 Hamilton 于 1959 年编制，是最经典的焦虑评估量表，评估时间 15～20 分钟。共 14 项，以总分和躯体性焦虑及精神性焦虑两因子分反映焦虑严重程度和特征。本量表能很好地认别焦虑症，并能反映焦虑的程度。

（三）其他检查

1. 生活质量评估量表：世界卫生组织与健康有关生活质量测定表 100 项（the world health organization quality of life-100，WHOQOL-100），是用于测量个体与健康有关的生活质量的国际性量表。包含 100 项，覆盖了生活质量有关的 6 个领域和 24 个方面，具有较好的信度、效度。

2. 健康状况调查问卷（short form-36，SF-36）：共有 36 个条目，涉及躯体健康和精神健康两个方面，是目前国际上最为常用的生命质量标准化测量工具之一。

3. 人格特质测评量表：人格特征影响精神行为表现。卡特尔 16 种人格因素测验（16PF）是以因素分析统计法确定和编制而成的一种人格特质测验，具有较高的信度和效度。各自独立的 16 种人格因素相关度极小，每一种因素的测量都能使被试某一方面的人格特征有清晰而独特的认识，更能对被试人格的 16 种不同因素组合做出综合性了解，从而全面评价整个人格。测验约需 45 分钟，具有相当于初三以上文化程度的人都可以使用。明尼苏达多项人格测查（MMPI）是迄今应用极广、颇具权威的问卷式人格测验。该问卷对正常人和精神患者进行预测，以确定哪些条目上不同的人有显著不同的反应模式，常用于鉴别精神疾病。MMPI 测试题目较多，有 556 个问题，分为 14 个分量表。测查时间约 1 小时，因较繁琐使用受到一定局限。上述测验均有计算机操作版本。

4. 西雅图心绞痛问卷（seattle angina questionnaire, SAQ）：由 Spertus 等设计，针对冠心病心绞痛患者生活质量的特异性量表，1996 年中文版引进国内。包括躯体活动受限程度、心绞痛稳定状态、心绞痛发作频率、治疗满意程度、疾病认识 5 个维度。全表 19 个问题，实际得分换算成标准分，标准分＝（实际得分－该方面最低得分）/（该方面最高得分－该方面最低分）×100％，评分越高提示患者生活质量及机体功能状态越好。

三、 心理量表在心血管内科应用中的问题

综合医院心血管内科患者心理障碍有以下特点：①心理障碍程度一般较轻；②躯体化症状突出而心理情绪不明显；③心理障碍以焦虑或焦虑抑郁为主；④心理障碍所引起的躯体化症状累及身体的多个系统；⑤心理障碍患者一般只要求能帮助他消除躯体不适症状。

目前临床应用的常用心理量表都是从纯心理障碍角度，由从事心理专科的医生编写，题目多以反映心理情绪为主，如 PHQ-9、GAD-7 量表仅仅反映患者情绪状态。而心血管内科面临的患者人群是在综合医院就诊的心理障碍患者，患者的心理疾病特点是心理情绪并不突出，而以心血管疾病症状突出的躯体化症状为主，这样的量表无法反映患者的真实心理障碍状况；甚至患者对心理情绪问题都持否认态度，对这样的以心理情绪问题为主的量表往往不接受；常用心理量表多以抑郁为主，但在综合医院心理障碍表现多以焦虑或焦虑抑郁为主。

基于上述原因，目前常用的心理量表在综合医院中使用有一定的局限性。根据上述的综合医院心理障碍的特点和要求，建议应当同时对患者应用不同量表进行评价，如反映焦虑抑郁的 PHQ-9、GAD-7 量表联合与反映躯体化症状的 PHQ-15 量表对患者进行评估，能够符合综合医院心血管内科患者心理障碍的特点和要求。上海交通大学同济医院毛家亮教授编制的针对综合医院心理障碍特点进行鉴别的躯体化症状自评量表，不仅可有效地评估综合医院患者躯体化症状，还能反映焦虑、抑郁情绪状况，且可在较短的时间里就能

完成，适合于综合医院非专科医生对患者心理障碍评估。

参考文献

［1］孙新宇．综合医院常用的精神心理问题量表应用与介绍．365 医学网，2016．

［2］游向宇．心理量表在综合性医院识别心理障碍中的应用现状［J］．赤峰学院学报（自然科学版），2013，29(7)：86－87．

［3］孙新宇．综合医院中心理评估量表的选择和使用［J］．中华内科杂志，2011，50(9)：727－728．

［4］郭琳，丁峰，赵兴胜，等．心血管内科表现为躯体化症状的心理障碍患者的识别和处理［J］．世界最新医学信息文摘，2017，17(76)：77－78．

［5］庄琦，毛家亮，何奔．心理量表在综合性医院识别心理障碍中的应用现状［J］．上海交通大学学报（医学版），2010，30(6)：735－738．

［6］中国康复学会心血管病专业委员会，中国老年学学会心脑血管病专业委员会．在心血管科就诊患者的心理处方中国专家共识［J］．中华心血管疾病杂志，2014，42(1)：6-13．

［7］American Psychiatric Association． Diagnostic And Statistical Manual of Mental Disorders ［M］． 5th ed． Washington DC：American Psychiatric Association，2017．

［8］毛家亮．综合医院非心理专科医生面对心理障碍诊治存在的现状、困难及对策［J］．医学与哲学，2013，34(4)：8－12．

〔余国龙　张　燕〕

第十六章

中国传统文化在双心疾病诊治中的作用

PART16

在中国传统文化中，"疾"和"病"的内涵不是完全一样的。段玉裁在《说文解字注》里对于"疾"的解释是"矢能伤人，矢之去甚速"。就是说，所谓"疾"的特点是来得快去得也快，例如发热、感冒、咳嗽、拉肚子、外伤等都可以看做是"疾"。许慎在《说文解字》对"病"的解释是"病，疾加也"。也就是说，"疾"迁延不愈，时间长了会影响患者心态，"疾"会逐渐演变成"病"，"病"字从"丙"旁，丙在五行属"火"，在五脏与"心"对应，所以中医有"病由心生"的说法。在中医看来，人的心态、情志因素是导致各种病的重要病因。对于"疾"的治疗是求医用药，对于"病"的治疗则需要更多情志开导，也就是所谓的"话疗"。"心病还需心药医"，通过医生的开导让患者远离各种烦恼，心开意解之后，很多病自然会"心空则自化"。

"心"在中医学概念中的地位是至高无上的，《黄帝内经》认为"心为君主之官"，"心者，神之舍也"，是人体最高的统治者和最大的权利执掌者。血是人体赖以生存的物质基础，对血起主宰作用的正是心。神志，指人的精神意识，是人类区别于其他动物、独具聪明智慧表现的主要特征之一，而神志的主宰者也是心。心能藏神，在日常生活中，老百姓也有"遇事好好想想"、"要多长个心眼"等口头语。这些话的中心意思都是一个：心是人体主管思维的器官，既要把握全局，考虑身边的大事；又要调控情志的发生与变化，使人在波澜翻滚的思潮中正常生存。心的这一功能正常，人就表现出聪明、理智、敏捷、灵活，健康长寿的机会相对就多；反之，人就会表现出愚笨、粗鲁、迟钝、固执，疾病和灾难的发生率相对就要高些。

心的重要性在三个方面体现：心神、心态、心性。心神就是精神意识，心态是对人和事的观点、看法和态度，而心性主要指性格和性情。很多疾病的诱因在于心神、心态和心性三个方面或其中某个方面出了问题。比如很多人心态虽然不错，对名利看得也淡，但是心性不太好，性情急躁或容易发脾气，这就容易得病。有一种观点认为很多病是急出来的，还有很多病是气出来的，都有一定道理。中医认为，心态不好，对万事万物放不下，心里烦恼多，容易做"患者"，从字面上看，"患"就是心里有一串串的烦恼的人；另外心性不好的人，性急会化"火"，这就是"内火"，火多了郁积在体内容易得病，从文字来看，"炎"就是病，两个"火"组成。内火重的人中医叫做"肝火上炎"或者"肝阳上亢"，高血压患者就有这样的类型。所以有句话叫做"性格决定命运"，性格不好的人，容易当"患者"，当了患者之后，人的命运当然就不好了。

西医也早就认识到了性格与心血管疾病有着很大的联系，人类的性格分为A型、B型、C型和D型，其中冠心病患者与A型性格有一定关系，什么是A型性格呢？A型性格的人脾气比较火爆、有闯劲、遇事容易急躁、不善克制、喜欢竞争、好斗、爱显示自己才华，对人常存戒心等。综合紧张情绪诱发冠心病的机制：①通过大脑皮质-丘脑下部，使肾上腺髓质以及心脑本身交感神经末梢活动增强，分别释放出更多的肾上腺素和去甲肾上腺素，使心率增快，血压升高，心肌耗氧量增加，从而造成心肌氧气供应不足。②通过交感神经活动增强，血清中胆固醇、中性脂肪增多，并大量沉积于动脉血管壁，促进了冠状动脉粥样硬化的发生。③血液中儿茶酚胺增多，促进了血小板凝集，同时提高了血液的黏稠度，以至血栓形成，造成冠状动脉阻塞。社会进步需要这些事业心强的A型性格人士，但是令人遗憾的是很多有巨大社会贡献的成功人士往往因为脑卒中、心肌梗死、癌症、车祸等原因而英年早逝。所以心理学家提出易患心脏病的人属A型性格是有道理的。

国内著名心血管疾病专家胡大一教授指出，心血管疾病患者合并心理问题日益突出，三分之一心血管门诊患者合并心理障碍，所以他提出了"双心医学"概念。认为心血管内科医生必须掌握"药物、心理、营养、运动、戒烟"等五大处方。事实上，性格是心理因素的重要方面，高血压与性格急躁也有一定关系，情绪急躁的人体内儿茶酚胺类物质分泌量会相应增加，势必升高血压。所以在《黄帝内经》认为"静则神藏，躁则神亡"，什么意思呢？就是说，一个急躁的人，心神容易耗散，耗散多了就没了，而安静的人，心神才容易收藏。所以大家都很熟悉"宁静致远"，也是提醒我们要心性宁静，才能健康长寿。平常在生活中，也发现很多性子急躁的人，走路容易摔跤，过马路容易闯红灯，开车容易出车祸，甚至容易患脑卒中和心肌梗死，所以很多性急的人最终都不急了，因为病了躺在病床上动弹不得了。

二、 中医情志学说——"七情"是双心疾病的内在病因

按照中医学的说法，人的情志改变可以导致疾病，情志主要指"怒、喜、忧、思、悲、恐、惊"七情。中医在寻找疾病的成因时，把七种情志解释为人体发病的内因。比如七情太过，就会出现"怒伤肝，喜伤心，思伤脾，悲伤肺，恐伤肾"的结局。这说明情绪不良会破坏机体的稳定和平衡，从而诱发疾病。"七情"太过不仅伤"形"，而且伤"神"。我国现存最早的医学书《黄帝内经》指出："七情致病，内伤脏腑，外伤气血。"唐代著名医药学家孙思邈在《备急千金要方》中指出："多思则神殆，多念则志散，多欲则志昏，多事则形劳，多语则气乏，多笑则脏伤，多愁则心慑，多乐则意溢，多喜则忘错昏乱，多怒则百脉不定，多好则专迷不理，多恶则憔悴无欢。此十二多不除，则营卫失度，血气妄行，丧生之本也。"孙思邈活了一百多岁，他对于人的七情致病算是总结得非常完整的。

现代医学研究也证实，许多患者在患病之前，往往经过情绪上的某种压力，持续的紧张和焦虑会造成心血管功能的紊乱，诱发高血压和心脏病等疾病。因此，当代的心理治疗也注重吸收传统医学中关于情志调节的理论与方法，以促进人们心理健康发展。

三、 调摄情志是双心疾病不可缺少的治疗手段

中医学都非常重视对"七情"的调摄，并且以此作为健身、益寿或治疗疾病、促进疗效的手段。

古代养生家认为最好的药不是金石草木之品，而是开心快乐，甚至是让人神清气爽的音乐，所以"药"的繁体字的"藥"是从"樂"旁，可见"快乐"或者使人愉悦的音乐本身就是最好的药。治病的良药可以通过心态调节来替代，佛家也有"行宽心和是一药，心平气和是一药，心静意定是一药，忿恨自制是一药，解散思虑是一药，恬淡宽舒是一药"的说法。心在人生理中的重要作用和心理平衡与药物治疗的辩证关系，强调了情志疗法的独特功能。在这有限的几句话中，竟用了"无邪"、"宽"、"和"、"平"、"静"、"定"等一连串的词来突出对心境的要求，足见"心"的地位之高了。《黄帝内经》

就总结了"恬淡虚无,真气从之,精神内收,病安从来"的调心方法,指出人们若能真正认识到宇宙人生的真相是"虚"、"无",随时用一种"恬"和"淡"的态度来面对万事万物,就能在各种烦心的人和事面前保持愉悦安静、虚怀若谷的精神面貌,遇到意外事件能正确对待,自解、自语、自悟,逐步做到"心不随境转",甚至"境随心转"的境界,从而颐养真气,却病增寿。

明代医学家汪绮石认为将"七情"调摄与药物治疗相结合,是预防和治疗虚劳之病的根本之点。清代著名医学家汪昂认为"心死则身健",就是说当一个人把内心的各种纠结、烦恼、气恨、不平等负面情绪都"掐死"了,身体就会健康了。道家《丹阳修真语录》也有"心死则神活"的表述,实际上也是提醒人们,心中不存好恶,只是感觉或者内观,便可以有神奇的效果,或者完全忘掉痛苦时竟起到了完全的治愈作用,比如摔跤导致腿疼的一刹那忘掉腿,便不会疼了。

四、 基于传统文化的"话疗"在双心疾病治疗中的应用

"话疗"是近几年心血管内科医生越来越重视的防治双心疾病的方法,其实清代以前太医院设立"祝由"科就有类似的作用,顾名思义,"祝由"就是寻找病的由来,西方医学的奠基人、号称"医学之父"的希波克拉底曾经说过"医生有三宝:语言、药物和手术",可见借助医生的语言的"话疗"是多么重要。其实"话疗"主要是通过与患者言语沟通,逐步引导患者改变观念,建立突破自己格局的人生观、价值观、世界观,从而改变对宇宙、人生错误想法、说法和做法,最终脱离的各种烦恼,换一个活法,走向快乐的彼岸。

生活中我们经常遇到很多的烦恼,甚至它们是伴随终生的,只要有得失就可能出现烦恼。人类的烦恼主要是来自于自私自利,如果人们能够放下自我、自私和贪心,烦恼自然就会减少;还有些人经常诉说压力很大,生活很苦。医生通过学习中华优秀传统文化,用儒家、道家、佛家和中医学的基本观点和原理,建立基本的观念体系,通过"话疗"去打开患者观念的盒子,清理其散乱的观念种子,唤醒患者的觉知能力,引导患者觉知到压力其实是过多地考虑自己的感受和得失才会有的,如果对物质和精神欲望有所克制,降低自己对于物质和精神的追求,树立为他人、社会、国家而活着的崇高理

想，压力很快就会远离我们，这也就是所谓"得其大者，可以兼其小"。

性格决定命运，心态决定成败。有些 A 型性格的人，容易生气、性急、好争斗，应该学会自我心性调节，每天经常提醒自己"我不应该生气"、"我不应该急躁"、"我不应该争斗"等，一段时间后性格就会逐步变好。

参考文献

[1] 段玉裁. 说文解字注[M]. 郑州：中州古籍出版社，2006：348－350.

[2] 姚春鹏译. 黄帝内经[M]. 北京：中华书局，2012：12－20.

[3] 王云凤，王瑞生. 146 例冠心病患者性格行为分型与其发病关系的探讨[J]. 潍坊医学院学报，1999，2(3)：194.

[4] 刘梅颜，胡大一，姜荣环，等. 心血管内科门诊患者合并心理问题的现状分析[J]. 中华内科杂志，2008，47(6)：277－279.

[5] 中国康复学会心血管病专业委员会. 在心血管科就诊患者心理处方中国专家共识[J]. 中华心血管病杂志，2014，42(1)：6－13.

〔肖长江〕

第十七章

认知行为治疗在双心疾病中的作用

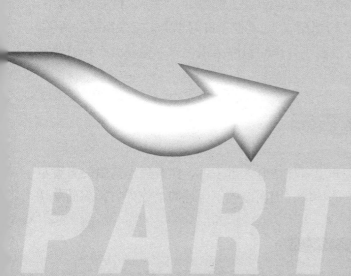

PART17

就诊的患者中，以心理疾病为主或心血管疾病合并存在心理问题者不在少数。其中冠心病、心律失常、心脏性猝死更被认为是与情绪密切相关的心身疾病。心血管疾病和心理因素常常相互干扰，医生在临床工作中必须进行必要和恰当的识别，还需要掌握一些基本的心理干预技巧。本章重点阐述认知行为治疗在双心疾病中的方法与作用。

一、认知行为治疗（CBT）与基本原则

CBT 由 A. T. Beck 在 20 世纪 60 年代提出的一种有结构、短程、认知取向的心理治疗方法，主要针对抑郁症、焦虑症等心理疾病和不合理认知导致的心理问题。它的主要着眼点，放在患者不合理的认知问题上，通过改变患者对己、对人或对事的看法与态度来改变心理问题。CBT 认为治疗的目标不仅仅是针对行为、情绪这些外在表现，而且分析患者的思维活动和应付现实的策略，找出错误的认知加以纠正，以两条核心原则为基础：①认知对情绪和行为具有控制性的影响；②行为能够强烈影响思维模式和情绪。

二、心理健康教育

对于双心疾病患者，心理健康教育应该强调以下两点：①医务工作者对患者进行所患疾病的病因、临床表现、疾病特点、诊断治疗方法、可能的治疗转归等方面的教育，使患者比较客观科学地认识自己所患的疾病。避免因为不了解甚至误解疾病导致的不良认知和情绪。②认知行为心理治疗师对患者进行认知行为治疗模型的教育，帮助患者了解思维、情绪、行为彼此影响的常识，帮助患者学会一些方法调整自己功能不良的思维，觉察自己的情绪，改变自己的问题行为，纠正患者不合理的负性认知，树立患者治疗和管理疾病的信心。

三、建立良好治疗关系

有心理问题的心血管疾病患者往往有大量主诉，伴有焦虑情绪的患者常常担心医生错误地判断自己的病情，因而造成不合理的治疗处方，因而急切

地、不停地诉说自己生病过程中的每一个细节，此时医生因为临床工作紧张、忙碌等原因很难有充足的时间来聆听患者漫长的发病和就诊经历，这时应谨慎处理以免伤害治疗关系。认知行为治疗（CBT）倡导医生与患者在治疗关系上是合作经验治疗方法。医生参与到患者高度协作的治疗进程之中，给予和接受反馈，并且在日常生活中实施认知行为治疗的方法。患者和医生共同面对问题思维和行为。

具体来说，医生可以通过重复患者提到的重要内容，让患者明白医生认真倾听了他的诉说，通过说出他的感受，让他感受到医生对他的理解。医生可以事先告诉患者，在他讲述过程中医生可能会打断他，并且告诉他，医生打断的目的是在有限的时间内尽量询问到对诊断和治疗关键的信息，通常这样沟通后，医生与患者的良好治疗关系都会顺利地建立起来。

四、 应对心血管疾病患者伴发的焦虑情绪的行为学方法

心血管疾病患者伴发焦虑情绪有如下的认知和行为特征：①对所患心血管疾病不切实际的恐惧；②对危险过高估计，低估自身处理和应对危险的能力；③低估已有的治疗措施的有效性。

当患者主观体验到任何的躯体不适时，常常会报告强烈的恐惧，激起自动的想法（如我的心脏病发了……我将会死掉……我忍受不了……我马上要晕倒了……）同时伴随着强烈的生理反应（如出汗、心悸、呼吸急促、出冷汗），并将这种症状解释为自己心血管疾病加重或恶化的信号，继而加重紧张焦虑情绪，陷入恶性循环。

认知行为治疗（CBT）打破这种循环最常用的行为方法是转化抑制与暴露。转化抑制就是帮助患者在经历一次正性或健康的情绪，来抵消焦躁反应的过程，从而降低焦虑情绪的产生。实现转化抑制的常用方法是制造一种肌肉自发的深放松状态，由此产生一种与紧张的焦虑或激动很不同的平静状态。临床上最常用的方法就是肌肉渐进性放松，简单来说就是当患者有上述躯体不适和生理反应（如出汗、心悸、呼吸急促、出冷汗）时，医生让患者用逐步放松身体各个部位的方法，逐渐达到一种全身放松的状态，从而减轻焦虑激动的情绪。

另外一种行为干预的方式为暴露。当一个人有意在压力刺激下（躯体症状、应激事件）暴露自己，他很可能感到恐惧。然而恐惧通常维持的时间有限，因为生理激发不可能在升高状态下（如出汗、心悸、呼吸急促）无限维持下去。不久疲乏感就会产生，又没有新的激发源（应激），人就会开始适应这种状态。重复的暴露后，恐惧环境（躯体症状、应激事件）的心理应答就会下降，而人们就会断定刺激（躯体症状、应激事件）能够被面对和处理。

五、 应对心血管疾病患者伴发的抑郁情绪的行为学方法

精神不振、感受不到生活的乐趣或者乐趣减少，活动减少，是心血管疾病患者伴发抑郁情绪的常见主诉。抑郁时患者的活动减少看起来非常容易理解，但这一行为经常导致抑郁情绪的加重。医生可以看到这样一个恶性循环：（患者）很少参加令人高兴的活动或者很少采取对处理问题有积极意义的行为，这进一步导致了患者的兴趣缺乏、无助感和低自尊。患者可能告诉我们：他根本感觉不到快乐，也没有办法做自己该做的事，如上班或者做家务等。最严重的抑郁患者可能变得痛苦而绝望，并且放弃任何改变的努力。

认知行为治疗认为，积极的行为变化能够提升自尊，也能够促进很有益的思维和态度的形成。所以认知行为治疗的目标是让患者慢慢有目的地逐步恢复能为其带来成就感、愉悦感和掌控感的活动，心理学称它为"行为激活"。

行为激活不是一个神奇或者复杂的技术，简单来说，医生应该这样做：通过和患者讨论他过去生活中的爱好和兴趣，帮助他制定日常活动安排表，在表中逐步增加一些他能够做到的，能让他从中感受到乐趣和成就感的活动，帮助患者打破退缩或者被动的模式，向他们展示进步是可以获得的，并且激活他们康复的希望。注意本章节在前面提到的认知行为治疗的第二条原则：医生的行为能够强烈影响思维模式和情绪。当患者能够在行为上做出任何改变时，情绪和思维也会随之而变。

一个更为简单的行为激活的例子是，医生可为患者开运动处方，要求患者每周至少 4 次，每次至少 40 分钟去做些自己以前喜欢的适量的运动。

六、 帮助心血管疾病患者改变思维的方法

认知行为治疗认为患者的很多思维都是自动化的，医生需要帮助患者理解自动思维的概念，帮助他们识别这样一些思维。接下来我们设计一些用于揭示和改变功能不良的自动思维的方法，再运用这些方法来改变影响患者情绪和行为的自动思维。

针对自动思维的认知行为治疗有两个交叠的阶段：①治疗师帮助患者识别自动思维。②在治疗中运用一些方法改变患者的负性自动思维，将患者的思维引向一个更为积极的方向。同时将这些改变思维的方法教给患者。

首先来看看怎么样帮助患者识别自动思维呢？一个简单的方法是把患者任何的情绪变化看做是出现显著自动思维的信号。简单来说就是当患者出现情绪变化时（如由平静变得焦虑、愤怒、难过等），就是自动思维出现的时候。如果患者的自动思维识别确有困难，医生也可以借助自动思维问卷（ATQ）来帮助识别患者的自动思维。

识别了自动思维之后，医生就要着手运用一些方法来改变这些自动思维，让患者的这些思维变得更加有弹性，更加积极而且功能良好。很多有经验的认知行为治疗（CBT）的治疗师认为苏格拉底式提问应该放在改变自动思维的技术列表的首位。

简单来说明一下运用苏格拉底式提问来改变患者的自动思维时要记住的一些基本特征。①通过向患者提出一些问题来帮助他们找到改变的机会。例如，治疗师在关键的地方可以这样问患者："除了像你刚才那样想，你还能怎么想呢？"以此帮助患者观察改变他们的想法是怎样减少痛苦的情绪或促进他们的应对能力的。②询问得到结果的问题。苏格拉底式提问能很好地起作用，当它突破了坚固的、适应不良的思维模式给患者展示理性和有益的抉择时，新的自知力被发展，思想的改变和积极情绪转变相联系（如焦虑或抑郁心境被改善）。例如，我们可以这样问："如果你的想法发生了改变，结果会有什么不同呢？"③尽可能提一些能引发患者思考和学习的问题。苏格拉底式提问的一个目标就是帮助患者有技巧地"思考想法"。医生问的问题应当激起患者的好奇心，鼓励他们使用新的观点。例如，医生可以这样问："既然我们有更好的想法，那么为什么我们不让自己那样去想呢？"苏格拉底式提问应当作为

患者开始向他们自己提出问题的一种模型。④提出的问题应当对患者有益。考虑患者的认知功能水平、抑郁症状、注意力集中能力，应当提供足够挑战让他们去思考，而不是让他们感到负担或恐惧。有效的苏格拉底式提问应当使患者对他们的认知能力感觉更好，而不是觉得愚蠢或呆笨。询问我们相信患者有能力回答的问题。⑤避免引导性询问。苏格拉底式提问的使用不能让治疗师变成专家（如治疗师知道所有答案并把患者引至相同的结论），而是作为增强患者灵活性、创造性思考能力的一种方法。当然，对提问导向何方及希望获得什么结果可以有医生自己的想法，但要以尊重患者所具有的思考他们自己的能力的方式询问。在可能的情况下让患者在回答问题中进行这些事。⑥尽可能提开放性的问题。恰当的苏格拉底式提问是开放性的，每个提出的问题应该都有多种不同的答案。尽管对或错式提问或多重选择性提问在有些场合是有效的，大部分的苏格拉底式提问应当有多种不同的回答方式和答案。

最后尽管认知行为心理治疗（CBT）是目前循证医学证据最多的心理治疗方法，它有很多的具体技术来帮助双心疾病患者，但同时它也不是万能的，不是所有的患者均能从中获得满意的疗效。如果患者未能获得满意的疗效，可以尝试其他的有实证支持的治疗方法，如抗焦虑、抑郁药治疗。

参考文献

[1] 怀特. 学习认知行为治疗图解指南(Learning Cognitive-Behavior Therapy：An Illustrated Guide)[M]. 武春艳，张新凯，译. 北京：人民卫生出版社，2010.

[2] Beck A T，Rush A J，Shaw B F，et al. Cognitive Therapy of Depression[M]. New York：Guilford，1979.

[3] Campos P E. Special series：integrating Buddhist philosophy with cognitive and behavioral practice[J]. Cognitive and Behavioral Practice，2002，9(1)：44-50.

[4] Barlow D H，Dorman J M，shear M K，et al. Cognitive-behavioral therapy，imipramine，or their combination for panic disorder：a randomized controlled trial[J]. JAMA，2000，283(20)：2529-2536.

[5] 中国医生协会全科分会双心(心脏心理)学组. 心理应激导致稳定性冠心病患者心肌缺血的诊断与治疗专家共识[J]. 中华心血管杂志，2016，44(1)：12-18.

〔刘光亚　柴晓利〕

第十八章

心血管内科精神药物应用及其注意事项

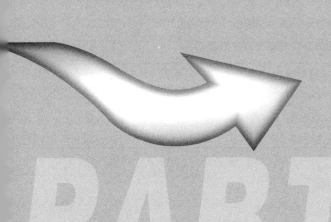

PART18

心血管内科常用的精神药物主要分为抗抑郁药及抗焦虑药，抗抑郁药包括了经典抗抑郁药三环类，以及临床新型抗抑郁药包括了选择性 5 - 羟色胺再摄取阻滞药、选择性 5 - 羟色胺与去甲肾上腺素（NE）摄取抑制药、去甲肾上腺素和特异性 5 - 羟色胺受体拮抗药、选择性 NE 再摄取抑制药、5 - 羟色胺受体拮抗药和再摄取抑制药、褪黑素受体激动药和 5 - 羟色胺 2C 受体拮抗药；抗焦虑药主要有经典抗焦虑药苯二氮䓬类，新型药物选择性 5 - 羟色胺 1A 受体激动药，以及 β 受体阻滞药，大多数抗抑郁药也具有抗焦虑作用。下面将详细阐述各类药物的特点及临床应用。

一、经典抗抑郁药

三环类（TCAs）

三环类主要通过抑制神经元突触前单胺类神经递质（包括 NE、5 - 羟色胺）再摄取，使突触间隙 NE 及 5 - 羟色胺浓度升高，从而达到抗抑郁的作用。此类药物起效快，适合重症抑郁病例。

三环类药物具有较强的抗抑郁作用，但其对受体选择性较低，不良反应较多。常见不良反应如下。①与阻断突触后胆碱能 M_1 受体相关的不良反应：可出现口干、瞳孔扩大、视物模糊、眼压升高、便秘、心动过速、排尿困难等；严重可导致运动失调，谵妄、昏迷等。②与阻断突触后肾上腺素能 α_1 受体有关的不良反应：可导致低血压等不良反应，并可能具有致死性，故严重心脏病及心肌梗死急性发作期禁止使用，三环类药物对心血管的不良反应限制了其在双心综合征患者中的应用。③与阻断组胺 H_1 受体有关的不良反应：引起过度镇静。

表 18 - 1 介绍了常用抗抑郁三环类药物的使用方法。

表 18 - 1　　　　　　　　　常用三环类药物及用法用量

药　物	起始剂量/次	最大剂量/d
阿米替林	25 mg，每天 1 次	150 mg，分次口服
多塞平	25 mg，每天 2～3 次	300 mg，分次口服
丙咪嗪	25 mg，每天 3 次	300 mg，分次口服

其中，阿米替林镇静作用较强，适用于焦虑性或激动性抑郁症的治疗。多塞平适用于抑郁症及焦虑性神经症的治疗。

三环类与心血管药的相互作用：与进入肾上腺素能神经末梢的药物发生相互作用而影响其疗效，与胍乙啶合用停药时会发生严重的低血压；与去甲肾上腺素、肾上腺素联合使用，易导致高血压及心律失常；与可乐定联用，降低其抗高血压作用。与下列药物合用可增加心血管风险：与伊托必利合用，有增加室性心律失常的危险，有导致尖端扭转型室速的报道；与单胺氧化酶抑制药（MAOIs）合用，可发生高血压。

用药时需监测肝肾功能，心电图（主要检测 QT 间期有无延长）。药物过量中毒常表现为心脏传导阻滞、心律失常，也可出现严重的呼吸抑制。药物中毒处理：催吐、洗胃和采用支持对症疗法。

二、新型抗抑郁药

（一）选择性 5-羟色胺再摄取阻滞药（SSRIs）

该类药物相对于传统的三环类抗抑郁药，通过选择性抑制 5-羟色胺再摄取，使突触间隙 5-羟色胺浓度升高，从而起到抗抑郁作用。对于肾上腺素受体、胆碱能受体、多巴胺受体、5-羟色胺受体几乎没有结合力，相对于传统三环类抗抑郁药，不良反应较小，抗抑郁疗效与三环类相当，是世界公认的一线抗抑郁用药。其中的氟西汀、帕罗西汀、舍曲林、艾司西酞普兰与 5-羟色胺与去甲肾上腺素摄取抑制药中的文拉法辛合称为抗焦虑与抑郁的"五朵金花"。适用于各种类型的抑郁障碍，同时对强迫症、恐惧症、社交恐怖、进食障碍和经前焦虑障碍均有效。常见不良反应有过敏、5-羟色胺综合征、光敏反应、胃肠道反应、心悸、口干、头痛、睡眠障碍、精神障碍、呼吸困难等。

表 18-2 介绍了常用选择性 5-羟色胺再摄取阻滞药的使用方法。

表 18-2 　　　　常用选择性 5-羟色胺再摄取阻滞药使用方法

药　物	起始剂量/次	最大剂量/d
氟西汀	20 mg	60 mg，早餐后顿服
帕罗西汀	20 mg	50 mg，早餐后顿服
舍曲林	50 mg	200 mg，每天 1 次
氟伏沙明	50 mg	300 mg，每天 1~2 次
西酞普兰	20 mg	40 mg，每天 1 次
艾司西酞普兰	5 mg	20 mg，每天 1 次

其中，帕罗西汀适用于各种类型的抑郁症，包括伴有焦虑的抑郁症以及反应性抑郁症。在大型的双盲、随机对照性研究中，发现舍曲林对 ACS 类患者用药安全性较高，抗抑郁疗效佳。

使用此类药物时应从小剂量开始，如果可以耐受则逐步增加剂量。建议心血管患者从最低剂量的 1/2 开始，老年体弱者从 1/4 最低剂量开始服用。5～7 天缓慢加至最低有效剂量。

此类药物大多在早饭后顿服，若患者服药后出现持续性头晕、嗜睡等不适表现，可改在夜间睡前服用。该类药物禁止与单胺氧化酶抑制药（MAOIs）联合使用，易导致"5-羟色胺综合征"。

与心血管药合用时药物相互作用：与华法林抗凝药合用时，可增加出血风险；与 β 受体阻滞药合用时，可导致心动过缓。

（二）选择性 5-羟色胺与去甲肾上腺素摄取抑制药（SNRIs）

该类药物通过双重抑制突触前膜对 NE 和 5-羟色胺的再摄取，使突触间隙的 NE 及 5-羟色胺浓度升高，从而达到抗抑郁疗效。随服用药物剂量增高时，还可抑制 DA 的再摄取。适用于难治性抑郁症及焦虑症、强迫症。此类药物常见的不良反应依次为胃肠道反应、头痛、嗜睡、失眠、头晕及震颤等。少见不良反应有皮疹及性功能减退。表 18-3 介绍了常用选择性 5-羟色胺与去甲肾上腺素摄取抑制药的使用方法。

表 18-3　常用选择性 5-羟色胺与去甲肾上腺素摄取抑制药使用方法

药　物	起始剂量/次	最大剂量/d
文拉法辛	25 mg，每天 2～3 次	350 mg，每天 2～3 次
度洛西汀	20 mg，每天 2 次	60 mg，每天 2 次

使用此类药物时也应从小剂量开始，在患者对药物耐受情况下，逐步增量，待巩固期后，逐量递减。突然停药，可诱发焦虑、失眠、出汗、恶心、震颤、眩晕等综合表现的停药反应。

研究表明，文拉法辛可导致持续性血压升高，且呈剂量正相关。服药时应监测血压，若血压持续性升高，则需减量或停药。

与心血管药合用时药物相互作用：研究报道，SSRI，SNRIs 抑制 5-羟色胺再摄取，可导致血小板凝集功能异常，可出现皮下瘀斑、紫癜，严重者可出现内出血。因此，与抗血小板、抗血凝药合用时，应注意监测相关指标。此外，与 β 受体阻滞药、Ic 类抗心律失常药普罗帕酮联合使用，可竞争性抑制本品的代谢。与 SSRIs 合用可导致高血压、肌阵挛、焦虑不安，乃至昏迷和死亡，因此由一种精神类药物换为另一种时，需要 1～2 周的洗净期。禁止与单胺氧化酶抑制药合用。

（三）去甲肾上腺素和特异性 5-羟色胺受体拮抗药（NaSSA）

阻断突触前 α_2 受体，增强 NE、5-羟色胺从突触前膜释放，增强 NE、5-羟色胺传递及特异性阻滞 5-羟色胺 2、5-羟色胺 3 受体，适用于抑郁症的治疗。代表药物为米氮平，起始剂量为 15 mg，每天 1 次，而后逐步增大剂量以达最佳疗效，最大剂量为 45 mg/d。该药不良反应主要为对组胺 H_1 受体的拮抗所产生的过度镇静、疲倦。同时，可使食欲大增，影响糖代谢，影响体重，对于肥胖患者及合并糖尿病患者应慎用。有报道指出极少病例出现低血压、肝功能损害、急性骨髓抑制及躁狂发作。对于房室阻滞及心肌梗死急性期患者需慎用。

（四）选择性 NE 再摄取抑制药

通过对 NE 再摄取的选择阻滞，提高中枢内 NE 活性，从而改善患者的情绪。其选择性高，对 5-羟色胺、DA 位点无亲和力，对胆碱能、H_1、肾上腺素受体几乎没有活性，针对性强，不良反应小。极少数患者可出现低血压。主要在 SSRIs、TCAs 疗效不佳时使用。代表药物为瑞波西汀，起始剂量为 4 mg，每天 2 次，最大剂量为 12 mg/d，分 3 次口服。常见的不良反应有失眠、口干、便秘、多汗等表现。极少数患者可出现眩晕、心率加快、心悸、体位性低血压、血管扩张、视物模糊、尿潴留、性功能障碍。禁忌证为孕妇及哺乳期妇女，过敏者，肝、肾功能不全者，未经治疗的青光眼患者，前列腺增生所致尿潴留者，血压过低者，近期发生过心血管意外事件者，曾有过躁狂及惊厥发作史者。

（五）5-羟色胺受体拮抗药和再摄取抑制药（SARIs）

5-羟色胺受体拮抗药和再摄取抑制药抗抑郁主要通过以下几个机制实现：①阻断中枢神经元突触前膜对于 5-羟色胺的重吸收；②其代谢产物 mCPP 具有拮抗 5-羟色胺作用；③选择性阻断 H_1 及 α_1 受体，可产生较强的催眠、镇静作用。此外，其对 α_2 受体的阻断作用，可治疗勃起功能障碍。适应证为：各种类型的抑郁症和伴有抑郁状态的焦虑症，以及药瘾者戒断后的情绪障碍。SARIs 特点是镇静和抗焦虑作用较强，但没有 SSRIs 强。不良反应较少，常见不良反应有嗜睡、疲劳、昏迷、失眠、紧张，以及视物模糊、口干、便秘等。其具有 α_1 及 H_1 拮抗作用，极少数可出现直立性低血压、心动过速等心血管疾病表现。对性功能无影响。代表药物曲唑酮起始剂量为每天 50～100 mg，分次口服，可每隔 3～4 天加 50 mg，最大剂量不得超过 400 mg/d。

与心血管药合用时药物相互作用：与苯妥英钠及洋地黄类联合使用，可增加两者的血药浓度；与降血压药合用时，需减量使用。

（六）褪黑素受体激动药和 5-羟色胺 2C 受体拮抗药

褪黑素受体激动剂和 5-羟色胺 2C 受体拮抗药抗抑郁机制主要分为以下两个方面：①通过激动褪黑素受体 MT1、MT2，使得生物节律同步化；②同时阻滞 5-羟色胺 2C 受体，使得 5-羟色胺功能活性增高。适应于成人抑郁症。代表药物阿戈美拉汀，起始剂量为 25 mg，每天 1 次，最大剂量为 50 mg/d。常见不良反应为神经精神系统异常、视觉障碍、胃肠道症状、皮肤不适、肝损害等。此类药物的禁忌是乙型肝炎病毒、丙型肝炎病毒携带者及患者，或肝功能受损的患者。

三、抗焦虑药

（一）苯二氮䓬类药物

通过加强 GABA 对 GABA 受体的亲和力，使细胞膜对 Cl^- 的通透性增高，从而增加 Cl^- 内流，引起细胞膜超极化，从而使神经元兴奋性降低，产生中枢抑制效应。BZ 受体分为 Ⅰ 型与 Ⅱ 型，前者与苯二氮䓬抗焦虑作用有关，后者与该类药物的镇静及骨骼肌松弛有关。适用于焦虑、紧张、激动、镇静催眠、抗惊恐等。常见不良反应有嗜睡、头昏等，大剂量可出现共济失调、震颤、尿潴留。少见有直立性低血压。

表 18-4 介绍了常用苯二氮䓬抗焦虑药的使用方法。

表 18-4　　　　常用苯二氮䓬类抗焦虑药的使用方法

药　物	起始剂量/次	最大剂量/d
阿普唑仑（中效）	0.4 mg，每天 3 次	4 mg，分次口服
艾司唑仑（中效）	1 mg，每天 3 次	6 mg，分次口服
氯硝西泮（中效）	0.5 mg，每天 3 次	20 mg，每天 3 次
地西泮（长效）	2.5 mg，每天 2～4 次	30 mg，每天 2～4 次
氟西泮（长效）	15 mg，睡前一次	30 mg，睡前一次

大剂量或静脉注射速度过快时，严重者可出现呼吸、循环中枢抑制，导致呼吸、心搏骤停。使用之前注意监测血氧、有无二氧化碳潴留，有严重呼吸系统疾病患者慎用。此类药物具有成瘾依赖性，指南推荐连续使用时间不宜超过四周。常用于伴有严重失眠的焦虑、抑郁、躯体化患者治疗初期中，同时加用其他种类精神药物。

与心血管药合用时药物相互作用：与降血压药联用时可导致降压作用增强；与洋地黄类合用时，可增加前者的血药浓度，易导致洋地黄中毒。

（二）选择性 5-羟色胺 1A 受体激动药

该类药物通过与 5-羟色胺 1A 受体选择性结合，降低焦虑症过高的 5-羟色胺 1A 活动，产生抗焦虑作用。本品无镇静、肌肉松弛和抗惊厥作用。适用于广泛性焦虑障碍和其他焦虑性障碍者的治疗。代表药物为坦度螺酮、丁螺环酮。坦度螺酮，通常成人应用枸橼酸坦度螺酮片的剂量为每次 10 mg，口服，每天 3 次。根据患者年龄、症状等适当增减剂量，但不得超过 1 天 60 mg。丁螺环酮起始剂量为 5 mg，每天 2～3 次，1 周后可加量 10 mg，每天 2～3 次，治疗量为 20～40 mg/d，分次口服。不良反应为头晕、头痛、口干、恶心及胃肠功能紊乱。亦可出现失眠、便秘、心动过速，偶有心电图异常。禁忌为孕妇、哺乳期妇女、儿童，未经治疗的青光眼及重症肌无力患者。

（三）β 受体阻滞药

β 受体阻滞药可阻滞周围神经 β 受体，抑制交感神经兴奋，主要用于解除焦虑症的各种躯体症状，特别适用于焦虑症的心血管症状，如心悸不适、心动过速等，可通过阻滞 β_1 受体减慢心律及降低心肌收缩力。常见的不良反应有心动过缓、低血压，亦可出现精神抑郁、反应迟钝等神经中枢不良反应；较少可出现支气管痉挛导致的呼吸困难、变态反应。常用药物为普萘洛尔，初始剂量 10 mg，每天 2～3 次，可逐渐增加剂量。有临床研究证实，当剂量达 80 mg/d 时，普萘洛尔抗焦虑作用明显高于安慰剂组。

β 受体阻滞药主要禁忌：①二、三度房室阻滞（未安装心脏起搏器）；②纽约分级心功能Ⅳ级者；③支气管哮喘；④低血压；⑤严重窦性心动过缓。

用药时注意：个体化差异较大，起始剂量较小，用药时需密切观察，注意检测血压、心率、肝肾功能；不可骤然停药，停用时需逐步减量，以免发生停药反应。

四、其他药物

复方制剂氟哌噻吨/美利曲辛（黛力新），为盐酸氟哌噻吨盐酸美利曲辛复方制剂。氟哌噻吨为神经阻滞药，通过阻断突触前膜的多巴胺2受体，阻止多巴胺的再摄取，增加多巴胺的合成与释放；美利曲辛是抗抑郁药，是5-羟色胺和NE再摄取阻滞药，增加中枢神经元中单胺类的传导，从而共同作用达到抗抑郁效果。

氟哌噻吨/美利曲辛每片中含0.5 mg氟哌噻吨和10 mg美利曲辛，为每天早晨与中午口服，每次1片。老年人减量。对轻中度抑郁疗效好，起效快，1周左右可见疗效。适用于轻中度的焦虑抑郁、神经衰弱、抑郁性神经症、隐匿性抑郁，围绝经期抑郁，心身疾病伴焦虑和感情淡漠，以及嗜酒和药瘾者的焦躁不安及抑郁。推荐剂量下不良反应极少，主要包括一过性不安、疲乏、头晕和失眠。对于急性心肌梗死、循环衰竭、嗜铬细胞瘤、房室阻滞、未经治疗的青光眼、急性酒精中毒、巴比妥类药物中毒及鸦片中毒均为禁忌证。

与心血管药合用时药物相互作用：与肾上腺素、麻黄碱、去甲肾上腺素联用可导致血压升高。

值得注意的是抗抑郁药与抗焦虑药并非绝对分类，大部分抗抑郁药如TCAs类阿米替林及SSRI类氟西汀、帕罗西汀、舍曲林、艾司西酞普兰与SNRI类中的文拉法辛同时具有抗焦虑作用，而抗焦虑药如选择性5-羟色胺1A受体激动药坦度螺酮、丁螺环酮及复方制剂氟哌噻吨/美利曲辛同时具有抗抑郁疗效，有专家提出将这些药物统称为抗焦虑抑郁药。

五、双心综合征精神药物应用的基本原则与注意事项

1. 分期治疗：

(1) 急性期治疗：目的为控制症状。小剂量开始，逐步增加，一般1~2周起效，争取在6~12周完全缓解。

(2) 巩固期治疗：目的为巩固疗效。经过急性期治疗后，患者临床症状缓解后，应继续治疗4~6个月；巩固期治疗药物剂量一般情况下不应减小。

（3）维持期治疗：目的为防止复发。经过上述治疗后，患者对疾病认识逐渐增加，社会功能逐渐恢复，可逐渐减少药物用量。首次发作维持期需6～12个月，第2次发作维持期需3～5年，≥3次的发作应长期维持治疗。

使用抗精神药物需要做到足量、足疗程。而治疗疗程的长短，主要与危险因素及严重程度相关，危险因素包括女性、发病年龄较小、家族史等，危险因素越多，则疗程可适当加长。另一方面，疗程长短取决于患者为合并焦虑/抑郁状态，抑或焦虑/抑郁症。若仅仅为焦虑/抑郁状态，可适当缩短巩固维持期治疗时间，当症状消失后，则予以1～2个月的巩固治疗即可。而当患者确诊为焦虑/抑郁症，则需足疗程服用抗精神病类药物。

2. 药物调整：药物治疗起效时间有一定差异，一般1～2周开始起效，完全起效多在2～6周，当治疗6～8周后仍然效果不佳时，可予换另一种抗抑郁药或联合用药。

3. 不推荐2种以上抗抑郁药联用，但当患者伴有严重失眠的焦虑、抑郁、躯体化患者治疗初期，或者经过单一用药、足量、足疗程治疗后疗效欠佳时，可以予以不同机制两类药物联用。

4. 选择药物时，需明确焦虑/抑郁症状，针对性用药。

5. 个体化治疗，治疗时需遵循个体化治疗原则，综合患者的症状、严重程度、并发症、年龄、性别、对药物耐受情况、各系统情况等方面，制定出针对患者的治疗方案。

6. 药物治疗时，需同时进行非药物治疗：认知行为治疗（包括健康教育、心理支持、提高治疗依从性、随访）。

六、 非精神专科医生使用精神类药物常犯错误

1. 初期给药及后期停药时没有做到逐步增量/减量。

2. 仅以患者的主观评价作为疗效标准，缺乏客观证据。

3. 没有遵循个体化给药原则。

4. 选择性5-羟色胺再摄取阻滞药（氟西汀、帕罗西汀）未能做到早晨顿服，而当患者出现持续性的头晕、嗜睡、精神不佳时，未能及时嘱患者改为睡前服用。

5. 把抗精神类药物作为临时用药，而不是规律足疗程服用。

6. 未能辅以相应的心理治疗、认知行为治疗。

参考文献

[1] 中国康复学会心血管病专业委员会，中国老年学学会心脑血管病专业委员会. 在心血管科就诊患者的心理处方中国专家共识[J]. 中华心血管病杂志，2014，42(1)：6-13.

[2] 中华医学会神经病学分会神经心理学与行为神经病学组. 综合医院焦虑、抑郁与躯体化症状诊断治疗的专家共识[J]. 中华神经科杂志，2016，49(12)：908-917.

[3] 杨宝峰. 药理学[M]. 8版. 北京：人民卫生出版社，2014：117-121，141-154.

[4] 吴文源，李清伟. 心血管疾病伴发心理反应[M]//胡大一，于欣. 双心医学. 北京：人民卫生出版社，2008：25-31.

[5] 刘梅颜. 心内科常见精神问题及处理[M]//胡大一，于欣. 双心医学. 北京：人民卫生出版社，2008：37-45.

[6] 姜宗丹，张振玉，钱方. 选择性5-HT再摄取抑制剂与胃肠道损害的研究进展[J]. 世界华人消化杂志，2011，19(13)：1375-1380.

[7] 田元春. 曲唑酮的临床应用进展[J]. 中国药房，2009，20(32)：2543-2544.

[8] 徐俊冕. 曲唑酮临床应用研究的进展[J]. 国外医学(精神病学分册)，2002(2)：65-67.

[9] 潘集阳，廖继武. 抗抑郁药物安非他酮应用新进展[J]. 中国医药导刊，2009，11(11)：1873-1874.

[10] 胡孝芬，欧阳泽祥，韩友松. 阿戈美拉汀抗抑郁应用的现状与进展[J]. 中国药房，2014，25(6)：554-556.

[11] Khadke W, Khadke S V, Khare A. Oral propranolol—efficacy and comparison of two doses for peri-operative anxiolysis[J]. J Indian Med Assoc, 2012, 110(7)：457-460.

[12] 季建林，江开达. 普萘洛尔治疗焦虑症[J]. 新药与临床，1989(1)：37-39.

[13] 汪春运. 黛力新的临床应用[J]. 精神医学杂志，2016，29(4)：314-317.

〔朱　灿〕

第十九章

心血管疾病患者抗抑郁焦虑药效益和风险评估

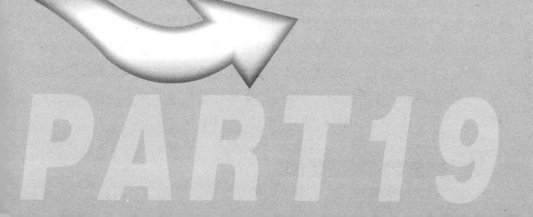

PART19

心血管疾病患者并抑郁/和焦虑发生率高，如冠心病或心力衰竭患者中有20%并有抑郁，其患病率至少是一般人群的3倍。近期荟萃分析结果显示抑郁增加心血管疾病患者包括猝死等心血管不良事件风险90%、脑卒中、风险45%，并大大加重卫生保健费用。因研究方法差异，心血管疾病患者并焦虑发生率差异较大，对72项慢性心力衰竭与焦虑相关研究的荟萃分析，显示13.1%慢性心力衰竭患者合并有焦虑障碍，28.79%并有临床意义的焦虑，55.5%有焦虑症状。近期临床研究发现单纯焦虑、抑郁分别增加慢性心力衰竭患者急性心力衰竭发作19%、24%，焦虑与抑郁并存可增加慢性心力衰竭患者再住院和死亡率达1.75倍。

对心血管疾病患者并抑郁/和焦虑进行抗抑郁焦虑药物治疗是临床最有效的方法之一。因不同类型的抗抑郁焦虑药在不同的心血管疾病患者中使用的安全性和有效性存在很大的差异，本章节基于抗抑郁焦虑药在不同的心血管疾病患者的近期研究，着重于当前常用的新型药物在心血管疾病患者中应用的效益与风险，就伴有抑郁/和焦虑的高血压、冠心病（CHD）、心律失常、慢性心力衰竭等常见的心血管疾病患者，临床常用的抗抑郁焦虑药疗效、不良反应及药物相互作用概况作一综述，有助于临床医生正确地选择抗抑郁焦虑药治疗心血管疾病与抑郁/和焦虑共病患者。

一、常用抗焦虑抑郁药

目前临床常用的抗焦虑抑郁药包括三环类（TCAs）、四环类、选择性5-羟色胺再摄取抑制药（SSRIs）、选择性5-羟色胺、去甲肾上腺素摄取抑制药（SNRIs）和选择性5-羟色胺1A受体激动药等。TCAs代表药物有丙米嗪、阿米替林和多塞平等，四环类代表药物有米氮平、曲唑酮，SSRIs类常用抑制药有氟西汀、帕罗西汀、舍曲林、西酞普兰、艾司西酞普兰；SNRIs类代表药物有文拉法辛；其他还有氨基酮类安非他酮、选择性5-羟色胺1A受体激动药坦度螺酮、丁螺环酮及复方制剂氟哌噻吨/美利曲辛等。值得注意的是抗抑郁药与抗焦虑药并非是根据其作用绝对分类，大部分抗抑郁药如阿米替林、氟西汀、帕罗西汀、舍曲林、艾司西酞普兰与文拉法辛同时具有抗焦虑作用，而抗焦虑药如坦度螺酮、丁螺环酮及氟哌噻吨/美利曲辛同时具有抗抑郁疗效，有专家建议将这些药物统称为抗焦虑抑郁药。

二、 抗抑郁焦虑药心血管保护作用

抑郁/和焦虑对心血管疾病产生的不利影响已基本明确。抗抑郁/和焦虑药治疗能影响心血管疾病发生与发展，产生心血管保护作用。目前认为其产生心血管保护作用机制主要是通过拮抗抑郁/和焦虑，矫正交感神经、肾素-血管紧张素系统异常兴奋，改善心率变异性，减少室性早搏、心室颤动等心律失常发生。另外，部分抗抑郁/和焦虑药物还可通过其他机制产生心血管保护作用。如选 SSRIs、SNRIs 降低血小板聚集效应，安非他酮对血脂有益影响。

三、 抗抑郁焦虑药与心血管药相互作用

抗抑郁焦虑药对心血管药的影响主要是两者药理作用相互影响与药代动力学相互作用。TCAs 类药物具有 QT 间期延长和致心律失常不良反应，增加抗心律失常药胺碘酮、普罗帕酮等临床应用风险。SSRIs 类、SNRIs 类药物与心血管类药物在药理作用、药代动力学可有相互作用，如 SSRIs 类、SNRIs 类药物抑制血小板 5-羟色胺摄取，降低血小板聚集效应；氟西汀、氟伏沙明与抗凝血药华法林均抑制细胞色素 P450 同工酶（CYP2C9），可能增加心血管疾病患者抗血小板、抗凝治疗中的出血风险。氟西汀、安非他酮与美托洛尔联合，增强对细胞色素 P450 同工酶（CYP2D6）抑制作用，导致窦性心动过缓和室内传导阻滞等缓慢性心律失常。氟西汀与钙通道阻滞药维拉帕米和硝苯地平合用，对细胞色素 P450 同工酶（CYP3A4）抑制作用增加，发生恶心、颜面潮红不良反应增多。另外，西酞普兰增加利尿药、中枢性降血压药可乐定发生低血压概率。

四、 不同类型心血管疾病与焦虑/和抑郁共病患者与抗抑郁焦虑药

原发性高血压、冠心病、心律失常、慢性心力衰竭等不同类的心血管病患者，与抑郁/和焦虑共病需要使用抗抑郁焦虑药治疗时，因其病理生理的差异，决定了药物在不同的心血管疾病患者中使用的安全性和有效性存在很

大的差异。

（一）原发性高血压

原发性高血压患者并焦虑/和抑郁发生率高。焦虑/和抑郁影响原发性高血压患者降血压药的降血压疗效，作者 2003 年曾对影响老年原发性高血压患者降压达标因素进行探讨，发现焦虑与抑郁是影响老年原发性高血压患者能否有效达标的重要因素之一。

对原发性高血压与焦虑/和抑郁共病患者应用抗抑郁焦虑药，主要通过拮抗焦虑/和抑郁作用，增加降血压达标率，并降低脑卒中、冠心病等心血管事件的发生率。但部分抗抑郁焦虑药对高血压有不利的影响，临床研究结果显示，目前临床不常用的第一代抗抑郁焦虑药单胺氧化酶抑制药（MAOIs），如吗氯贝胺（Moclobemide）、氯吉林（Clorgyline）与含酪胺的食品（红酒、奶酪等）或拟交感效应药物联合应用，可导致血压升高，甚至导致高血压危象。选择性 5 - 羟色胺、去甲肾上腺素再摄取抑制药（SNRIs）文拉法辛可引起血压升高，并呈剂量依赖性，如剂量大于 200 mg/d，连续治疗 6 周后，5.5%患者舒张压升高≥15 mmHg。所以，原发性高血压患者应该避免应用 MAOIs 及大剂量的 SNRIs 类药物。TCAs、MAOIs 类药物常见不良反应还有直立性低血压，尤其是老年人容易发生。SNRIs 类药物也有导致直立性低血压现象，但 SSRIs 类药物、安非他酮发生直立性低血压罕见。因此，对原发性高血压与焦虑/和抑郁共病患者应用 TCAs、SNRIs 类药物期间，应密切观察患者的血压变化。

（二）冠心病

焦虑/和抑郁是影响冠心病预后的主要因素。因此，对焦虑/和抑郁有效治疗对冠心病与焦虑/和抑郁共病患者是很重要的。TCAs 类药物有潜在致心律失常效应及引起低血压的风险，冠心病患者应避免应用，特别是在急性冠状动脉综合征（ACS）早期。一项 14784 例冠心病患者前瞻性队列研究结果显示，随访 8 年后，应用 TCAs 类药物治疗冠心病与焦虑/和抑郁共病患者的相关心血管事件风险增加 35%。

多个临床实验证明 SSRIs 类药物是治疗冠心病与焦虑/和抑郁共病的安全、有效药物。舍曲林治疗急性心肌梗死或不稳定型心绞痛患者并抑郁症双盲、安慰剂对照试验结果显示，治疗 24 周后，治疗组汉密尔顿抑郁量表评分显著下降，对左室射血分数、室性早搏、QTc 间期患者无显著影响。一项加拿大随机、双盲、对照临床研究评价 SSRIs 类药物西酞普兰与心理治疗的疗效，纳入 284 例冠心病及并抑郁患者，治疗 12 周。与单纯心理治疗组比较，西酞普兰试验组进一步降低汉密顿抑郁评分平均 3.3 分值，对血压或心电图测量数据无显著影响。近期国外 Pizzi C 等对 SSRIs 类药物治疗冠心病与焦虑/和抑郁共病临床研究进行了荟萃分析，证实 SSRIs 类药物治疗显著降低冠心病患者的再住院率（RR 0.63，95% CI 0.46～0.86）和死亡率（RR 0.56，95% CI 0.35～0.88）。基于舍曲林与西酞普兰临床试验结果，2008 年 AHA 抑郁和冠心病科学咨询委员会建议舍曲林和西酞普兰作为冠心病患者的一线用药。近期研究结果显示大剂量西酞普兰有导致 QTc 间期延长、体重增加的趋势，故选择舍曲林更有优势。氨基酮类安非他酮可作为二线药物，用于替代 SSRIs 类药物并发性功能障碍或有戒烟困难患者，SNRIs 类药物文拉法辛、四环类药物米氮平也可作为二线药物应用于冠心病患者。

（三）心律失常

对心血管疾病患者与抑郁/和焦虑共病需要使用抗抑郁焦虑药物治疗时，应注意药物致心律失常可能的不良反应。有研究显示 TCAs 类和 SSRIs 类药物中部分抗抑郁焦虑药可延长 QT 间期，诱发尖端扭转型室性心动过速，增加心脏性猝死概率，特别是与其他延长 QT 间期的药物如I类或Ⅲ型抗心律失常药联合治疗时。TCAs 类药物有类似I类抗心律失常药理特性，对室性心律失常的高危患者、心动过缓或并有室内传导阻滞患者应避免使用。近期一项纳入 38397 病例的横断面研究，评估了抗抑郁焦虑药对 QTc 间期的影响，结果发现 SSRIs 类药物西酞普兰、艾司西酞普兰致 QTc 间期呈剂量效应性延长。2011 年美国 FDA 更新了西酞普兰应用说明，不推荐西酞普兰≥40 mg 剂量在临床应用，并指出大于 60 岁老年人剂量应避免超过 20 mg，对已经存在 QT 间期延长或并有缓慢性心律失常患者不建议使用西酞普兰。近期荟萃分析结果显示 SSRIs 类药物氟西汀、帕罗西汀、舍曲林没有对心血管疾病患者 QT 间期产生有临床意义的影响。近期有报道 SNRIs 类药物文拉法辛和度洛西汀可导致 QT 间期的延长，四环类药物米氮平、曲唑酮有致室性心律失常不良反应。

（四）心力衰竭

心力衰竭患者与抑郁/和焦虑共病发生率 10%～70% 不等，抑郁/和焦虑是预测心力衰竭患者死亡率的独立危险因子。因 TCAs 类药物的心血管不良反应大，应避免应用于心力衰竭与抑郁/和焦虑共病患者。大多数 SSRIs 类药物在心力衰竭患者与抑郁/和焦虑共病临床研究的结果为有临床意义的阳性结果，SSRIs 类药物应该列为心力衰竭患者第一线药物。一项前瞻性研究评估了 SSRIs，SNRIs 和 TCAs 三类药物对终末期心力衰竭并抑郁患者长期生存率的影响，病例均接受 β 受体阻滞药治疗。结果发现随访 18 个月后，与单纯接受 β 受体阻滞药治疗对比，β 受体阻滞药与 SSRIs 类联合治疗患者生存率显著增加（HR 2.201，95% CI 1.255～3.860，P=0.006），而 β 受体阻滞药联合 TCAs 类或 SNRIs 类药物对终末期心力衰竭患者存活率呈负面影响（HR 0.190，95% CI 0.044 0.814；P=0.025）。但是，近期研究发现对射血分数降低和抑郁的慢性心力衰竭患者，应用艾司西酞普兰治疗 18 个月，与安慰剂治疗对比，艾司西酞普兰未显著降低全因死亡率或再住院率。另外，有研究证实 SSRIs 类药物舍曲林、帕罗西汀在慢性心力衰竭患者并抑郁治疗安全性良好，可显著改善患者的抑郁症状同时，无影响室内传导、室性心律失常及直立性低血压等心血管相关不良反应。

五、总　　结

对心血管疾病并抑郁/和焦虑共病患者抗抑郁焦虑药治疗应进行风险效益评估。评价内容应包括心血管疾病性质、抗抑郁焦虑药潜在性心血管不良反应及抗抑郁焦虑药与心血管疾病药物的相互作用等。TCAs、MAOIs 和四环类曲唑酮容易导致直立性低血压及高血压危急症，尤其对老年人，对原发性高血压患者应避免使用。大剂量 SNRIs 类药物也可致高血压患者血压波动，对原发性高血压患者使用时应密切观察血压变化。TCAs 类、SSRIs 类药物西酞普兰、SNRIs 类和四环类药物米氮平因具有促 QT 间期延长潜在效应，对有室性心律失常、QT 间期延长或已使用 I 类或 III 型抗心律失常药治疗患者应避免使用。对室性心律失常患者可选择安非他酮，相对于其他药物，安非他酮 QT 间期延长的风险最低。由于舍曲林临床循证依据充分、发生相关心血管不良反应罕见，还有潜在的抗血小板活性，可作为冠心病患者治疗抑郁焦虑的首选药物。目前临床研究证实 SSRIs 类和 SNRIs 类药物对心力衰竭患者是较为有效、安全的选择。心血管疾病并抑郁/和焦虑共病患者应避免使用 TCAs 类和 MAOIs 类药物。

参考文献

[1] Cohen B E, Edmondson D, Kronish I M. State of the Art Review: Depression, Stress, Anxiety, and Cardiovascular Disease[J]. Am J Hypertens, 2015, 28(11): 1295-1302.

[2] Meijer A, Conradi H J, Bos E H, et al. Prognostic association of depression following myocardial infarction with mortality and cardiovascular events: a meta-analysis of 25 years of research[J]. Gen Hosp Psychiatry, 2011, 33(2): 203-216.

[3] Pan A, Sun Q, Okereke O I, et al. Depression and risk of stroke morbidity and mortality: a meta-analysis and systematic review[J]. JAMA, 2011, 306(10): 1241-1249.

[4] Easton K, Coventry P, Lovell K, et al. Prevalence and Measurement of Anxiety in Samples of Patients with Heart Failure: Meta-analysis[J]. J Cardiovasc Nurs, 2016, 31(4): 367-379.

[5] Garfield L D, Scherrer J F, Hauptman P J, et al. Association of anxiety disorders and depression with incident heart failure[J]. Psychosom Med, 2014, 76(2): 128-136.

[6] Suzuki T, Shiga T, Kuwahara K, et al. Impact of clustered depression and anxiety on mortality and rehospitalization in patients with heart failure[J]. J Cardiol, 2014, 64(6): 456-462.

[7] Teply R M1, Packard K A2, White N D, et al. Treatment of Depression in Patients with Concomitant Cardiac Disease[J]. Prog Cardiovasc Dis, 2016, 58(5): 514-528.

[8] Nezafati M H, Vojdanparast M, Nezafati P. Antidepressants and cardiovascular adverse events: A narrative review[J]. ARYA Atheroscler, 2015, 11(5): 295-304.

[9] Serebruany V L, O'Connor C M, Gurbel P A. Effect of selective serotonin reuptake inhibitors on platelets in patients with coronary artery disease[J]. Am J Cardiol, 2001, 87(14): 1398-1400.

[10] Anderson J W, Greenway F L, Fujioka K, et al. Bupropion SR enhances weight loss: a 48 week double-blind, placebo controlled trial[J]. Obes Res, 2002, 7(10): 633-641.

[11] Footman K1, Roberts B, Tumanov S, et al. The comorbidity of hypertension and psychological distress: a study of nine countries in the former Soviet Union[J]. Journal of Public Health, 2013, 35(4): 548-557.

[12] Li Z, Li Y, Chen L, et al. Prevalence of Depression in Patients with Hypertension: A Systematic Review and Meta-Analysis[J]. Medicine(Baltimore), 2015, 94(31): e1317.

[13] 谢秀梅, 余国龙, 何劲. 心理社会因素对老年人高血压疗效的影响[J]. 中华老年医学杂志, 2003, 22(7): 389-391.

[14] Cohen B E, Edmondson D, Kronish I M. State of the Art Review: Depression, Stress, Anxiety, and Cardiovascular Disease[J]. Am J Hypertens, 2015, 28(11): 1295-1302.

[15] Grossman E, Messerli F H. High blood pressure: a side effect of drugs, poisons, and foods[J]. Arch Intern Med, 1995, 155(5): 450-460.

[16] Feighner J P. Cardiovascular safety in depressed patients: focus on venlafaxine[J]. J Clin Psychiatry, 1995, 56(5): 574-579.

[17] Darowski A1, Chambers S A, Chambers D J. Antidepressants and falls in the elderly[J]. Drugs Aging, 2009, 26(5): 381-394.

[18] Hamer M, Batty G D, Seldenrijk A, et al. Antidepressant medication use and future risk of cardiovascular disease: the Scottish Health Survey[J]. Eur Heart J, 2011, 32(5): 437-442.

[19] Glassman A H, O'Connor C M, Califf, et al. Sertraline treatment of major depression in patients with acute MI or unstable angina(the SADHART Trial)[J]. JAMA, 2002, 288(6): 701-710.

[20] Lesperance F, Frasure-Smith N, Koszycki D, et al. Effects of citalopram and interpersonal psychotherapy on depression in patients with coronary artery disease. The Canadian cardiac randomized evaluation of antidepressant and psychotherapy efficacy (CREATE)trial[J]. JAMA, 2007, 297(4): 367-379.

[21] Pizzi C, Rutjes AW, Costa G M, et al. Meta-analysis of selective serotonin reuptake inhibitors in patients with depression and coronary heart disease[J]. Am J Cardiol, 2011, 107(10): 972-979.

[22] Lichtman J H, Bigger T, Blumenthal H, et al. Depression and coronary heart disease. Recommendations for screening, referral, and treatment. A science advisory from the American Heart Association Prevention Committee of the Council on Cardiovascular Nursing, Council on Clinical Cardiology, Council on Epidemiology and Prevention, and Interdisciplinary Council on Quality of Care and Outcomes Research[J]. Circulation, 2008, 118(12): 1768-1775.

[23] Gravely-Witte S, Stewart D E, Suski N, et al. The association among depressive symptoms, smoking status and antidepressant use in cardiac outpatients[J]. J Behav Med, 2009, 32: 478-490.

[24] Honig A, Kuyper A M, Schene A H, et al. Treatment of post-myocardial infarction depressive disorder: a randomized, placebo controlled trial with mirtazapine [J]. Psychosom Med, 2007, 69: 606-613.

[25] Johnson E M, Whyte E, Mulsant B H, et al. Cardiovascular changes associated with venlafaxine in the treatment of late-life depression[J]. Am J Geriatr Psychiatry, 2006, 14(9): 796-802.

[26] Whang W, Kubzansky L D, Kawachi I, et al. Depression and risk of sudden cardiac death and coronary heart disease in women. Results from the Nurses' Health Study[J]. J Am Coll Cardiol, 2009, 53(10): 950-958.

[27] Wu C S, Tsai Y T, Hsiung C A, et al. Comparative Risk of Ventricular Arrhythmia and Sudden Cardiac Death Across Antidepressants in Patients with Depressive Disorders[J]. J Clin Psychopharmacol, 2017, 37(1): 32-39.

[28] Castro V M, Clements C C, Murphy S N, et al. QT interval and antidepressant use: a cross-sectional study of electronic health records[J]. Br Med J, 2013, 346(1): 1-11.

[29] Zivan K, Pfeiffer P N, Bohnert A S, et al. Evaluation of the FDA warning against prescribing citalopram at doses exceeding 40 mg[J]. Am J Psychiatry, 2013, 170(6): 642-650.

[30] Beach S R, Kostis W J, Celano C M, et al. Meta-analysis of selective serotonin reuptake inhibitor-associated QTc prolongation[J]. J Clin Psychiatry, 2014, 75(5): 441-449.

[31] Stuhec M. Duloxetine-induced life-threatening long QT syndrome [J]. Wien Klin Wochenschr, 2013, 125(5-6): 165-166.

[32] Nia A M, Dahlem K M. Clinical impact of fluvoxamine-mediated long QT syndrome[J]. Eur J Clin Pharmacol, 2012, 68: 109-111.

[33] Moraska A R, Chamberlain A M, Shah N D, et al. Depression, healthcare utilization, and death in heart failure[J]. Circ Heart Fail, 2013, 6(4): 387-394.

[34] Johnson T J, Basu S. Depression predicts repeated heart failure hospitalizations[J]. J Card Fail, 2012, 18(3): 246-252.

[35] Fosbol E L, Gislason G H, Poulsen H E, et al. Prognosis in heart failure and the value of beta-blockers are altered by the use of antidepressants and depend on the type of antidepressant used[J]. Circ Heart Fail, 2009, 2(6): 582-590.

[36] Angermann C E, Gelbrich G, Störk S, et al. Effect of Escitalopram on All-Cause Mortality and Hospitalization in Patients With Heart Failure and Depression: The MOOD-HF Randomized Clinical Trial[J]. JAMA, 2016, 315(24): 2683-2693.

[37] O'Connor C M, Jiang W. Safety and efficacy of sertraline for depression in patients with heart failure[J]. J Am Coll Cardiol, 2010, 56(8): 692-699.

[38] Gottlieb S S, Kop W J, Thomas S A, et al. A double-blind placebo-controlled pilot study of controlled-release paroxetine on depression and quality of life in chronic heart failure[J]. Am Heart J, 2007, 153(10): 868-873.

〔龚　山　王龙飞　余国龙〕

《在心血管科就诊患者的心理处方中国专家共识》解读

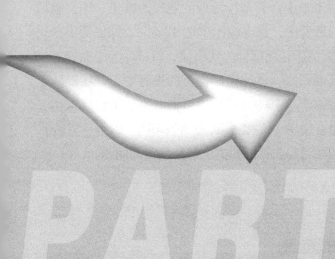

PART20

《在心血管科就诊患者的心理处方中国专家共识》（简称《共识》）是由胡大一教授牵头制定的心脏康复和健康管理的五大处方（包括运动、营养、心理、戒烟和药物处方）之一。本共识由中国康复学会心血管病专业委员会和中国老年学学会心脑血管病专业委员会组织心血管内科和精神疾病科相关专家共同撰写，2014年1月正式发表在《中华心血管病杂志》上。本人有幸成为专家组成员之一，参加了《共识》编写的讨论，加深了对双心疾病的认识，下面对本共识的主要内容进行简要的介绍。

一、 制定本《共识》的目的

在心血管内科就诊的患者中，既有单纯患心血管疾病的患者，也有心血管疾病合并心理问题的患者，还有单纯心理问题伴有心血管疾病相关症状的患者，以往单纯的生物医学模式使临床医生关注心脏问题较多，关注心理问题较少，使许多患者存在的心理问题未能得到正确的诊断和治疗，造成患者反复就医、反复检查，不但严重影响患者的生活质量和预后，同时也造成了大量的医疗资源浪费。本《共识》指出："我国临床医生对精神心理卫生知识的了解远不能满足临床需要，遇到此类问题时难以运用有效手段进行干预。制定本《共识》的目的在于为广大心血管内科医生在临床工作中提供有益的、可供借鉴的参考和指导。"

二、 我国心血管疾病患者精神心理问题现状

在我国，心血管内科就诊患者中合并精神心理问题较为常见。据文献报道，在心血管内科门诊就诊的患者中，焦虑检出率达42.5%，抑郁检出率达7.1%；12.7%无法诊断心血管疾病，而精神症状明显，27.7%为心血管疾病合并存在精神症状。在因胸痛而行冠状动脉造影检查的患者中，冠状动脉正常或接近正常的患者占10%～40%，其中大部分患者的心脏主诉也难以用其他器质性疾病解释，而这些患者中15%最终诊断为惊恐障碍，27%诊断为抑郁症。由此可见，精神心理问题是心血管内科医生经常面临的问题。

三、 如何识别精神心理问题

《共识》建议在诊疗同时，采用简短的三问法，初步筛出可能有问题的患者。3个问题是：①是否有睡眠不好，已经明显影响白天的精神状态或需要用药？②是否有心烦不安，对以前感兴趣的事情失去兴趣？③是否有明显身体不适，但多次检查都没有发现能够解释的原因。3个问题中如果有2个回答是，符合精神障碍的可能性为80%左右。

也可在患者等候就诊时，采用评价情绪状态的量表进行筛查。推荐用躯体化症状自评量表、患者健康问卷9（PHQ-9）、广泛性焦虑问卷7（GAD-7）、综合医院焦虑抑郁量表（HAD）等。

《共识》指出：量表作为标准化评估工具，有各自的用法和应用范围，有的量表需经过培训才能有评价一致性。例如，汉密尔顿抑郁量表，需由受训合格的专业人员实施测评，不能由患者自填。有的量表用于筛查，灵敏度和特异度都合格，但作为考察病情变化的指标过于简单。大部分自评问卷属于症状评定，不能据此直接得出精神科诊断。精神科医生应采用国内精神病学会公布的诊断标准ICD-10，心血管内科医生初步预诊断和处理可参照ICD-10的普及保健版本。

四、 心血管内科精神心理问题患者的临床处理

第一线接触患者的是心血管内科医生，而很多患者会拒绝转诊至精神科，同时心血管疾病是致命性疾病，而心血管内科患者存在的精神心理问题通常是亚临床或轻中度焦虑抑郁，没有达到精神疾病的诊断标准，这部分患者由心血管内科医生处理更安全方便。

《共识》对心血管内科精神心理问题患者的临床处理方法进行了较详细的介绍，包括以下5个方面。

（一）支持性心理帮助

主要是认知行为治疗和运动指导。通过健康教育帮助患者重新认识疾病，纠正患者不合理的负性认知，恢复患者的自信心。同时让患者了解精神心理障碍对心血管疾病的影响，使患者重视精神心理障碍的治疗。医生要对患者

病情表示理解和同情，耐心倾听和接受患者对疾病的描述，除了心血管疾病的症状，要尽可能详细询问患者有无其他不适主诉，要了解患者发病之初有无负性生活事件等。要详细解释精神心理障碍治疗的必要性，解释药物使用过程中的特点和注意事项，以取得患者对疾病诊断的充分理解和对治疗的积极配合。同时通过加强治疗指导，提供正确合理的家庭社会支持，提高患者治疗的依从性。并定期对患者进行随访，观察患者治疗的效果及药物反应，调整用药及支持性治疗内容。随访过程中，如反复出现治疗依从性不好，患病行为异常或出现报警信号如陷入疑病状态不能自拔、缺乏依据的投诉医生或有自我伤害行为，则应请精神科或临床心理科会诊。大量研究证明运动训练可改善冠心病患者的焦虑和抑郁症状，也能显著改善心血管神经症患者的焦虑抑郁负性心理障碍。《共识》强调：在运动治疗前须对患者进行综合评估，确认患者有无器质性心脏病及其程度，患者焦虑抑郁情况及程度，心肺功能及运动能力，以给患者制定个体化的运动处方。

（二）药物治疗

《共识》指出药物对症治疗可改善患者的精神症状，提高生活质量，但何种药物处理能够对心脏疾病有益，仍存在争议。有研究证据表明，选择性5-羟色胺再摄取抑制药（SSRI）舍曲林治疗急性心肌梗死或不稳定性心绞痛合并抑郁安全有效，西酞普兰治疗可明显减轻冠心病患者的抑郁程度。另有研究证实去甲肾上腺素能和特异的5-羟色胺能抗抑郁药（NaSSA）米氮平治疗急性心肌梗死后抑郁效果优于安慰剂。但这些药物对心血管疾病患者的远期预后仍需进一步研究。氟哌噻吨/美利曲辛用于心血管疾病患者的安全性和有效性目前缺乏国际多中心研究数据，国内在大量小规模单中心研究显示该药用于心血管疾病患者安全有效。

药物治疗的注意事项：

1. 治疗目标要确切，如针对明显焦虑症状或抑郁症状。

2. 全面考虑患者的症状谱特点、年龄、躯体疾病状况、有无合并症、药物的耐受性等，尽量做到个体化用药。

3. 剂量逐步递增，采用最低有效量，使出现不良反应的可能性降到最低。与患者有效沟通治疗方法，药物的性质、作用、可能的不良反应及对策，增加患者治疗的依从性。

4. 新型抗抑郁药一般在治疗2周左右开始起效，治疗的有效率与用药持续时间存在函数关系，如果足量治疗 6～8 周无效，应重新评估病情（咨询精神科），若考虑换药，首先考虑换用作用机制不同的药物。

5. 治疗持续时间一般在 3 个月以上，具体疗程目前缺乏研究证据，需根据具体病情决定后续康复措施和药物治疗角色。

抗抑郁焦虑药按作用机制分为 8 类：单胺氧化酶抑制药、三环类抗抑郁药和四环类抗抑郁药、SSRI、5-羟色胺受体拮抗和再摄取抑制药（SARI）、5-羟色胺和去甲肾上腺素再摄取抑制药（SNRI）、去甲肾上腺素和特异性 5-羟色胺受体拮抗药（NaSSA）、多巴胺和去甲肾上腺素再摄取抑制药，氟哌噻吨/美利曲辛复合制剂。

SSRI 是当今治疗焦虑抑郁障碍的一线用药，该类药物用于心血管疾病患者相对安全，适用于各种类型和不同程度的抑郁障碍，建议心血管疾病患者从最低剂量的半量开始，老年体弱者从 1/4 量开始，每 5～7 天缓慢加量至最低有效剂量，常用 SSRI 的剂量和用法见表 20-1。

表 20-1　　　　　　　　　　常用 SSRI 剂量和用法

药　名	半衰期	常用治疗量（mg/d）	最高剂量（mg/d）	用　法
氟西汀	4～6 天	20～40	60	每天 1 次
帕罗西汀	24 小时	20～40	60	每天 1 次
舍曲林	22～36 小时	50～100	200	每天 1 次或分次口服
西酞普兰	35 小时	20～40	60	每天 1 次

苯二氮䓬类药物可用于焦虑和失眠的治疗，特点是抗焦虑作用起效快。分为半衰期长、短两类，常用的长半衰期药物有地西泮、艾司唑仑、氯硝西泮等，短半衰期药物有劳拉西泮、阿唑普仑、咪达唑仑、奥沙西泮等。长半衰期药物更适合用于伴有失眠的情况，睡眠时用药，但应注意其肌松作用，老年人要防止跌倒、直立性低血压，重症患者注意呼吸抑制。长期使用会产生药物依赖，突然停药可引起戒断反应，建议连续应用不超过 4 周，逐渐减量停药。新型助眠药唑吡坦和佐匹克隆没有肌松作用和成瘾性，对入睡困难效果好，但不能改善中段失眠和早醒，没有抗焦虑作用。

氟哌噻吨/美利曲辛复合制剂含有神经松弛药（氟哌噻吨）和抗抑郁药（美利曲辛），因后者含量很小，降低了不良反应，并协同调整中枢神经系统功能、抗抑郁、抗焦虑和兴奋特性。适用于轻中度焦虑抑郁、神经衰弱、心因性抑郁、抑郁性神经症、隐匿性抑郁、心身疾病伴焦虑和情感淡漠、围绝经期抑郁、嗜酒及药瘾者的焦虑不安及抑郁。下列情况禁用：心肌梗死急性期、循环衰竭、房室阻滞、未经治疗的闭角性青光眼、急性酒精中毒、巴比妥类药物中毒及鸦片中毒。禁与单胺氧化酶抑制药同服。

SARI 代表药物曲唑酮，主要用于有轻中度抑郁或焦虑合并失眠的患者，该类药物可引起直立性低血压，建议夜间服用。SNRI 类药物文拉法辛、度洛西汀和 NaSSA 类药物米氮平抗焦虑抑郁效果较好，但 SNRI 类药物有升高血压风险，NaSSA 类药物有促进食欲、增加体重和糖代谢紊乱风险，目前临床上用于心血管疾病患者的安全性还不明确。选择性 5-羟色胺 1A 受体激动药丁螺环酮、坦度螺酮具有抗焦虑作用，可作为高血压伴焦虑患者的用药，对其他心血管病患者的安全性还不明确。

三环类和四环类抗抑郁药因不良反应多，药物相互作用复杂，目前已不同于抗抑郁和抗焦虑的一线用药。该类药物有导致 QT 间期延长和恶性心律失常风险，不建议用于心血管疾病患者，禁用于心肌梗死急性期、有严重房室阻滞和心电节律不很稳定的患者。

（三）放松训练与生物反馈技术

放松训练包括运用腹式呼吸和集中注意力的想象进行渐进性肌肉放松、自我催眠、沉思、冥想及生物反馈训练，可减少心血管事件，促进病情恢复。生物反馈治疗倾向于那些喜爱器械及对"谈话治疗"持怀疑态度的患者。

（四）特殊疾病的处理

在本节中，重点介绍了谵妄和惊恐发作的处理。对重症患者谵妄的治疗，本《共识》强调应个体化用药，认为护理方面的照顾对患者的恢复也很重要，并强调了精神科会诊医生的作用和谵妄的预防。惊恐发作是急性焦虑发作，由于临床表现与心肌梗死相似，常被误诊为冠心病。本《共识》对惊恐发作的临床表现特点、诱发因素、处理原则、药物选择及注意事项进行了较为详细的介绍。对于反复惊恐发作的患者，建议转诊精神科。

美国 FDA 批准治疗惊恐障碍的药物有：帕罗西汀、氟西汀、舍曲林、文拉法辛、艾司西酞普兰、阿普唑仑、氯硝西泮；国家食品药品监督管理总局批准的药物有：帕罗西汀、艾司西酞普兰和氯米帕明。《共识》指出，医生可根据实际需要选择未在中国批准其适应证的抗抑郁药，但需要告之患者。治疗应遵循足量、足疗程原则，一般持续 12 周，控制症状；维持治疗一般 1 年左右，根据患者的临床特点考虑逐渐减药。

药物治疗的目标是控制症状，一般在治疗2~3个月后可能做到。如果遇到困难（如治疗依从性差），应当转诊精神科或请精神科医生会诊。即使2~3个月药物治疗能够达到控制症状的目标，除了提醒患者还需维持治疗外，心理线索梳理和心理康复工作显得更为重要，这往往需要临床心理师兼有心理治疗特长的精神科医生的帮助。

（五）分工、转诊以及与精神科合作

对心理问题和精神障碍的处理，心血管内科医生有医学基础的优势，对心脏情况把握的专长，弱势在于临床心理学和精神病学专业知识薄弱。而精神科医生的长处在于与特殊服务对象打交道，与各种长期陷于精神痛苦、反应方式特殊的患者打交道。精神科医生熟悉和精于处理各种精神症状，特别是重症现象，能够辨析精神症状背后的精神病理意义，组织和采取相应的应对措施。

《共识》指出具体需要会诊和转诊情况包括：①难治性病例，即经过一次调整治疗仍不能耐受不良反应或仍无改善的病例。②依从性不好的病例，在医生恰如其分地交代病情和处理必要性、注意事项前提下，仍反复中断治疗，导致病情波动的。③重病病例，伴有明显迟滞、激越、幻觉，或转为兴奋、敌对的。④危险病例，有自伤或自杀危险，或有伤人危险的。⑤投诉病例，抱怨不同医生处理不当，理据并不充分的。

五、心血管内科医生处理心理问题患者时应注意的问题及可以采用的流程

在门诊面对患者时，《共识》建议采用以下流程：

1. 详细询问病史。在常规询问患者的现病史、既往史和用药情况的同时，也就了解了患者是否有躯体症状反复就诊而没有合理的病因的情况（三问筛查中的一问）；另外，询问一般生活中的普通症状，如食欲、进食、二便、睡眠问题等，也有提示情绪问题的意义（睡眠也是三问中的一问）；在患者发现医生重视其生活中的困扰、关心他的生活情况下，适当问及情绪困扰（如遇事紧张或难以平复、兴趣活动缩窄等），也就弄清了症状发生与情绪背景，给患者提供机会梳理各种症状与情绪波动有无相关性，对帮助患者认识某些躯体症状与情绪的关系有帮助。

2. 做必要的相关心血管疾病检查，使对患者躯体疾病或生理功能紊乱的判断更有依据，主诉中哪些可用心血管疾病解释，哪些不能；针对心血管疾病的性质和程度，应有什么处理等。

3. 如果患者三问筛查中有2个以上予肯定回答，或发现其他心理问题线索，可有针对性进行躯体症状自评量表，或 PHQ-9、GAD-7 或 HAD 量表评估。

4. 如果精神症状存在已较长时间（1个月以上）或症状明显造成生活紊乱，在心理支持和征得患者认同情况下，及时给予抗抑郁焦虑药物治疗。

5. 治疗过程中可以采用量表评分，根据量表分值变化观察药物治疗是否有效，是否需要加药或换药。

最后《共识》还介绍了双心培训模式，包括知识模块讲座、临床操作演示与实习和培训效果评估等内容。

总之，双心疾病的患病率高，诊断率低，危害严重。本《共识》的发布有助于提高临床医生及心血管内科医生识别和处理此类患者的能力，改善患者的生活质量和预后，并减少医疗资源的浪费。

参考文献

[1] 中国康复学会心血管病专业委员会，中国老年学学会心脑血管病专业委员会. 在心血管科就诊患者的心理处方中国专家共识[J]. 中华心血管病杂志，2014，42(1)：6-13.

[2] 刘梅颜，胡大一，姜荣环，等. 心血管内科门诊患者合并心理问题的现状分析[J]. 中华内科杂志，2008，47(6)：227-279.

[3] 邓必勇，崔建国，李春坚，等. 住院冠心病患者1083例心理状况的调查与相关分析[J]. 中华心血管病杂志，2010，38：702-705.

[4] 庄琦，毛家亮，李春波，等. 躯体化症状自评量表的初步编制及信度和效度研究[J]. 中华行为医学与脑科学杂志，2010，19：847-849.

[5] Lichtman J H, Bigger JT Jr, Blumenthal J A, et al. Depression and coronary heart disease: recommendations for screening, referral, and treatment: a science advisory from the American Heart Association Prevention Committee of the Council on Cardiovascular Nursing, Council OH Clinical Cardiology, Council on Epidemiology and Prevention, and Interdisciplinary Council Oil quality of care and outcomes research: endorsed by the American Psychiatric Association[J]. Circulation，2008，118：1768，1775.

[6] 董景武. 疾病和有关健康问题的国际统计分类(ICD-10)：第一卷[M]. 2版. 北京：人民

卫生出版社，2011.

［7］Lavie C J，Milani R V. Adverse psychological and coronary risk profiles in youngpatients with coronary artery disease and benefits of formal cardiac rehabilitation［J］. Arch lntern Med，2006，166：1878－1883.

［8］中华医学会心血管病学分会，中国康复医学会心血管病专业委员会，中围老年学学会心脑血管病专业委员会. 冠心病康复与二级预防中国专家共识［J］. 中华心血管病杂志，2013，41：267－275.

［9］Glassman A H，O'Connor C M，Califf R M，et al. Sertraline treatment of major depression in patients with acute Ml or unstable angina［J］. JAMA，2002，288：701－709.

［10］Berkman L F，Blumenthal J，Burg M，et al. Effects of treating depression and low perceived social support on clinical events after a myocardial infarction：the enhancing recovery in coronary heart disease patients（ENRICHD）randomized trial［J］. JAMA，2003，289：3106－3116.

［11］Lesperance F，Frasure-Smith N，Koszyeki D，et al. Effects of citalopram and interpersonal psychotherapy on depression in patients with coronary artery disease the canadian cardiac reandomized evaluation of antidepressant and psychotherapy efficacy （CREATE）trial［J］. JAMA，2007，297：367－379.

［12］Carney R M，Blumenthal J A，Freedland K E，et al. Depression and late mortality after myocardial infarction in the enhancing recovery in coronary heart disease（ENRICHD）study ［J］. Psychosom Med，2004，66：466－474.

［13］Honig A，Kuyper A M，Schene A H，et al. Treatment of postmyocardial infarction depressive disorder：a randomized，placebo-controlled trial with mirtazapine［J］. Psychosom Med，2007，69：606－613.

第二十一章

心血管内科心理障碍的治疗方法及其注意事项

PART 21

心血管内科就诊患者存在的精神心理问题通常是轻中度焦虑抑郁，以躯体化症状表现明显。心血管内科医生是首诊接触精神心理障碍患者，是以心血管疾病症状为突出表现。因为患者本人认为其患有可能的致命性心血管疾病，常常拒绝转诊至精神科，因此，很多患者需要由心血管内科医生进行初步诊断和处理，并需要向患者和家属交代初步处理的建议。心血管内科心理障碍的治疗方法包括非药物治疗即认知行为治疗、运动康复疗法等，以及药物治疗即常规药物加抗焦虑抑郁药物治疗。

一、认知行为治疗

认知因素在决定患者的心理反应中起关键性作用，包括对疾病病因、诱因、治疗方法、治疗预期作用及预后等方面的认知。负性的认知会导致负性的心理变化，从而产生负性的情绪变化如焦虑抑郁等。认知行为治疗是心血管内科心理障碍重要治疗手段，作为现代心血管内科医生必须掌握。

1. 健康教育：心血管内科患者常因对所患疾病的病因、疾病转归、预后不明确时，可产生紧张、恐惧、焦虑等负性情绪，当得知自己病情不易彻底治愈，多需长期治疗或有可能恶化，认为自己前途暗淡，悲观失望，产生孤独抑郁心理。对患者进行健康教育有助于缓解患者的焦虑抑郁情绪。健康教育形式多种多样，包括健康讲座、床旁宣教、一对一讲解和发放健康教育宣传手册等。健康讲座是健康教育的重要形式，通过定期（每月一次）对冠心病、高血压、心律失常、心力衰竭等相关疾病知识的健康宣教，让患者了解疾病的特点和预后及如何防治，同时让患者了解焦虑抑郁等心理障碍对心脏疾病发生的影响，帮助分析和消除不利于疾病康复的因素，纠正患者不合理的负性认知，恢复患者的信心，可有效缓解很多患者的焦虑抑郁情绪，并使患者重视心理障碍治疗的必要性。

2. 心理治疗：临床上心血管内科就诊患者往往存在以下几种心理障碍情况。①患者没有器质性心脏疾病，可能是不良的生活习惯如熬夜、吸烟、饮酒、喝浓茶及生活和工作的压力等原因引起心悸、胸闷、血压升高等不适，由于对病情不了解而产生焦虑、抑郁等心理障碍；②患者心脏器质性疾病不严重，受非专业报刊、媒体和非专业医生解释误导，致患者紧张焦虑四处求医；③确有严重的心脏疾病，在经历了急救、手术、病友死亡等刺激，再加上疾病预后不佳需要长期药物治疗，从而产生抑郁、焦虑等精神心理障碍；④患者有精神心理疾病同时又合并心脏器质性疾病。这些患者多数有漫长的就医过程，到多家医院和多个专科诊治，而相关的专科药物疗效不佳，多数患者均存在一定程度的抵抗、绝望、猜疑、忧虑等不良心理，对医生失去信赖，对疾病失去信心。面对这样的患者，医生需要更大的耐心，要仔细倾听患者对疾病的描述，除了询问心血管疾病症状，还要尽可能详细询问患者有无其他不适症状，如有无紧张、担心和焦虑害怕；有无情绪不佳和缺乏兴趣、有无睡眠问题等。同时医者还要富有爱心和同情心，能理解患者的行为，感受患者的痛苦。在详细了解患者的病情特点后结合本专业知识，给予患者充分的解释和合情合理的安慰，帮助患者认识到其目前的病情与心理障碍可能有关，同时帮助患者正确判断其心血管疾病的严重程度。要告知患者焦虑抑郁同样会导致患者有胸闷、胸痛、心悸、气短、乏力等心血管疾病的躯体症状，客观评价患者临床症状与心血管疾病之间的关系，必要时给予患者适当的健康保证，打消其顾虑。鼓励患者多参加体育锻炼，指导患者放松，时刻保持开朗的心境，并以积极的态度面对疾病、治疗疾病。通过与患者的充分交流沟通，医生的耐心、爱心和同情心以及解释、安慰和鼓励不仅可取得患者的信任，而且有利于增强患者接受心理障碍药物治疗的依从性，并恢复患者战胜疾病的决心和信心。

二、运动疗法

　　运动治疗对心血管疾病的益处已经是医学界的共识，国内外研究也证明运动能改善冠心病、高血压、心力衰竭等患者的生存率的同时能够改善患者的焦虑、抑郁症状。重视心血管疾病症状的控制以及心脏功能的改善，提倡早期心脏康复训练，这些措施对心血管疾病合并焦虑抑郁的预防和治疗是极其重要的。以运动为主的心脏综合康复计划（CRP）是集运动物理治疗、心理辅导、营养、医疗健康教育等为一体的综合临床康复项目，由于它能有效改善冠心病、高血压、心力衰竭、心律失常、介入手术及外科手术康复期患者的预后，提高生存质量，及降低死亡率、再发病率等，已被国外心脏中心采纳作为常规治疗康复手段。

　　运动治疗前，须对患者运动能力进行综合评估，包括患者有无器质性病变及严重程度；患者的心肺功能及运动能力。建议对患者进行心脏运动试验和心脏功能状况、靶心率、运动能力评定，根据检查结果为患者制定不同的有氧运动康复方案，并结合患者的兴趣、需要及健康状态来制定个性化的运动处方。运动处方包括运动频率、强度、时间和方式。建议对所有患者鼓励其进行每周不少于3次、每次不少于30分钟的有氧运动训练，辅以日常活动如散步、家务、园艺，2次抗阻训练，包括哑铃、弹力带等应用。运动训练的方式和强度根据患者运动能力、心功能状况和临床症状的评估来确定，对于有些患者也可根据自觉劳累度分级（RPE）达13（略感用力）来调整运动强度。运动形式主要包括快步走、慢跑、各种广场舞以及太极拳和八段锦等。并根据运动训练实施过程中患者对训练的反应，不断修订运动处方。

运动治疗应遵循的一般原则和注意事项：①低危的心血管疾病患者或无器质性心脏疾病患者有氧运动强度可偏大，建议达到最大运动量的70%～80%；形式多样化，如快步走、慢跑、登山、游泳和抗阻训练等，可以选择在康复中心或者家中进行运动训练并营造放松的运动环境。②高危心血管疾病患者则从低强度有氧运动开始，如慢走、弹力带运动等，并根据患者的反应循序渐进调整运动方案，关键是持之以恒，贵在坚持。极高危的患者应在有心电、血压和护理人员监护的情况下选择合适的运动，并随时观察患者在运动中的心血管反应，及时调整运动处方。③运动的环境应舒适整洁，可放些轻音乐以利于患者在放松状态下运动。老年患者运动中注意防跌倒，可进行平衡训练降低风险。④单纯的运动训练治疗必须与心理支持治疗有机结合才能达到较好的效果，运动过程当中多和患者及家属交流沟通，及时解答患者的困惑并多给予鼓励。

三、药物治疗

对心血管疾病合并心理障碍的患者，如心理治疗、运动治疗无效时，应加用抗焦虑抑郁药物治疗，药物治疗将进一步改善或消除患者的心理障碍症状，提高生活质量。药物治疗应选择理想药物，理想药物应具备下列特点：有效地消除焦虑或/和抑郁，耐受性好，不影响心、肝、肾的功能，适宜长期使用，不成瘾，价格相对便宜等。

目前有安全性证据用于心血管疾病患者的抗抑郁焦虑药：

1. 选择性5-羟色胺再摄取抑制药（SSRI）：国内外指南首位推荐 SSRI 作为治疗抑郁、焦虑的一线用药，其代表药物主要有氟西汀、帕罗西汀、舍曲林、氟伏沙明、西酞普兰、艾司西酞普兰。主要药理作用是选择性抑制5-羟色胺再摄取，使突触间隙5-羟色胺含量升高而达到治疗目的。有效率均在60%～79%。研究认为该类药物用于心血管疾病患者相对安全。适应证：各种类型和各种不同程度的抑郁障碍，对于重性抑郁疗效明确，还能够缓解焦虑症状；疑病症、恐惧症、强迫症、惊恐障碍、创伤后应激障碍等。由于起效缓慢，一般2周以上起效，适用于达到适应障碍或更慢性的焦虑和抑郁情况。禁忌证：SSRI 类过敏者；禁与单胺氧化酶抑制药联用。用法：SSRI 类药物镇静作用较轻，可白天服用；若患者出现困倦乏力可晚上服用。

药物的不良反应及其注意事项：主要为胃肠道及神经系统反应，为减轻胃肠道刺激，通常餐后服药。建议心血管疾病患者从最低剂量的半量开始，老年体弱者从 1/4 量开始，每5～7 天缓慢加量至最低有效剂量，突然停药可出现撤药综合征。

2. 苯二氮䓬类：用于焦虑症和失眠的治疗。作用机制为苯二氮䓬类能增强中枢抑制性递质 γ-氨基丁酸（GABA）的神经传递功能和突触抑制效应。特点是抗焦虑作用起效快。苯二氮䓬类药物小剂量有良好抗焦虑作用，随着剂量加大，出现镇静催眠作用，还具有抗惊厥、抗癫痫及中枢性肌肉松弛作用。根据半衰期可以分为半衰期长和短两类。常用的长半衰期药有：地西泮、艾司唑仑、氯硝西泮等；常用的短半衰期药有：劳拉西泮、阿普唑仑、奥沙西泮等。由于有一定成瘾性，现在临床一般作为抗焦虑初期的辅助用药，较少单独使用控制慢性焦虑。长半衰期的药物，睡眠时用药，更适合用于伴有失眠的情况。

注意事项：该类药物主要不良反应为过度镇静，有呼吸系统疾病者要慎用，易引起呼吸抑制，导致呼吸困难。老年患者代谢慢，应注意药物的肌松作用，防止直立性低血压及跌倒的发生。长期应用可产生依赖，建议连续应用不超过 4 周，逐渐减量停药，突然停药可引起戒断症状。

唑吡坦和佐匹克隆是在苯二氮䓬类基础上开发的非苯二氮䓬类新型助眠药，没有抗焦虑作用，没有肌松作用和成瘾性。特点是对入睡困难效果好，但不能改善早醒，晨起没有宿醉反应。

3. 氟哌噻吨/美利曲辛（黛力新）：该药是一种复合制剂，含有神经松弛药氟哌噻吨和抗抑郁药美利曲辛。小剂量的氟哌噻吨主要作用于突触前膜的DA自身调节受体，促进DA的合成和释放，从而使突触间隙中DA的含量增加，起到抗焦虑抑郁的作用；小剂量美利曲辛则主要可抑制突触前膜对NA和5-羟色胺的再摄取作用，从而使突触间隙中单胺类递质的含量增加，起到抗抑郁的作用。

适应证：主要可以分为以下四大类。①焦虑性、抑郁性神经症；②自主神经功能紊乱；③多种焦虑、抑郁状态（如各种慢性疾病如糖尿病等伴发的焦虑、抑郁）；④多种顽固性和慢性疼痛（特别是紧张性疼痛）。用法：成人通常每天2片，早晨及中午各1片；严重病例早晨剂量可加至2片。老年患者：早晨服1片即可。维持量：通常每天1片，早晨口服。患者在夜间服用时，可能影响睡眠（发生原因推测可能是黛力新具有对中枢神经系统轻度的振奋作用）。所以推荐患者在下午4时前服药，这样尽量把对睡眠的影响减少到最低。

注意事项：美利曲辛属于三环类抗抑郁药，单用剂量下可轻度抑制心肌传导，对原有传导阻滞的患者有一定威胁性。而黛力新中美利曲辛含量极低，仅为单用剂量的1/10～1/5，因此出现心脏毒性的可能性是极轻微的。但慎重起见，不建议将该药物用于急性心肌梗死恢复早期、左束支传导阻滞以及具有明显的心脏器质性病变的患者。禁与单胺氧化酶抑制药同服。禁用于急性酒精中毒、巴比妥类药物中毒及鸦片中毒者。

目前尚无安全性证据用于心血管疾病患者的抗抑郁焦虑药：

1. 5-羟色胺受体拮抗和摄取抑制药（SARI）：代表药曲唑酮，抗抑郁作用主要可能由于5-羟色胺2受体拮抗，从而兴奋其他受体特别是5-羟色胺1A受体对5-羟色胺的反应。适应证：各种轻、中度抑郁障碍，重度抑郁效果稍逊；因有镇静作用，适用于伴焦虑、失眠的轻、中度抑郁。用法：开始50～100 mg，每晚1次，每隔3～4天增加50 mg，常用剂量150～300 mg/d，因T1/2短，宜分次服。注意事项：不良反应为头疼、镇静，该类药物可引起直立性低血压，建议夜间使用。

2. 5-羟色胺和NE再摄取抑制药（SNRI）：代表药文拉法辛，具有5-羟色胺和NE双重抑制作用，使突触间隙5-羟色胺和NE含量升高而达到治疗目的。该药起效较快，服用后1～2周内见效，抗焦虑抑郁效果较好。适应证：抑郁症、焦虑症及难治性抑郁症。推荐剂量：75～300 mg/d，一般为

150～200 mg/d，分 2～3 次服。缓释胶囊每粒 75/150 mg，每天 1 次。注意事项：不良反应发生与剂量有关，大剂量时血压持续升高（>200 mg）。服用本品的患者，应定期监测血压。常见不良反应：恶心、口干、出汗、乏力、焦虑、震颤、阳痿和射精障碍，个别患者出现肝酶、血清胆固醇升高。

3. NE 和特异性5-羟色胺能（NaSSA）类药物：代表药米氮平是中枢突触前膜 α₂ 受体拮抗药，增加去甲肾上腺素和5-羟色胺神经递质的释放，对5-羟色胺能系统的作用特异性也较高，对突触后5-羟色胺 2 和 5-羟色胺 3 的阻滞作用来调节5-羟色胺的功能。用药后1～2 周起效。适应证：有良好的抗抑郁作用及抗焦虑作用，可治疗各种抑郁障碍，尤其适用于重度抑郁和伴焦虑激越及睡眠障碍的抑郁症及老年抑郁症。推荐剂量：30 mg/d，必要时可增至 45 mg/d，晚顿服。注意事项：NaSSA 类药物有促进食欲、增加体重和糖代谢紊乱风险，目前临床上用于心血管疾病患者的安全性还不明确。常见不良反应：镇静、倦睡、头晕、疲乏、口干、食欲和体重增加。少见有心悸、低血压、皮疹、震颤及水肿。

4. 选择性5-羟色胺 1A 受体激动药：丁螺环酮和坦度螺酮，对其他心血管疾病的安全性不明确。丁螺环酮为非苯二氮䓬类抗焦虑药，系5-羟色胺1A 激动药，主要适用于慢性焦虑，可作为高血压伴焦虑患者的用药，开始每次 5 mg，每天 2～3 次。常用剂量 20～30 mg/d。不具有镇静、肌肉松弛作用，不影响患者日常工作和生活，未见药物依赖，可有头痛、头晕、失眠、兴奋等不良反应。禁忌证：孕妇、哺乳期妇女、本品过敏者、青光眼患者、重症肌无力患者、白细胞减少者禁用。坦度螺酮为丁螺环酮的升级产品，适用于各种神经症所致的焦虑症状及原发性高血压、消化性溃疡等躯体疾病伴发的焦虑状态。每次服 10 mg，每天 3 次。

三环类和四环类抗抑郁药：该类药物有导致 QT 间期延长和恶性心律失常风险，不建议用于心血管疾病患者，禁用于心肌梗死急性期、有严重传导阻滞和心电节律不稳定的患者。

药物治疗注意事项：①应针对患者的临床病症如焦虑、抑郁症状或焦虑合并抑郁症状，选用相应的药物，但需考虑患者合并的躯体疾病，尽量做到个体化用药；②抑郁症为高复发性疾病，目前倡导全程治疗。抑郁的全程治疗分为：急性期治疗、恢复期（巩固期）治疗和维持期治疗三期。急性期治疗推荐 6～8 周。控制症状，尽量达到临床痊愈。治疗抑郁症时，采用最低有效量，逐步递增，使不良反应出现可能性降到最低。一般药物治疗 2～4 周开始起效。如果患者用药足量治疗 6～8 周无效，应重新评估病情，可改用作用机制不同的药物；③与患者有效地沟通治疗的方法，药物的性质、作用、可能的不良反应及对策，增加患者治疗的依从性；④恢复期治疗至少 4～6 个月，在此期间患者病情不稳，复发风险较大，原则上应继续使用急性期治疗有效的药物，且剂量不变；⑤抑郁症为高复发性疾病，因此需要维持治疗以防止复发。有关维持治疗的时间意见不一。多数意见认为首次抑郁发作维持治疗为 6～8 个月。维持治疗结束后，病情稳定，可缓慢减药直至终止治疗，但应密切监测复发的早期征象，一旦发现有复发的早期征象，迅速恢复原治疗。

参考文献

[1] 刘梅颜，胡大一，姜荣环，等. 心血管内科门诊患者合并心理问题的现状分析[J]. 中华内科杂志，2008，47(6)：277 - 279.

[2] Milani R V，Lavie C J. Impact of cardiac rehabilitation on depression and its associated mortality[J]. Am J Med，2007(120)：799 - 806.

[3] 朱秀华，袁玉芹，李松，等. 有氧康复运动训练联合心理治疗对 PCI 术后患者精神心理障碍的调节作用[J]. 广东医学，2014，35(23)：3676 - 3678.

[4] 中国康复学会心血管病专业委员会. 在心血管科就诊患者心理处方中国专家共识[J]. 中华心血管病杂志，2014，42(1)：6 - 13.

〔吴　洁〕

第二十二章

抗抑郁药相关心血管风险

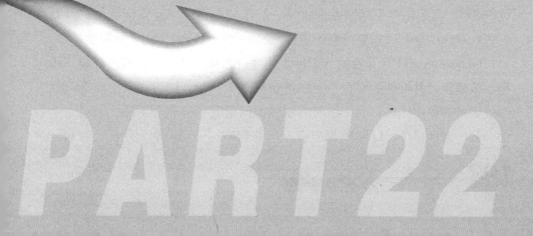

PART22

心血管疾病（CVD）患者并抑郁发生率高，如冠心病或心力衰竭患者中有 20%～30%并有抑郁，其患病率至少是一般人群的 3 倍。近期荟萃分析结果显示抑郁增加 CVD 患者猝死等心血管不良事件风险 90%、脑卒中风险 45%，并大大加重卫生保健费用。

对 CVD 患者并抑郁进行抗抑郁药物治疗是临床最有效的方法之一，能够显著改善患者情绪状态。因不同类型抗抑郁药临床使用中的安全性和有效性存在很大的差异，已有临床研究结果发现部分抗抑郁药与患者心血管或非心血管不良事件有关，甚至可能增加患者死亡率。本章基于近期不同类型抗抑郁药的临床研究，重点关注当前常用的新型药物临床应用中的心血管相关风险，就临床常用的不同类型抗抑郁药疗效及心血管相关不良反应概况作一综述，目的是有助于临床医生对心血管疾病与抑郁共病患者正确地选择抗抑郁药治疗。

一、选择性 5-羟色胺再摄取抑制药（SSRIs）

SSRIs 是目前在临床上使用最为广泛的抗抑郁药，包括氟西汀、舍曲林、帕罗西汀、西酞普兰及氟伏沙明。大多数临床研究结果显示 SSRIs 类药物心血管效应为中性或产生有益的心血管保护作用，特别是新型的 SSRIs 类药物。Thase 等对 3298 例抑郁症患者应用艾司西酞普兰 5～20 mg/d 治疗，分别评估治疗后近期（8～12 周）和远期（24 周）药物的心血管效应。结果显示艾司西酞普兰治疗后对患者血压（BP）、心电图（ECG）没有影响，亦没有发现药物相关心血管不良事件，仅心率有无临床意义的轻度下降。Hanash 等开展了类似的临床研究，对 240 例急性冠状动脉综合征并有抑郁症患者，随机分为药物治疗组与安慰剂对照组，治疗组艾司西酞普兰 10 mg/d，治疗 1 年。结果显示与安慰剂对照组比较，心电图 ST 段压低发作阵次、心律失常频率、QT 间期时限、超声心动图左室收缩、舒张功能指标以及包括死亡、再发急性冠状动脉综合征或需要行血运重建术等不良心血管事件均无显著性差异。

Glassman AH 等开展的 SSRIs 类药物舍曲林治疗急性心肌梗死或不稳定型心绞痛患者并抑郁症双盲、安慰剂对照临床试验，结果显示治疗 24 周后，与安慰剂对照组比较，治疗组汉密尔顿抑郁量表评分显著下降，但对左室射血分数、室性早搏、QTc 间期患者无显著影响。一项加拿大随机、双盲、对照临床研究评价 SSRIs 类药物西酞普兰与心理治疗的疗效，纳入 284 例冠心病及并抑郁患者，治疗 12 周。与单纯心理治疗组比较，西酞普兰试验组进一步降低汉密顿抑郁评分平均 3.3 分值，对血压或心电图测量数据无显著影响。近期国外 Pizzi C 等对 SSRIs 类药物治疗冠心病与抑郁共病临床研究进行了荟萃分析，证实 SSRIs 类药物治疗显著降低冠心病患者的再住院率（RR 0.63，95% CI 0.46~0.86）和死亡率（RR 0.56，95% CI 0.35~0.88）。基于舍曲林与西酞普兰临床试验结果，2008 年 AHA 抑郁和冠心病科学咨询委员会建议舍曲林和西酞普兰作为冠心病患者的一线用药。近期研究结果提示超过 40 mg/d 的大剂量西酞普兰有导致 QTc 间期延长、体重增加的趋势，选择舍曲林更有优势。

目前认为 SSRIs 类药物产生心血管保护作用，主要通过其抗抑郁效应，拮抗抑郁对心血管产生不良影响外，还可抑制突触前末梢 5-羟色胺再摄取，增加神经元间隙 5-羟色胺活性，改善血管内皮功能，抑制血小板聚焦。

二、三环类抗抑郁药（TCAs）

TCAs 类药物主要包括丙米嗪、阿米替林、多塞平和马普替林等。TCAs 类药物有潜在致心律失常效应及引起低血压的风险。一项 14784 例冠心病患者前瞻性队列研究、随访长达 8 年临床研究，结果显示应用 TCAs 类药物治疗冠心病与抑郁共病患者的相关心血管事件风险增加 35%。有临床研究显示 TCAs 类药物可延长 QT 间期、诱发尖端扭转型室性心动过速，增加心脏性猝死概率，特别是与其他延长 QT 间期的药物如 I 类或 III 型抗心律失常药联合治疗时。TCAs 类药物去甲替林有类似 I 类抗心律失常药理特性，影响心室复极过程，导致 QT 间期延长，还可降低心率变异性。TCAs 类药物地昔帕明可能促进血清去甲肾上腺素水平增高，增加运动相关性心律失常发生。故对室性心律失常的高危患者、心动过缓或并有室内阻滞患者应避免使用。阿米替林临床应用中观察到除引起 QTc 间期延长、心率增加，还可导致直立性低血压，尤其是老年人容易发生。

但是，也有个别临床研究结果没有发现 TCAs 类药物有负性心血管性效应。如 Thayssen 等对包括老年抑郁症患者应用丙米嗪或去甲替林治疗，没有发现对心脏传导时间或心律失常有显著影响。Hamer 等在临床队列研究中也发现 TCAs 类药物治疗，与患者冠心病事件或全因死亡率风险没有明显关联。

已有研究证明阻断神经末梢再摄取去甲肾上腺素和5-羟色胺是 TCAs 类产生心律失常等不良心血管效应主要机制。另一方面，TCAs 类药物有类似Ⅰ类抗心律失常药理特性，可阻滞心肌细胞细胞膜钠通道、钾通道，从而影响心肌细胞除极与复极。

三、选择性5-羟色胺、去甲肾上腺素摄取抑制药（SNRIs）

代表药物为文拉法辛、西布曲明和度洛西汀。目前，SNRIs 药物对心血管系统影响的研究数量有限。Ho 等近期对 48876 例接受文拉法辛治疗的老年抑郁患者进行回顾性研究，结果发现接受低至中等剂量文拉法辛治疗患者，没有不良心血管事件发生，与 SSRIs 类药物舍曲林比较，发生心力衰竭风险也并不显著增多。Xue 等前瞻性评估接受度洛西汀治疗的 17386 例抑郁症患者，结果显示度洛西汀治疗也不增加抑郁症患者心血管事件发生率。Wernicke J 等对度洛西汀随机、安慰剂对照治疗抑郁症患者的 42 项临床研究进行荟萃分析，病例总数为 8504 例。与安慰剂对照组比较，接受度洛西汀治疗患者仅有无统计学意义的心电图 RR 间期，QRS 波群时限，QT 间期降低，且无持续性血压升高的风险。

但是，另有临床研究发现文拉法辛可引起血压升高，并呈剂量依赖性，如剂量大于 200 mg/d 连续治疗 6 周后，5.5％患者舒张压升高≥15 mmHg。SNRIs 药物对心血管系统的影响更多集中于西布曲明（sibutramine）。James WP 等对超重/肥胖、2 型糖尿病和有心血管疾病史高危人群，前瞻性评估西布曲明的疗效/安全性。结果发现长期接受西布曲明患者，其非致死性心肌梗死和非致命性脑卒中风险增加。Harrison Woolrych 等研究也发现西布曲明治疗，增加患者包括高血压、心动过速和直立性低血压等心血管不良事件的发生概率。因此，肥胖、2 型糖尿病和有心血管疾病史的高危人群不应推荐西布曲明。

SNRIs 药物对心血管系统影响作用机制与其双重作用药理机制相关，SNRIs 药物既可抑制外周神经元末稍对5-羟色胺再摄取，又能抑制对去甲肾上腺素（NE）再摄取，从而产生对血压、心率等心血管的影响效应。

四、 5-羟色胺受体拮抗药和再摄取抑制药（SARIs）

其代表药物为曲唑酮。目前此类药物仅有曲唑酮对心血管系统影响的研究报道，Weeke 等进行的病例对照研究，结果显示对抑郁症患者采用曲唑酮治疗，与患者的心性死亡没有关联。Krahn LE 等对 100 例顽固性失眠患者回顾性研究，结果发现与单纯接受电休克疗法患者比较，同时接受电休克疗法与曲唑酮治疗患者发生直立性低血压明显增加外，没有增加其他心血管不良事件发生。Service JA 和 Waring WS 报道 1 例女性过量服用曲唑酮急性中毒患者，其心电图 QT 间期、PR 间期延长。因此，常规剂量曲唑酮治疗对心血管系统产生不良的影响概率不大。大剂量曲唑酮对血压产生的影响可能机制是与其抑制神经元5-羟色胺再摄取有关。

五、 去甲肾上腺素和特异性5-羟色胺受体拮抗药(NaSSAs)

此类代表药物为米氮平。NaSSAs 类药物对心血管影响主要表现在心率变异性变化，且目前的临床研究结果尚有矛盾。Kemp AH 等荟萃分析结果显示米氮平没有对心率变异性有显著影响。但是，Terhardt 等临床研究发现接受米氮平治疗中度抑郁症患者，其平均心率增加和心率变异性降低，BP 或 BP 变异性没有变化。另外，Rajpurohit N 报道正在接受普罗帕酮治疗一病例，服用米氮平常规剂量首次即发生心动过缓，心电图 QRS 和 QT 间期延长。

六、 结 论

综合上述，根据抗抑郁药与心血管不良反应相关性，建议将抗抑郁药分为 3 类：①安全且有心血管保护作用的药物，如 SSRIs 类药物。SSRIs 对心血管的不利影响系统报道为 0.0003％，并且仅见于药物剂量过大。②对心血管系统影响为中性作用的药物，如 SNRIs 类药物。③对心血管系统有不利影响的药物，如药物可能导致心律失常、血流动力学欠稳定性等，有 TCAs，SARIs 和 NaSSAs 类药物。根据抗抑郁药与心血管不良反应相关性，对抗抑郁药进行分类，有助于临床正确地选择抗抑郁药，尤其是治疗心血管疾病与抑郁共病患者时。然而，这种分类方法还需开展更多的临床研究进一步评估与完善。

参考文献

[1] Cohen B E, Edmondson D, Kronish I M. State of the Art Review: Depression, Stress, Anxiety, and Cardiovascular Disease[J]. Am J Hypertens, 2015, 28(11): 1295 - 1302.

[2] Meijer A, Conradi H J, Bos E H, et al. Prognostic association of depression following myocardial infarction with mortality and cardiovascular events: a meta-analysis of 25 years of research[J]. Gen Hosp Psychiatry, 2011, 33(2): 203 - 216.

[3] Pan A, Sun Q, Okereke O I, et al. Depression and risk of stroke morbidity and mortality: a meta-analysis and systematic review[J]. JAMA, 2011, 306(10): 1241 - 1249.

[4] Teply R M1, Packard K A2, White N D, et al. Treatment of Depression in Patients with Concomitant Cardiac Disease[J]. Prog Cardiovasc Dis, 2016, 58(5): 514 - 528.

[5] Nezafati M H, Vojdanparast M, Nezafati P. Antidepressants and cardiovascular adverse events: A narrative review[J]. ARYA Atheroscler, 2015, 11(5): 295 - 304.

[6] Thase M E, Larsen K G, Reines E, et al. The cardiovascular safety profile of escitalopram [J]. Eur Neuropsychopharmacol, 2013, 23(11): 1391 - 1400.

[7] Hanash J A, Hansen B H, Hansen J F, et al. Cardiovascular safety of one-year escitalopram therapy in clinically nondepressed patients with acute coronary syndrome: results from the depression in patients with coronary artery disease(DECARD) trial[J]. J Cardiovasc Pharmacol, 2012, 60(4): 397 - 405.

[8] Glassman A H, O'Connor C M, Califf, et al. Sertraline treatment of major depression in patients with acute MI or unstable angina(the SADHART Trial)[J]. JAMA, 2002, 288 (6): 701 - 710.

[9] Lesperance F, Frasure-Smith N, Koszycki D, et al. Effects of citalopram and interpersonal psychotherapy on depression in patients with coronary artery disease. The Canadian cardiac randomized evaluation of antidepressant and psychotherapy efficacy(CREATE) trial[J]. JAMA, 2007, 297(4): 367 - 379.

[10] Pizzi C, Rutjes A W, Costa G M, et al. Meta-analysis of selective serotonin reuptake inhibitors in patients with depression and coronary heart disease[J]. Am J Cardiol, 2011, 107(10): 972 - 979.

[11] Lichtman J H, Bigger T, Blumenthal H, et al. Depression and coronary heart disease. Recommendations for screening, referral, and treatment. A Science Advisory from the A-

merican Heart Association Prevention Committee of the Council on Cardiovascular Nursing, Council on Clinical Cardiology, Council on Epidemiology and Prevention, and Interdisciplinary Council on Quality of Care and Outcomes Research[J]. Circulation, 2008, 118(12): 1768-1775.

[12] Hamer M, Batty G D, Seldenrijk A, et al. Antidepressant medication use and future risk of cardiovascular disease: the Scottish Health Survey[J]. Eur Heart J, 2011, 32(5): 437-442.

[13] Wu C S, Tsai Y T, Hsiung C A, et al. Comparative Risk of Ventricular Arrhythmia and Sudden Cardiac Death Across Antidepressants in Patients with Depressive Disorders[J]. J Clin Psychopharmacol, 2017, 37(1): 32-39.

[14] Jeon S H, Jaekal J, Lee S H, et al. Effects of nortriptyline on QT prolongation: a safety pharmacology study[J]. Hum Exp Toxicol, 2011, 30(10): 1649-1656.

[15] Waslick B D, Walsh B T, Greenhill L L, et al. Cardiovascular effects of desipramine in children and adults during exercise testing[J]. J Am Acad Child Adolesc Psychiatry, 1999, 38(2): 179-186.

[16] Robinson D S, Nies A, Corcella J, et al. Cardiovascular effects of phenelzine and amitriptyline in depressed outpatients[J]. J Clin Psychiatry, 1982, 43(5 Pt 2): 8-15.

[17] Thayssen P, Bjerre M, Kragh-Sorensen P, et al. Cardiovascular effect of imipramine and nortriptyline in elderly patients[J]. Psychopharmacology(Berl), 1981, 74(4): 360-364.

[18] Hamer M, Batty G D, Seldenrijk A, et al. Antidepressant medication use and future risk of cardiovascular disease: the Scottish Health Survey[J]. Eur Heart J, 2011, 32(4): 437-442.

[19] Giardina E G, Barnard T, Johnson L, et al. The antiarrhythmic effect of nortriptyline in cardiac patients with ventricular premature depolarizations[J]. J Am Coll Cardiol, 1986, 7(6): 1363-1369.

[20] Ho J M, Gomes T, Straus S E, et al. Adverse cardiac events in older patients receiving venlafaxine: a population-based study[J]. J Clin Psychiatry, 2014, 75(6): e552-e558.

[21] Xue F, Strombom I, Turnbull B, et al. Treatment with duloxetine in adults and the incidence of cardiovascular events[J]. J Clin Psychopharmacol, 2012, 32(1): 23-30.

[22] Wernicke J, Lledo A, Raskin J, et al. An evaluation of the cardiovascular safety profile of duloxetine: findings from 42 placebocontrolled studies[J]. Drug Saf, 2007, 30(5): 437-455.

[23] Feighner J P. Cardiovascular safety in depressed patients: focus on venlafaxine[J]. J Clin Psychiatry, 1995, 56(5): 574-579.

[24] James W P, Caterson I D, Coutinho W, et al. Effect of sibutramine on cardiovascular

outcomes in overweight and obese subjects [J]. N Engl J Med, 2010, 363 (10): 905 - 917.

[25] Harrison-Woolrych M, Ashton J, Herbison P. Fatal and non-fatal cardiovascular events in a general population prescribed sibutramine in New Zealand: a prospective cohort study [J]. Drug Saf, 2010, 33(7): 605 -613.

[26] Weeke P, Jensen A, Folke F, et al. Antidepressant use and risk of out-of-hospital cardiac arrest: a nationwide casetime-control study[J]. Clin Pharmacol Ther, 2012, 92(1): 72 - 79.

[27] Krahn L E, Hanson C A, Pileggi T S, et al. Electroconvulsive therapy and cardiovascular complications in patients taking trazodone for insomnia[J]. J Clin Psychiatry, 2001, 62(2): 108 -110.

[28] Service J A, Waring W S. QT Prolongation and delayed atrioventricular conduction caused by acute ingestion of trazodone[J]. Clin Toxicol(Phila), 2008, 46(1): 71 - 73.

[29] Kemp A H, Quintana D S, Gray M A, et al. Impact of depression and antidepressant treatment on heart rate variability: a review and meta-analysis[J]. Biol Psychiatry, 2010, 67(11): 1067 - 1074.

[30] Terhardt J, Lederbogen F, Feuerhack A, et al. Heart rate variability during antidepressant treatment with venlafaxine and mirtazapine[J]. Clin Neuropharmacol, 2013, 36(6): 198 - 202.

[31] Rajpurohit N, Aryal S R, Khan M A, et al. Propafenone associated severe central nervous system and cardiovascular toxicity due to mirtazapine: a case of severe drug interaction[J]. S D Med, 2014, 67(4): 137 - 139.

[32] Sheline Y I, Freedland K E, Carney R M. How safe are serotonin reuptake inhibitors for depression in patients with coronary heart disease[J]. Am J Med, 1997, 102(1): 54 - 59.

〔蒋路平　余国龙〕

第二十三章

双心疾病的中医辨证和治疗对策

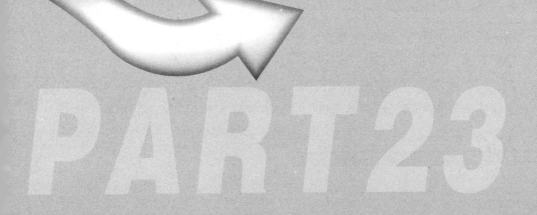

PART23

双心医学（psycho-cardiology）又称为心理心脏病学或行为心脏病学，是研究和处理与心脏疾病相关的情绪、社会环境及行为问题的科学。双心医学的目的是将"精神心理因素"作为"心脏病整体防治体系"的组成部分，立足于心血管疾病的学科体系，对心血管疾病受到来自精神心理因素的干扰或表现为类似心脏症状的单纯精神心理问题进行必要、恰当的识别和干预。本章从中医学角度阐述双心疾病的中医辨证及治疗对策。

一、双心疾病的中医理论认识

中医的文献论著中并没有"双心疾病"的概念，但在论及心脏生理时，把心脏的主要功能分为"心主血脉"与"心主神志"，在讨论"胸痹"、"心悸"等心脏病的章节，均强调患者精神心理方面的异常对心系疾病的影响。而中医对人的精神心理变化与躯体疾病关系的论述，更是历史久远，并在长期临床实践中形成了一整套理论体系。

早在两千多年前中医经典论著《黄帝内经·素问·灵兰秘典论》中曰："心者，君主之官也，神明出焉。"《灵枢·邪客》曰："心者五脏六腑之大主也，精神之舍也。"心为根本，心藏神，神指人的精神、意识、思维活动。心通过神调控各脏腑功能及精神活动达到主宰人体生命活动的目的。心主神志功能异常出现精神心理障碍，如《类经》曰"情志之伤，虽五脏各有所属，然求其所由，则无不从心发"，而张介宾在《类经·疾病类》提出"心为五脏六腑之大主，而总统魂魄，并赅意志，故忧动于心则肺应，思动于心则脾应，怒动于心则肝应，恐动于心则肾应，此所以五志唯心所使也"，"主明则下安……主不明则十二官危"，同时，心与各重要感觉器官密切联系，《素问·阴阳应象大论》中"心开窍于舌"，《灵枢·大惑论》"夫目者，心之使也"，《素问·金匮真言论》"心开窍于耳"，《素问·五脏别论》"心肺通于鼻"，因此，心的功能正常与否可以决定精神意识思维活动的正常运行。

心的另一主要生理功能为心主血脉，为"血肉之心"。《素问·宣明五气篇》曰"心主脉"，《素问·痿论》曰"心主之血脉"，心主血脉为心主神明的物质基础。《灵枢·本神》："心藏脉，脉舍神。"《素问·八正神明论》："血气者，人之神。"心功能的正常与否同样可以影响全身血脉的运行，心气、心脉是保持全身气血运行的必备条件，《灵枢·平人绝谷》"血脉和利，精神乃居"，心主血脉，推动血液运行周身，从而维持人的整个生命活动，包括精神活动。心主神明为心主血脉功能的外在表现，人体精神充沛，意识清晰，神志正常，则反映了心血充沛，心脉得养，只有血脉通达，才能精神内守。说明了"心"与"血脉"、"心"与"神"之间的密切关系。

二、双心疾病的中医病因病机

心脏疾患在中医文献上多见于"胸痹、心悸"等章节，而在讨论心病的病因病机时，每多十分重视情志因素对心病治疗、预后的影响。认为心主血脉功能异常可引发神志异常，《诸病源候论·五脏六腑诸候》中载有"心气盛为神有余，心气不足善忧悲"。如心气虚，心神失养，故见神疲乏力，精神委靡不振；心血虚，则见健忘、失眠多梦；心阴虚，阴虚火旺，则悸烦不宁，寐少梦多，惊惕不安；心火炽盛，则为躁动不安，多噩梦；痰迷心窍，或神志呆钝，表情淡漠，或神识失常，胡言乱语，哭笑无常，甚则昏迷；热陷心包则烦躁，神昏谵语，这都证明中医的神志病与心有着密切的联系。当代医家从中西汇通入手，认为冠心病合并抑郁是由于心络受损，因虚而滞，主要病机表现在络气郁滞、痰浊闭阻、瘀血组络、络虚不荣 4 方面，故可导致清窍蒙蔽，脑髓失养，神机失用，表现出精神及情志的失常。

不仅心病可以导致情绪异常，精神情志的异常又可影响心主血脉的功能。《灵枢·口问》曰："悲哀愁忧则心动，心动则五脏六腑皆摇。"《素问·本病论》曰"人忧愁思虑即伤心"，情志条达，则气血调和，营卫通畅；若情志异常，则可导致心气郁结，气滞血瘀，耗伤心之气阴，发为心病。元代王安道在《医经溯洄集·五郁论》中曰："凡病之起也，多由乎郁，郁者，滞而不痛之义。"《丹溪心法·六郁》中提出："气血冲和，万病不生，一有怫郁，诸病生焉，故人身诸病，多生于郁。"气滞则血瘀、营卫不和，血瘀则疼痛。亦可发为胸痹心痛、心悸等。治疗应予以疏肝理气，活血通络，和解营卫，养心安神定志。

三、双心医学的中医治疗法则

尽管目前教材将胸痹、真心痛、心悸等归纳入心系疾病，而将紧张、焦虑、抑郁、失眠等精神心理疾病归属于中医学的"郁证"、"脏躁"、"百合病"、"不寐"等范畴。但从中医学角度来说，这两类疾病不过是"心主血脉"和"心主神志"的异常，都与心有关。中医在疾病的诊断与治疗上一直非常强调"善医者先医其心，而后医其身，其次则医其病"。注重"身心合一"、"天人合一"即"生物-心理-社会"的医学模式。中医药凭借辨证论治，整体观念的优势，展现出无限的发展空间，千百年来在心理疾病的治疗方面积累了丰富的临床经验，形成了较为完整的辨证体系。运用中医药可以帮助更多的患者解除痛苦，提高生活质量。

对于双心疾病，中医治疗上，首先应当对原发心脏疾病进行辨证治疗，同时应注重心理疾病的诊治，将双心疾病放在同等地位，综合考虑，进行整体辨证。中医药以其特有的辨证论治及整体观念，在双心疾病的治疗上有其独到之处。

双心疾病的病机，总不出乎标实和本虚，标实不外乎寒凝、气滞、痰阻、血瘀导致心脉不畅，心神被扰，而出现胸痹、心悸、失眠、心烦、周身不适等抑郁和焦虑的临床症状，本虚多为心气虚、心血虚、心阴虚，心脉失荣，心神失养，而出现一系列的临床表现，如怔忡、恐惧、心悸怔忡、失眠健忘或多梦易醒，神志恍惚，四肢倦怠乏力等症状。对于双心疾病的中医药治疗，主张辨证施治，标本兼顾，对于双心疾病的治疗，总的原则为实者泻之，虚者补之。实证主张以理气解郁为主，同时根据辨证加以活血、祛痰、散寒等，并佐以重镇安神；虚证根据脏腑虚损及气血阴阳亏虚的不同，或养心安神定志，或补益心脾，或交通心肾等。对于虚实夹杂者，则又当视虚实的偏重而虚实兼顾。

四、双心医学的中医辨证论治

1. 肝气郁结证：

[症状] 精神抑郁，情绪不宁，胸部满闷，胁肋胀痛，痛无定处，脘闷嗳气，不思饮食，大便不调，苔薄腻，脉弦。

[治法] 疏肝解郁，理气畅中。

[方药] 柴胡疏肝散。

本方由四逆散加川芎、香附、陈皮而成。方中柴胡、香附、枳壳、陈皮疏肝解郁，理气畅中；川芎、芍药、甘草活血定痛，柔肝缓急。胁肋胀满疼痛较甚者，可加郁金、青皮、佛手疏肝理气。肝气犯胃，胃失和降，而见嗳气频作，脘闷不舒者，可加旋覆花、赭石、紫苏梗、法半夏和胃降逆。兼有食滞腹胀者，可加神曲、麦芽、山楂、鸡内金消食化滞。肝气乘脾而见腹胀、腹痛、腹泻者，可加苍术、茯苓、乌药、豆蔻健脾除湿，温经止痛。兼有血瘀而见胸胁刺痛，舌质有瘀点、瘀斑者，可加当归、丹参、郁金、红花活血化瘀。

2. 气郁化火证：

[症状] 性情急躁易怒，胸胁胀满，口苦而干，或头痛、目赤、耳鸣，或嘈杂吞酸，大便秘结，舌质红，苔黄，脉弦数。

[治法] 疏肝解郁，清肝泻火。

[方药] 丹栀逍遥散。

该方以逍遥散疏肝调脾，加牡丹皮、栀子清肝泻火。热势较甚，口苦、大便秘结者，可加龙胆、大黄泄热通腑。肝火犯胃而见胁肋疼痛、口苦、嘈杂吞酸、嗳气、呕吐者，可加黄连、吴茱萸（即左金丸）清肝泻火，降逆止呕。肝火上炎而见头痛、目赤、耳鸣者，加菊花、钩藤、刺蒺藜清热平肝。热盛伤阴，而见舌红少苔、脉细数者，可去原方中当归、白术、生姜之温燥，酌加生地黄、麦冬、山药滋阴健脾。

3. 血行郁滞证：

[症状] 精神抑郁，性情急躁，头痛，失眠，健忘，或胸胁疼痛，或身体某部有发冷或发热感，舌质紫暗，或有瘀点、瘀斑，脉弦或涩。

[治法] 活血化瘀，理气解郁。

[方药] 血府逐瘀汤。

本方由四逆散合桃红四物汤加味而成。四逆散疏肝解郁，桃红四物汤活血化瘀而兼有养血作用，配伍桔梗、牛膝理气活血，调和升降。

4. 痰气郁结证：

[症状] 精神抑郁，胸部闷塞，胁肋胀满，咽中如有物梗塞，吞之不下，咳之不出，苔白腻，脉弦滑。

本证亦即《金匮要略·妇人杂病脉证并治》所说"妇人咽中如有炙脔，半夏厚朴汤主之"之症。《医宗金鉴·诸气治法》将本症称为"梅核气"。

[治法] 行气开郁，化痰散结。

［方药］半夏厚朴汤。

本方用厚朴、紫苏理气宽胸，开郁畅中；半夏、茯苓、生姜化痰散结，和胃降逆，合用有辛香散结、行气开郁、降逆化痰的作用。湿郁气滞而兼胸痞闷、嗳气、苔腻者，加香附、佛手片、苍术理气除湿；痰郁化热而见烦躁、舌红、苔黄者，加竹茹、瓜蒌、黄芩、黄连清化痰热；病久入络而有瘀血征象，胸胁刺痛，舌质紫暗或有瘀点、瘀斑，脉涩者，加郁金、丹参、降香、姜黄活血化瘀。

5. 心神惑乱证：

［症状］精神恍惚，心神不宁，多疑易惊，悲忧善哭，喜怒无常，或时时欠伸，或手舞足蹈，骂詈喊叫，舌质淡，脉弦。

多见于女性，常因精神刺激而诱发。临床表现多种多样，但同一患者每次发作多为同样几种症状的重复。《金匮要略·妇人杂病脉证并治》将此种证候称为"脏躁"。

［治法］甘润缓急，养心安神。

［方药］甘麦大枣汤。

方中甘草甘润缓急；小麦味甘微寒，补益心气；大枣益脾养血。血虚生风而见手足蠕动或抽搐者，加当归、生地黄、珍珠母、钩藤养血熄风；躁扰、失眠者，加酸枣仁、柏子仁、茯神、制首乌等养心安神；表现喘促气逆者，可合五磨饮子开郁散结，理气降逆。

心神惑乱可出现多种多样的临床表现。在发作时，可根据具体病情选用适当的穴位进行针刺治疗，并结合语言暗示、诱导，对控制发作，解除症状，常能收到良好效果。一般病例可针刺内关、神门、后溪、三阴交等穴位；伴上肢抽动者，配曲池、合谷；伴下肢抽动者，配阳陵泉、昆仑；伴喘促气急者，配膻中。

6. 心脾两虚证：

［症状］多思善疑，头晕神疲，心悸胆怯，失眠，健忘，纳差，面色不华，舌质淡，苔薄白，脉细。

［治法］健脾养心，补益气血。

［方药］归脾汤。

本方用党参、茯苓、白术、甘草、黄芪、当归、龙眼肉等益气健脾生血；酸枣仁、远志、茯苓养心安神；木香理气，使整个处方补而不滞。心胸郁闷，情志不舒者，加郁金、佛手片理气开郁；头痛加川芎、白芷活血祛风而止痛。

7. 心阴亏虚证：

［症状］情绪不宁，心悸，健忘，失眠，多梦，五心烦热，盗汗，口咽干燥，舌红少津，脉细数。

［治法］滋阴养血，补心安神。

［方药］天王补心丹。

方中以地黄、天冬、麦冬、玄参滋补心阴，人参、茯苓、五味子、当归益气养血，柏子仁、酸枣仁、远志、丹参养心安神。心肾不交而见心烦失眠，多梦遗精者，可合交泰丸（黄连、肉桂）交通心肾；遗精较频者，可加芡实、莲须、金樱子补肾固涩。

8. 肝阴亏虚证：

［症状］情绪不宁，急躁易怒，眩晕，耳鸣，目干畏光，视物不明，或头痛且胀，面红目赤，舌干红，脉弦细或数。

［治法］滋养阴精，补益肝肾。

［方药］滋水清肝饮。

本方由六味地黄丸合丹栀逍遥散加减而成，以六味地黄丸补益肝肾之阴，而以丹栀逍遥散疏肝解郁，清热泻火。肝阴不足而肝阳偏亢，肝风上扰，以致头痛、眩晕、面色潮红，或筋惕肉瞤者，加白蒺藜、草决明、钩藤、石决明平肝潜阳，柔润熄风；虚火较甚，表现低热，手足心热者，可加银柴胡、白薇、麦冬以清虚热；月经不调者，可加香附、泽兰、益母草理气开郁，活血调经。

作为医者，在临床上要根据整体观念进行辨证，张介宾在《类经·疾病类》提出"心为五脏六腑之大主，而总统魂魄，并赅意志，故忧动于心则肺应，思动于心则脾应，怒动于心则肝应，恐动于心则肾应，此所以五志唯心所使也""主明则下安……主不明则十二官危"，如出现多脏同病，当多脏同治，合理选药。如久病成瘀者，适当增加活血化瘀之品，如丹参、红花、桃仁、莪术、三棱等；久病入络者，可酌加通络药物，如地龙、全蝎、水蛭等；痰热上扰，烦躁不宁者，根据病情酌加清热化痰之品，如竹沥、天竺黄等；诊治过程中，应当首先根据患者心神失养或为心神被扰，辨别双心医学患者病邪的虚实，虚证增加柏子仁、酸枣仁、茯神、首乌藤、五味子、合欢皮、远志等养心安神之品。实证选用龙齿、牡蛎、磁石等重镇安神之品。

五、双心疾病的中医护理

在护理上，首先强调治病当"不失人情"，十分注重医患沟通，正如《灵枢·师传》所说："人之情，莫不恶死而乐生，告之以其败，语之以其善，导之以其便，开之以其苦。"尤其注重心理疏导，对患者的心理疏导主要有四点：①"告之以其败"，指出疾病的性质，让患者对所患疾病有正确认识。②"语之以其善"，与患者很好地沟通，取得患者的信任。③"导之以其便"，告知具体的治疗、预防措施。④"开之以其苦"，打消患者的消极、恐惧心理状态，帮助患者从疾病的痛苦中解放出来。医心为先、治神为本。其次当"顺其志而治"，说明能影响患者心理的环境状况，去环境之逆，顺患者之志。再次强调治疗个体化，治者须"视人五态乃治之"。同时，重视养生心身健康防病之道"治未病"，强调防患于未然，讲究心理卫生，维护心身健康。

目前，双心医学的中医药治疗已取得一定进展，也被更多医生及患者接受及认可，各医家治疗也都总结出了自己的临床经验。现阶段关于双心医学的研究以西医为主，中医药还需更加规范的治疗手段及临床疗效评价标准，才能让中医治疗双心医学有更大的突破和发展。随着双心医学结合中医学模式的发展，规范化的中医治疗方案及临床疗效评价手段的有效开展，心脏和心理疾病的关联逐渐加强，必将加深人们对双心医学模式的认识，中医药治疗必将有更广阔的前景。

参考文献

[1] 于瑞，牛彬彬，陈彦，等. 中医药在双心医学领域的干预探讨[J]. 世界中西医结合杂志，2015，10(12)：1748-1750.

[2] 方药中. 邓铁涛. 李克光，等. 实用中医内科学[M]. 上海：上海科学技术出版社，1985，8：329-342，349-351，381-383，432-437.

〔毛以林〕

第二十四章

双心疾病的中医药治疗

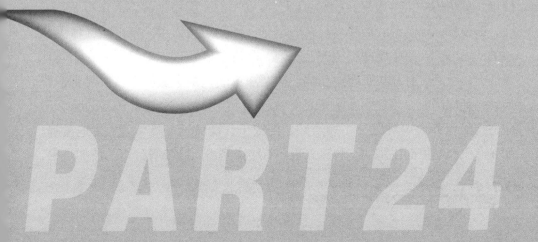

PART24

近年来双心医学也获得了很大发展。双心医学的成就不仅表现在科学研究的进步，更是体现在临床医生对双心问题认识的提高、患者对心理问题接受程度的增加、双心医学模式的建立以及患者从双心医学模式中的获益。中医学认为双心疾病病位在心，与肝、脾、肾密切相关。病性为本虚标实，虚者表现为气血阴阳亏虚，心失所养；实者为气滞、血瘀、寒凝、痰浊。初起多实，日久转虚或虚实夹杂。其总体病机发病机制可概括为气滞血瘀，痰浊阻滞，心脾两虚，水火失济。情志不遂，肝失调达，可见忧郁寡欢，情绪低落，胸胁胀满疼痛。气机郁结或痰浊痹阻，血行不畅而为瘀血，可致心脉闭阻不通，不通则痛，故发为胸闷、心痛。忧思伤脾，脾失健运，既可因气血生化无源，气血亏虚，心脾两虚或心神失养而致失眠多梦，又可因思则气结致痰浊内生，痰气郁结，表现为抑郁、胸闷、纳呆、咽喉如有物梗塞等。肾阴亏虚，阴不涵阳，心肾不交，则可见情绪不宁，心烦失眠，五心烦热，多梦遗精等。

一、中医药治疗

（一）双心疾病的中医辨证与中医药治疗

实者泻之，虚者补之。实证以理气解郁为主，根据血瘀、痰阻、湿滞的偏盛分别佐以活血、祛痰、化湿等；虚证则根据脏腑虚损及气血阴阳亏虚的不同或养心安神定志，或补益心脾，或交通心肾等。针对双心疾病心与肝、脾、肾等多脏腑同病的特点，从"心肝同治"、"心脾同治"和"心肾同治"三方面分别论述其具体的辨证思路。

1. 心肝同治："百病皆生于气也"，双心疾病患者往往有情志不畅因素，气机郁结、肝失疏泄，引起脏腑气血阴阳的失调，临床上常表现为精神焦虑忧郁，情绪不宁，善太息，胸胁胀闷、疼痛不舒，腹胀纳呆，大便不调，舌红，苔薄腻，脉弦等。治疗当从疏肝解郁、调畅气机入手。柴胡疏肝散为此法的代表方剂，方中柴胡、枳壳、香附、陈皮疏肝解郁，理气畅中，川芎理气活血，芍药、甘草柔肝缓急止痛。需要注意的是由于疏肝理气之品常多香燥，易耗伤阴血，久之则肝阴不足易致肝阳上亢，故疏肝之品不应过量，还应适当配伍养血柔肝之品，如当归、枸杞子、女贞子、墨旱莲、生地黄等。如兼有气滞血瘀而见胸痛、胁痛，舌质有瘀点瘀斑，脉弦等，可酌情加丹参、当归、赤芍、红花、川牛膝、郁金活血化瘀；久病入络者可加蜈蚣、地龙、全蝎等虫类药物活血通络；若兼见腹胀、腹痛、腹泻等肝气乘脾表现者可加山药、厚朴、苍术、茯苓、木香、乌药等，或方选逍遥散健脾化湿，理气止痛；若肝火犯胃而见口干口苦、嘈杂吞酸、嗳气、呕吐、大便秘结者，可选丹栀逍遥散加减，疏肝解郁，清肝泻火；若肝郁日久化火，心火偏旺，患者出现急躁易怒，胸中烦热，胁肋胀满，口干，失眠多梦，舌红苔黄，脉弦滑数等，可合黄连阿胶汤加减，疏肝解郁，清心安神，同时也可适当加入酸枣仁、五味子、茯神、首乌藤、远志等养心安神之品，或生牡蛎、生龙骨、磁石等重镇安神之品。

临床应用：王涛等在常规治疗基础上加用疏肝镇心汤（柴胡30 g，青皮15 g，香附10 g，龙骨30 g，牡蛎30 g，珍珠母30 g，赭石10 g，当归10 g，白芍10 g，茯苓20 g，白术10 g，甘草6 g）治疗肝气郁结型双心疾病疗效显著。刘芊等自拟疏肝宁心汤加减（柴胡10 g，枳壳10 g，合欢皮10 g，香附15 g，延胡索10 g，郁金10 g，丹参30 g，当归10 g，红花10 g，黄连6 g，白芍30 g，炙甘草5 g）联合心理疗法治疗冠心病心绞痛合并焦虑症患者，结果显示合并用药疗效明显优于单纯常规治疗组。

2. 心脾同治：心血管疾病患者特别是接受心血管介入治疗的患者，心理负担往往过重，常因思虑过度，伤及心脾，心伤则阴血暗耗，神不守舍；脾伤则气血生化乏源，营血亏虚，不能上奉于心，而致心神失养，临床上常表现为心悸怔忡，失眠健忘或多梦易醒，神志恍惚，四肢倦怠乏力，纳差，腹胀便溏，舌淡，苔薄，脉细弱无力等。治疗当采取健脾益气，养心安神之法，代表方剂为归脾汤。方中用白术、人参、甘草益气健脾，黄芪补脾益气以生血，当归、龙眼肉补血养心，远志、茯苓、酸枣仁补心益脾安神，木香、神曲理气醒脾，使诸药补而不滞，滋而不腻。若心胸憋闷不舒较重，加郁金、丁香、佛手等理气开郁；心血亏虚重者，可加阿胶、熟地黄、白芍等滋养心血；若不寐较重，虚者也可加五味子、柏子仁、首乌藤、远志等养心安神，实者可加生龙骨、生牡蛎、磁石、琥珀末等以重镇安神；若脾虚湿阻兼见脘腹胀闷，纳呆，舌苔厚腻，脉滑等，则重用白术，加用半夏、陈皮、茯苓、苍术等，以健脾燥湿，理气化痰。若气郁痰阻较重，患者自觉胸部闷塞，咽中如有物梗塞，吞之不下，咳之不出，舌苔白腻，脉滑，以半夏厚朴汤行气开郁，降逆化痰。

临床应用：冯而标等研究归脾汤加减治疗抑郁相关性失眠，结果表明可显著改善患者睡眠质量，缓解倦怠、忧愁。李校等采用加味甘麦大枣汤治疗冠心病介入术后抑郁症患者，结果显示加味甘麦大枣汤不仅可以有效改善患者的抑郁情绪，还可提高患者的心功能。

3. 心肾同治：基于"乙癸同源"，心病患者气郁日久化火，耗伤肾阴，可致肾水亏虚不能上济于心，心火偏亢不能下交于肾，临床常见心悸怔忡、胸闷烦躁，失眠多梦，五心烦热，潮热盗汗，腰膝酸软，男子可出现遗精，女子出现月经不调，舌红少津，脉细数等。治当滋阴降火，交通心肾，方选交泰丸合六味地黄丸加减。前方清心除烦，引火归元，后方滋养肾阴。药用黄连清心降火，肉桂引火归元，熟地黄、山药、山茱萸滋补肾阴、填精益髓，泽泻、茯苓健脾渗湿、清泻相火，牡丹皮凉血清热。若心阴亏虚较重，可合天王补心丹加减以滋阴降火，养心安神。若患者心烦失眠较重，也可加用龙骨、牡蛎、琥珀等重镇降逆之品，或加朱砂清心除烦。如遗精较频繁，也可合用金锁固精丸加减固肾涩精止遗。

临床应用：华玉凡等采用六味地黄丸合交泰丸加味治疗心肾不交型不寐，可明显改善睡眠。井慧如等用交泰丸合酸枣仁汤加减治疗心肾不交型抑郁症，结果显示可明显缓解患者焦虑抑郁症状。

（二）双心疾病的中医审症治疗

美国、欧洲等国家心脏病学会发布了冠心病合并抑郁问题的临床处理意见，提出冠心病患者应该常规进行抑郁筛查，并建立规范的双心疾病诊疗流程，患者自评焦虑抑郁筛查表：包括广泛性焦虑量表（GAD-7）、综合医院焦虑抑郁量表（HADS）、抑郁自评量表（SDS）、焦虑自评量表（SAS）和躯体化症状自评量表（SSS）等。

简单漏查法：如三问法。①是否有睡眠不好，已经明显影响白天的精神状态或需要用药？②是否有心烦不安，对以前感兴趣的事情失去兴趣？③是否有明显身体不适，但多次检查都没有发现能够解释的原因。3个问题中如果有2个回答是，符合精神障碍的可能性80%，所以根据失眠、心烦及身体不适进行审症治疗。

1. 失眠：中医称为"不寐"。《血证论·卧寐》："肝病不寐者，肝藏魂，人寤则魂游于目，寐则魂归于肝，若阳浮于外，魂不入肝，则不寐。"不寐主因肝失条达，魂不安藏，阳不入阴，治疗以调肝安魂，交通阴阳。

[辨证论治] 肝郁血虚证：表现为难以入睡，夜寐多梦易惊，善太息，治以疏肝解郁，养血安神，方予逍遥散（当归、白芍、柴胡、茯苓、白术、炙甘草、生姜、薄荷）；肝郁化火证：表现为急躁易怒、多梦易醒、焦虑不安、胸胁胀闷不舒，治以解肝热、宁肝安魂，方用逍遥散加牡丹皮、栀子、珍珠母；肝胃不和证：表现为脘胁胀痛，嗳腐吞酸等，方用抑肝散（半夏、陈皮、当归、川芎、柴胡、白术、钩藤）。

[专病专药]《兰台轨范·序》："欲治病者，必先识病之名……一病必有主方，一病必有主药。"半夏、夏枯草、紫苏叶、百合及生酸枣仁和炒酸枣仁用治不寐疗效颇佳。半夏得至阴之气而生，夏枯草得至阳之气而长，二药配伍，和调肝胃，平衡阴阳。紫苏叶辛温气薄，理气和营，引阳入阴；百合甘微寒，可治失眠不宁，易惊醒。4药合用共奏交通阴阳，理气宁心之效，是治疗不寐常用专药组合。

2. 心烦："烦"，古病名，是一个症候群。其包括以下症状：失眠、胸闷、头晕、心悸、汗出阵阵等；注意力不集中，记忆力减退，决断力下降；强迫、焦虑、抑郁等。《伤寒论》："伤寒下后，心烦腹满，卧起不安者，栀子厚朴汤主之。"《金匮要略》："妇人咽中如有炙脔，半夏厚朴汤主之。"治疗以清热化痰，除烦安神，方用除烦汤加减（半夏、厚朴、茯苓、紫苏叶、栀子、枳实、连翘、黄芩）。

[专病专方] 除烦汤，除烦之名，是根据张仲景栀子厚朴汤证的经典表述"心烦腹满，卧起不安"而来。腹满意味着气滞于下，水谷不通，则容易出现胃逆于上的症状，用半夏厚朴汤加强理气化痰，痰去则气顺，意在加强除烦顺气之功效。方中半夏辛温入肺胃，化痰散结，降逆和胃，为君药。栀子性苦、寒，入心、肺、三焦经，泻火除烦，清热利湿，凉血解毒为臣药。厚朴苦辛性温，下气除满，助半夏散结降逆，茯苓甘淡渗湿健脾，以助半夏化痰；紫苏叶芳香行气，理肺疏肝，助厚朴行气宽胸、宣通郁结之气；枳实苦寒，破结消痞；黄芩、连翘性苦清热、解毒共为佐药，诸药合用，共奏清热化痰，除烦安神之效。

3. 身体不适：重点介绍胸痛治疗，以下胸痛辨证治疗来源于《经皮冠状动脉介入治疗术后胸痛中医诊疗专家共识》，此虽为介入治疗术后胸痛中医辨证治疗，但其他非手术治疗的心血管疾病伴胸痛的双心疾病患者可参照此共识治疗。

（1）气虚血瘀证：

[证候] 胸闷、胸痛，遇劳则发，心悸气短，伴神倦乏力，自汗懒言，面色淡暗，苔薄白，舌质暗淡，胖有齿痕，脉弱，或结代。

[治法] 补益心气，活血止痛。

[方药]《医林改错》补阳还五汤加减，基本方：黄芪、人参、当归、川芎、桃仁、红花、赤芍、地龙。或《博爱心鉴》保元汤合郭士魁陈可冀冠心Ⅱ号方加减：人参、黄芪、肉桂、丹参、赤芍、川芎、红花、降香。

[加减] 若瘀血甚，胸痛剧烈者，加乳香、没药、三棱、莪术、延胡索、鬼箭羽以增强活血止痛作用。

（2）气滞血瘀证：

[证候] 胸痛、胸闷或不适，每遇情志因素诱发，伴两胁胀痛，情志抑郁，善太息，烦躁，舌质暗或有瘀斑瘀点，舌下静脉迂曲怒张、色紫暗，脉弦或涩。

[治法] 理气活血，通络止痛。

[方药]《医林改错》血府逐瘀汤加减，基本方：桃仁、红花、当归、川芎、赤芍、生地黄、柴胡、桔梗、枳壳、牛膝。

[加减] 气滞明显者，加香附、木香、檀香、延胡索，加强理气、宽胸、散滞之效。气郁日久化热，心烦易怒，口干便秘，舌红苔黄，脉数者，加牡丹皮、栀子、夏枯草以疏肝清热。

（3）痰阻血瘀证：

[证候] 胸痛，胸闷或不适，伴头重如裹，肢体困重，痰多，口黏腻，口唇紫暗，爪甲紫暗，舌质暗或有瘀斑瘀点，舌下静脉迂曲、怒张、色紫暗，舌苔白或黄腻，脉涩或弦滑。

[治法] 豁痰开结，活血通脉。

[方药]《金匮要略》瓜蒌薤白半夏汤合郭士魁陈可冀冠心Ⅱ号方加减，基本方：瓜蒌、薤白、半夏、厚朴、枳实、赤芍、红花、丹参、降香、川芎。

[加减] 痰热者，表现为咳吐黄痰，口苦黏腻，便干溲赤，苔黄腻，脉滑数，选用黄连温胆汤加减，黄连、半夏、茯苓、陈皮、竹茹、枳实、郁金；若痰扰清窍，眩晕，肢体麻木者，加天麻、竹茹以祛痰熄风定眩。

（4）寒凝心脉证：

[证候] 心前区剧烈疼痛，胸痛如绞，或心痛彻背，背痛彻心，伴心胸憋

闷、有窒息感、濒死感，唇甲紫暗，冷汗，舌紫暗、苔薄白，脉沉弦或紧，或弦细。

[治法] 祛寒活血，宣痹通阳。

[方药]《金匮要略》瓜蒌薤白白酒汤合《伤寒论》当归四逆汤加减，基本方：瓜蒌、薤白、桂枝、细辛、当归、赤芍、通草、甘草、大枣。或选用《太平惠民和剂局方》苏合香丸含服。

[加减] 畏寒肢冷者，加附子、干姜、巴戟天以温经散寒止痛；心痛较剧者，加花椒、荜茇、细辛、赤石脂、乳香、没药以温阳散寒，理气活血；水肿，喘促心悸者，加茯苓、猪苓、益母草、泽泻以活血利水消肿；四肢厥冷者，宜用四逆加人参汤以温阳益气，回阳救逆。

(5) 气阴两虚证：

[证候] 心胸隐痛，时作时止，伴气短心悸，神疲懒言，动则益甚，口燥咽干，易出汗，舌淡红，胖大边有齿痕，少苔或无苔，脉细数或细缓。

[治法] 益气养阴，畅脉止痛。

[方药]《博爱心鉴》保元汤合《内外伤辨惑论》生脉散加减，基本方：党参、黄芪、麦冬、五味子、玉竹、丹参、当归。

[加减] 唇舌紫暗者，胸闷刺痛，痛有定处者，加五灵脂、丹参、当归以活血通脉；心火上扰，心悸心烦，失眠多梦，口舌生疮者，加黄连、焦栀子、菊花以清心宁神。肾阴虚，腰膝酸软，加熟地黄、桑椹、女贞子以滋肾养阴。

(6) 阳虚水泛证：

[证候] 胸闷气憋、心痛频发，伴喘促，咳泡沫稀痰或粉痰，心悸，唇甲淡白，舌淡胖有齿痕，苔白或苔滑，脉沉细，或沉细迟，或结代。

[治法] 温肾助阳，化气利水。

[方药]《妇人良方》参附汤合《伤寒论》真武汤加减，基本方：红参、制附子（先煎）、茯苓、白术、赤芍、桂枝、丹参、泽兰、甘草。

[加减] 肾阳虚衰，加淫羊藿、补骨脂、熟地黄。肾阳虚衰，不能制水，水饮内停者，加汉防己、猪苓、车前子、建泽泻。

(7) 心阳欲脱证：

[证候] 胸闷气憋、心痛频发，伴心悸，冷汗淋漓，四肢厥冷，唇甲淡白，舌青紫或紫暗，苔白或苔滑，脉沉细，或脉微欲绝，或结代。

[治法] 回阳救逆，益气固脱。

[方药]《伤寒论》四逆加人参汤加减，基本方：红参、制附子、生龙骨、生牡蛎、黄芪、干姜、肉桂、丹参、炙甘草。

[加减]阳损及阴，阴阳两虚，加五味子、麦冬。

在上述各种证型中，兼有热毒口气秽臭，大便秘结者，加大黄、黄连、虎杖清热解毒；兼有突然发病，"痛迫行止"属于络风内动者，加徐长卿、槲寄生、地龙等"风药"治疗。

（三）双心疾病的中成药治疗

1. 舒肝颗粒：由当归、白芍、白术、香附、柴胡、茯苓、薄荷、栀子、牡丹皮、甘草组成。功能及主治：疏肝理气，泻火解郁，用于肝气不舒的两胁疼痛，胸腹胀闷，头痛目眩，心烦意乱，口苦咽干。用法及用量：口服，治疗剂量：每次1袋，每天2次；用温开水或姜汤送服。

2. 疏肝解郁胶囊：由贯叶金丝桃、刺五加等组成。功能及主治：疏肝解郁，健脾安神，用于轻、中度单相抑郁症属肝郁脾虚证者，临床以情绪低落、兴趣下降、反应迟钝为主要表现。用法及用量：口服，每次2粒，每天2次，早、晚各1次，疗程为6周。

3. 振源胶囊：为人参果类制剂，主要成分为人参果总皂苷。功能及主治：益气通脉，宁心安神，生津止渴。用于胸痹、心悸、不寐，消渴气虚证，症见胸痛胸闷、心悸不安，失眠健忘，口渴多饮，气短乏力；冠心病，心绞痛，心律失常，神经衰弱。用法及用量：口服，每次1～2片，每天3次。

4. 心可舒片：由丹参、三七、葛根、木香、山楂等组成。功能及主治：活血化瘀，行气止痛，用于气滞血瘀型冠心病引起的胸中憋闷、心绞痛、高血压、头晕头痛等。用法及用量：口服，每次4片，每天3次。

5. 冠心静胶囊：由人参、丹参、赤芍、红花、三七、玉竹、苏合香、冰片组成。功能及主治：活血化瘀，益气通脉，用于气虚血瘀引起的胸痹，胸痛，气短心悸及冠心病见上述症状。用法及用量：口服，每次4粒，每天3次。

6. 乌灵胶囊：由乌灵参分离出的菌种，每粒含乌灵菌干粉0.33g。功能及主治：除湿镇惊，利小便，补心肾，用于治疗失眠、心悸、吐血、产后和术后失血等，能明显改善各种记忆障碍，具有益智健脑功效。用法及用量：口服，每次3粒，每天3次。

7. 精乌胶囊：由制何首乌、制黄精、酒蒸女贞子、墨旱莲组成。功能及主治：补肝肾，益精血，壮筋骨，用于肝肾亏虚，精血不足引起的以失眠多梦、耳鸣健忘、须发早白为特点的一类郁证。用法及用量：口服，每次6粒，每天3次。

8. 宽胸气雾剂：由檀香、细辛、荜茇、高良姜、冰片组成。功能及主治：温通理气止痛，用于缓解心绞痛。用法及用量：症状发作时喷吸2~3次。

9. 复方丹参滴丸：由丹参、三七、冰片组成。功能及主治：理气活血止痛，用于血瘀气滞型心绞痛、心肌梗死。用法及用量：口服或舌下含服，每次10丸，每天3次。

10. 血府逐瘀口服液：由当归、红花、生地黄、枳壳等组成。功能及主治：理气活血，用于气滞血瘀证的急性心肌梗死。用法及用量：每次10~20 mL，每天3次。

11. 芪参益气滴丸：由黄芪、丹参、三七、降香油组成。功能及主治：益气通脉、活血止痛。用于气虚血瘀型胸痹。用法及用量：口服，每次1袋，每天3次。

二、 中医心理干预

中医的整体观念强调"形神一体"、"身心一体"，为患者治病时不仅要治其身更要治其心，需对患者进行恰当的心理干预。如《青囊秘录》提到"是以善医者，先医其心，而后医其身，其次则医其病"。《东医宝鉴》曰："古之神圣之医，能疗人之心，预使不致于有疾。今之医者，惟知疗人之疾，而不知疗人之心，是犹舍本逐末，不穷其源，而攻其流，欲求疾愈，不亦愚乎？虽一时侥幸而安之，此则世俗之庸医，不足取也。"《临证指南医案·郁证》也载有"郁证全在病者能移情易性"。早在《黄帝内经》中就对心理疗法有了较系统的论述，载有多种独具中医特色的心理治疗方法，如情志相胜、开导劝慰、移情易性等。临床上常利用情志相互制约的关系来进行治疗，即以一种情志来纠正所胜的另一种失常情志。中医五行学说认为，情志变动和五脏的功能相关，五志可归属于五脏，具体来说即"心在志为喜，肝在志为怒，脾在志为思，肺在志为忧，肾在志为恐"，根据五行相克理论又有"肝（木）克脾（土），脾（土）克肾（水），肾（水）克心（火），心（火）克肺（金），肺（金）克肝（木）"，故《黄帝内经·素问·阴阳应象大论》中提出了运用五行学说进行心理治疗的原理"怒伤肝，悲胜怒……喜伤心，恐胜喜……思伤脾，怒胜思……忧伤肺，喜胜忧……恐伤肾，思胜恐"，张子和在《儒门事亲》中也提到："悲可以治怒，以恻怆苦楚之言感之。喜可以治悲，以欢乐戏谑之言娱之。恐可以治喜，以祸起仓卒之言怖之。思可以治恐，以虑此忘彼之言夺之。怒可以治思，以污辱欺罔之言触之。"在具体应用时可适当结合五行相生和补泻理论。例如，用喜治忧时可采用补火再佐以泻土、泻水的方法（火克金，土生金，水克火），用怒治思时可采取滋水涵木再佐以泻火法（水生木，木克土，火生土）等。但需指出的是，在临床上需根据情志病具体病因病机巧妙地设计应用，不可机械地按五行生克图套用。此外还可采用运动疗法、气功引导等来转移患者注意力，避免思虑太过，气机郁结，这和现代医学中运动能够提高冠心病患者的生存率、改善焦虑抑郁等不良情绪的观点是相似的。

三、相关的中医药治疗共识

此共识来源《经皮冠状动脉介入治疗手术前后抑郁和/或焦虑中医诊疗专家共识》，此虽为介入治疗术前后的抑郁和/或焦虑中医辨证治疗，但其他非手术治疗的心血管疾病伴抑郁和/或焦虑的双心疾病患者可参照此共识治疗。

1. 气郁化火证：

[证候] 急躁易怒，胸闷胁胀，头痛，目赤，耳鸣，嘈杂吞酸，口干口苦，大便秘结，舌质淡红，苔黄，脉弦数。

[治法] 清肝泻火，疏肝解郁。

[方药]《内科摘要》的丹栀逍遥散合《丹溪心法》的左金丸加减，基本方：白术、柴胡、当归、茯苓、甘草、牡丹皮、栀子、芍药、姜黄连、吴茱萸。

[加减] 若热势盛，口苦、苔黄、便秘者，可加大黄、龙胆以泻火通便。

2. 气滞痰郁证：

[证候] 精神抑郁，咽中异物感，胸闷如窒，胁痛，呕恶，口苦，咽中如有物阻，咳之不出，咽之不下，舌质淡红，苔白腻或黄腻，脉弦滑。

[治法] 利气散结，化痰解郁。

［方药］《金匮要略》半夏厚朴汤，基本方：半夏、厚朴、紫苏、茯苓、生姜。

［加减］气机郁滞、气逆不降明显者，酌加佛手、香附、旋覆花、枳壳、赭石等增强理气开郁、化痰降逆之效；若痰郁化热、痰火扰心者，见口苦心烦，苔黄而腻，可合用柴芩温胆汤，以化痰清热，疏利气机。

3. 气滞血瘀证：

［证候］恼怒多言，胸胁胀闷，胁下痞块，刺痛拒按，躁扰不安，心悸，头痛，呆滞妄想，唇甲紫暗，经期疼痛，经血紫暗，舌质紫暗，有瘀斑，苔薄白或薄黄，脉沉弦，或细弦而迟。

［治法］活血化瘀，行气解郁。

［方药］《医林改错》血府逐瘀汤加减，基本方：桃仁、红花、当归、川芎、生地黄、赤芍、柴胡、桔梗、川牛膝、香附、檀香、甘草。

［加减］血瘀蕴热者，加栀子、黄芩；寒甚则加干姜、附子以温阳散寒。

4. 肝胆湿热证：

［证候］烦躁易怒，胸胁胀满，头晕多梦，耳中轰鸣，头胀，恶心，腹胀，口苦，咽有异物感，小便短赤，舌质红，苔黄腻，脉弦数或滑数。

［治法］清利肝胆，利湿泄热。

［方药］《医方集解》龙胆泻肝汤加减，基本方：龙胆、黄芩、栀子、泽泻、木通、车前子、当归、生地黄、柴胡、甘草。

［加减］肝胆实火较盛，可去木通、车前子，加黄连以助泻火之力；若湿盛热轻者，可去黄芩、生地黄，加滑石、薏苡仁以增强利湿之功；肝郁胁痛明显者，加郁金、川楝子、延胡索以理气止痛；小便黄赤、大便秘结者，加大黄、黄柏泻火通便、清热祛湿。

5. 心脾两虚证：

［证候］多思善疑，头晕神疲，心悸多梦，面色萎黄，少寐健忘，少气懒言，自汗，纳差，食后腹胀，大便溏薄，月经不调，舌淡嫩，苔薄白，脉细弱。

［治法］补益气血，健脾养心。

［方药］《正体类要》归脾汤加减，基本方：白术、当归、白茯苓、黄芪、龙眼肉、远志、酸枣仁（炒）、木香、甘草（炙）、人参、生姜、大枣。

［加减］肝郁明显，兼有烦躁失眠者，可加郁金、合欢花解郁安神。

6. 心胆气虚证：

[证候] 善惊易恐，稍惊即发，自卑绝望，悲伤欲哭，面色㿠白，难以决断，心悸不宁，劳则加重，胸闷气短，坐卧不安，恶闻声响，失眠多梦，舌质淡或暗，苔薄白，脉细弦而动数，或沉细，或细而无力。

[治法] 镇惊养心，安神定志。

[方药]《医学心悟》安神定志丸加减，基本方：茯苓、茯神、人参、远志、石菖蒲、龙齿。

[加减] 兼见心阳不振者，加附子、桂枝；心气涣散者，加五味子、酸枣仁、柏子仁收敛心气；胁肋胀痛、情志抑郁明显者，加柴胡、郁金、绿萼梅、佛手加强疏肝解郁作用。

7. 阴虚肝郁证：

[证候] 心烦易怒，胁肋胀痛，口干目涩，潮热汗出，失眠多梦，腰膝酸软，善太息，心悸，头晕耳鸣，肢体麻木，舌质红或红绛，苔白或薄白，脉沉细弦，或沉弦而细数。

[治法] 补肾育阴，疏肝理气。

[方药]《医学统旨》柴胡疏肝散合《景岳全书》左归饮加减，基本方：柴胡、陈皮、川芎、香附、枳壳、芍药、炙甘草、熟地黄、山药、枸杞子、炙甘草、茯苓、山茱萸。

[加减] 若失眠严重者，可加炒酸枣仁、首乌藤、合欢花养心安神；本证型亦可用滋水清肝饮去栀子、泽泻、牡丹皮，加枳壳、青皮。

总之，中医对于双心疾病有其特殊的理论源流和病因病机认识，治疗手段亦丰富多样，包括中医辨证、审症及中成药治疗和中医心理干预等，目前，我国颁布了心血管疾病抑郁和/或焦虑相关的中医诊疗专家共识。

参考文献

[1] 丁荣晶. 双心医学研究进展[J]. 四川精神卫生，2014，27(3)：193-197.

[2] 李婧. 双心医学的研究现状[J]. 心血管病学进展，2015，36(1)：117-119.

[3] 高源，白雪. "双心疾病"中医辨治思路[J]. 中医药导报，2016，22(13)：5-7.

[4] 王涛，王世钦. 舒肝镇心汤治疗肝气郁结证双心疾病疗效观察[J]. 中国中医急症，2014，23(12)：2327-2328.

[5] 刘芊，史青. 疏肝宁心汤加减联合心理治疗法对冠心病心绞痛合并焦虑症的临床观察[J].

北京中医药，2010，29(7)：475-477.

[6] 冯而标，黄瑞聪. 归脾汤加减治疗抑郁相关性失眠的临床观察[J]. 中医临床研究，2014，6(21)：18-20.

[7] 李校，童林根. 加味甘麦大枣汤治疗冠心病介入治疗术后抑郁症 32 例[J]. 浙江中医杂志，2008，43(2)：88-89.

[8] 华玉凡，谭子虎. 六味地黄丸合交泰丸加味治疗不寐疗效观察[J]. 湖北中医杂志，2014，36(10)：38-39.

[9] 井慧如. 治疗抑郁症经验[J]. 辽宁中医杂志，2009，36(10)：1660-1662.

[10] 黄煌. 经方的魅力：黄煌谈中医[M]. 2 版. 北京：人民卫生出版社，2011：184-186.

[11] 中华中医药学会介入心脏病学专家委员会，海峡两岸医药卫生交流协会中西医结合专业委员会，中国老年学学会心脑血管病专业委员会，等. 经皮冠状动脉介入治疗术后胸痛中医诊疗专家共识[J]. 中国循环杂志，2014，11(29)：141-146.

[12] 中华中医药学会介入心脏病学专家委员会，海峡两岸医药卫生交流协会中西医结合专业委员会，中国老年学学会心脑血管病专业委员会，等. 经皮冠状动脉介入治疗手术前后抑郁和(或)焦虑中医诊疗专家共识[J]. 中国循环杂志，2014，11(29)：151-157.

〔刘建和　刘　俊〕

第二十五章

心血管内科心理障碍患者就诊中阻抗和处理

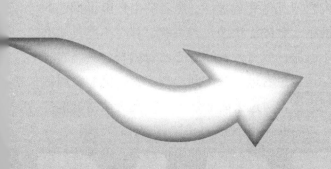

在心血管内科，存在心理障碍的患者逐渐增多。这些存在心理障碍的患者往往有比单纯躯体疾病更严重的症状，常常会感到绝望、无助等超过单纯躯体疾病所带来的痛苦。欲使存在心理障碍的心血管疾病患者的心理疾病得到正确的诊断和处理，医生的正确诊断处置是首要的方面，这是提高心理障碍诊断率的前提，另一方面，患者的依从性需要得到重视，如果依从性不好，所导致的"阻抗"问题就会妨碍患者的心理障碍疾病的治疗。本章就心血管内科各型心理障碍的特点及其诊治过程中"阻抗"的常见形式、"阻抗"的原因、"阻抗"的危害、"阻抗"的处理方法等进行系统阐述。

一、各型心理障碍的特点及其诊治过程中"阻抗"的表现

（一）心血管内科患者中并有抑郁的特点及其诊治中"阻抗"的表现

抑郁是以心境低落为特征，对本应感到愉快的活动却缺乏兴趣或愉快感。如果抑郁状态的程度重，持续的时间持久，同时还会伴有睡眠障碍、疲劳感、食欲减退等特征性症状为特点的一组综合征。根据抑郁状态的严重程度和持续时间，可分为几种类型，从隐匿性抑郁症到悲痛欲绝，直至发生木僵样的严重抑郁症。

心血管内科中所看到的患者抑郁状态通常程度较轻，称为隐匿性抑郁（masked depression）。它是一种不典型的抑郁类别，表面是躯体障碍，实质是抑郁。临床主要表现有反复持续出现的各种躯体不适和自主神经症状如头痛、失眠、头晕、厌食、心悸、胸闷、气短、上腹部不适、四肢麻木、全身乏力及疼痛、性欲减退、体重下降、睡眠障碍。而抑郁等情绪症状往往为躯体症状所掩盖反而不明显。患者往往将其不适归之于心脏或其他疾病，常不找精神科医生而辗转于心血管内科或其他专科求诊。患者突出地申诉抑郁的躯体症状，常主动否认有抑郁情绪。躯体症状涉及多系统，有时不能具体准确地表达，只是含混不清地说不舒服，或者因胸闷看心血管内科，头痛看神经科，消化不良看消化科。但对这些患者进行深入问诊与检查，仍能发现其心境不良、失去愉快感、消极观念多，对过去的爱好丧失兴趣等情绪抑郁症状。并常发现有疑病先占观念，如怕患有冠心病、心肌梗死或心力衰竭。

心血管内科中并抑郁患者诊治过程中常易表现的阻抗分为：①首诊后拒绝继续就诊，一听说是心理障碍，就相信道听途说的"心理病就不是病"，认

为就诊没有意义，拒绝就医；②否定医生对抑郁状态的诊断，只承认自己的心血管疾病，并将自己的抑郁症状归结为心血管疾病，从而延误抑郁症的治疗；③否定医生对心血管疾病的诊断，只承认自己的抑郁障碍，并将心血管疾病症状也机械地推测为"心理疾病"，从而延误心血管疾病的治疗，严重的可以导致危及生命的后果；④既不承认医生对抑郁状态的诊断，也不承认医生对自己的心血管疾病的诊断，而是自行归咎于"失眠"、"胃病"等非心血管疾病，在心血管医生诊治时下了"失眠症"、"消化系疾患"等诊断后，这种情况尤其容易出现；⑤承认医生上述各种复杂情况的正确诊断，但拒绝接受医生对抑郁症的药物治疗，理由是"心理病药物治不好，抗焦虑抑郁药副作用大"。

（二）心血管内科患者中焦虑的特点及其诊治中"阻抗"的表现

焦虑是普通人群之中最为常见的一种心理障碍。在综合医院中对焦虑的诊断和治疗是非常富有挑战性的。因为焦虑情绪非常普遍，它是人们在面临困难，或感到不利情况来临而又觉得难以应付时，产生的一种内心紧张不安、担心和预感的压抑体验。正常的焦虑状态能提高人们在应付困难时的能力，常是一定原因引起、可以理解的、适度的，且相对短暂。而病态焦虑常是不能明确焦虑原因，或引起焦虑的原因与反应不相称；引起的紧张、压抑程度超出了能够承受的能力；且这种状态不是呈短暂的适应反应，而是呈持续性的；病态焦虑更重要的表现是，其焦虑情绪及行为影响到了日常生活的应对，如产生回避和退缩。焦虑障碍根据发病的情况不同可分为几种类型：惊恐障碍、广泛性焦虑、社交恐怖症、场所恐怖症、特殊恐怖症以及强迫症等。

在心血管内科，经常见到的是惊恐障碍和广泛性焦虑。惊恐障碍又称惊恐发作，女性患病率是男性的 3 倍。起病突然，无明显原因，不能预测，症状在 10 分钟左右迅速达到高峰，30 分钟到 1 小时可自行缓解，患者除了有明显的躯体症状外，还伴有明显的恐惧感、失去控制感，甚至濒死感。患者常常急诊求医，是心血管内科急诊的主要病因之一。惊恐障碍患者可有突出的心血管疾病症状：其一为心前区痛，部位一般在心尖部或乳房下，呈刺痛或隐痛、钝痛等，很少放射到其他部位，局部可有压痛感；其二为心慌、心悸，临床上很常见。纯属患者主观感觉而无客观异常，常被患者描述"揪心、紧缩"、"心都要跳了出来"，也可有心尖搏动较有力感觉，可有颈部大血管搏动感、心动过速、心搏停顿感。其三为呼吸困难，患者主观感觉吸气不足、胸闷、呼吸不畅，可出现叹息样呼吸或窒息感。惊恐障碍可反复发作，在两次发作间隙期患者可无症状，或有因害怕再次发作而出现预期性焦虑症状。惊恐障碍患者约50％前往综合医院急诊室反复就医，90％以上患者先看内科，尤其是心血管内科。但这些患者常常或被当成一般"自主神经功能紊乱"处理，或被误诊为心肌炎、心绞痛以及心力衰竭进行治疗。心血管内科所见的惊恐障碍常在夜间睡眠时发作，有较突出的心悸、胸闷等心血管疾病症状，患者常疑为心脏病发作而前往急诊就医，除一部分患者心电图可有窦性心动过速外，其他检查没有相关心脏病证据。患者往往在到达医院后不久，或给予输液后短时间内症状即可明显缓解。

广泛性焦虑是一种慢性心理障碍，在心血管内科中亦较常见，因广泛性焦虑患者有60％伴有胸闷、心悸等心血管疾病症状。这些患者对自己的健康常过分关注，对身体细微的变化反应敏感，常常根据自己一知半解的医学常识，做出不好的甚至是灾难性的解释，以致心神不宁，或坐卧不安、惶惶不可终日。处于焦虑状态时，其临床表现如下。①心理症状：容易担忧、紧张、着急、烦躁、害怕、不祥预感等焦虑情感症状为主，可伴有警觉增高，易受惊吓，对声音过敏、注意力不能集中、记忆力减退等。②躯体症状：易出汗、头晕头痛、血压升高或高低不稳定、心悸、胸闷、胸痛、呼吸困难，需大口呼吸、腹胀，消化不良或腹泻、尿频或排尿困难、性功能障碍，因紧张而引起颈背部肌肉酸痛、乏力等。③运动症状：常表现有双手颤抖，严重者可有小动作增多或静坐不能及激越等。

尽管广泛性焦虑症状的持续性与惊恐障碍的发作性可以鉴别，但仔细地询问会发现广泛性焦虑患者也有惊恐发作的体验。

心血管内科中并焦虑患者诊治过程中常见的阻抗有：①否定医生对焦虑症的诊断，只承认自己的心血管疾病，并将自己的焦虑症状归结为心血管疾病，从而延误焦虑的治疗；②否定医生对心血管疾病的诊断，只承认自己的焦虑状态，并将心血管疾病症状也机械地推测为"焦虑"，从而延误心血管疾病的治疗，重者甚至可危及生命；③既不承认医生对焦虑的诊断，也不承认医生对自己的心血管疾病的诊断，而是主观臆断为仅患有"失眠"、"胃病"等非心血管疾病，在心血管医生诊治时下了"失眠症"、"消化系疾病"等诊断后这种情况尤其容易出现；④承认医生上述各种复杂情况的正确诊断，但是将焦虑症简单地理解为"疑病症"、"体弱"、"有点神经质"等亚健康状态或"性格偏向"，拒绝接受系统的心理诊断和干预。

（三）心血管内科中焦虑和抑郁共病的特点及其诊治中"阻抗"的表现

在许多情况下，在心血管内科中，患者的心理障碍并不以单一的抑郁或焦虑面貌出现，他们的心理障碍程度可以不重，但其抑郁和焦虑却可同时存在，即共病现象。此时患者既有抑郁心境的情绪低落、自我评价过低、内疚感或消极观念；也有焦虑障碍的紧张不安、过度担忧、神经系统症状（如头晕、震颤）、多汗、口干、呼吸困难等；而睡眠障碍、食欲改变、心血管系统/消化系统症状、记忆力及注意力障碍、易激惹以及精力减退等症状，是抑郁和焦虑共病所产生的综合表现。

心血管内科中抑郁和焦虑共病患者诊治过程中常见的阻抗表现与心血管内科中抑郁或焦虑患者类似，甚至程度更重。既可能否定医生对抑郁和焦虑共病的诊断，也不承认医生对自己的心血管疾病的诊断，而是主观臆断为仅患有"失眠症"、"胃病"等非心血管疾病；将焦虑和抑郁共存简单地理解为"有点神经质"的亚健康状态或"精神病"等严重心理疾病，从而拒绝接受正确合理的心理诊断和干预。

（四）心血管内科患者中躯体形式障碍的特点及其诊治中"阻抗"的表现

长期以来，在综合医院人们认为，心理障碍表现形式只是情绪不佳、多思多虑或心烦意乱、紧张不安、担忧害怕等精神心理问题。但事实上，心理障碍的大多数患者都可表现出各种各样身体多部位系统的不适症状，这就是心理障碍的躯体形式化问题。躯体形式障碍是个人的或社会的压抑所致的一种表现，是心理障碍的一种转移和替代。患者有神经过敏、性格内向等人格特征，有些患者在生活中经历过家人、朋友因高血压或心脏病等出现严重的躯体障碍或死亡，倍感压力而过分关注自己身体健康，同时加上患者对医学知识的一知半解，对自身的不适进行不恰当的解释，便容易罹患躯体形式障碍。患者反复陈述躯体的不适症状，或即使存在某些躯体疾病，但其症状的性质和严重程度并不能以此来解释，患者常要求做各种各样的检查，试图寻找引起这些不适症状的原因，即使检查没有发现任何阳性结果，即使医生向患者反复说明其症状并无躯体疾病基础，仍不能减轻患者的忧虑和躯体症状。当医生有时与患者谈起其症状有可能和心理因素有关，或患者症状的出现的确与持续不愉快的生活事件、困难和冲突密切相连，他们也常拒绝承认其躯体症状与心理因素有关。

心血管内科中躯体形式障碍患者诊治过程中常见的阻抗表现有：①只承认自己患有心血管疾病，并将自己的躯体形式障碍共病归结为心血管疾病，从而延误躯体形式障碍的治疗，最常见的误区是将心脏自主神经功能紊乱诊断为"心绞痛"；②认同医生上述各种复杂情况的正确诊断，但是对心理疾病特别讳疾忌医，拒绝医生对躯体形式障碍的干预。

二、 心理障碍患者诊治过程中"阻抗"的原因

心血管内科中心理障碍患者诊治过程中产生"阻抗"的原因是多方面的，既有患者自身躯体和心理方面的原因，也有医生方面的原因，还有患者家庭和社会环境因素影响方面的原因。①患者自身躯体原因：患者确实存在心血管疾病的症状，如心绞痛、心力衰竭等，患者根据自己的经验，倾向于将合并的心理障碍症状，也常常归结为原有的心脏病症状；②患者心理方面的原因：患者心理特点就是因为中国文化传统的羞耻或负罪感，患者难于主动承认自己患有心理障碍疾病，因此，合并心血管疾病的心理障碍患者在诊治心理疾病时，更愿意接受心血管疾病诊断而非心理障碍诊断，更愿意接受心血管疾病治疗措施而非心理障碍药治疗措施；③患者家庭和社会环境方面的原因：由于我国目前还处于生物医学模式向生物-社会-心理医学模式的转型阶段，心理健康宣教还没有得到普及和规范，患者的家庭和社会对心理障碍疾病的了解不够，对患者心理方面需求的了解不够，对医生针对心理障碍所作处置的合理性的理解也不够，从而影响患者对心理障碍干预措施的依从性。

三、 心理障碍患者诊治过程中"阻抗"的危害

心血管内科中心理障碍患者的"阻抗"会影响心理障碍的正确诊断和及时治疗，可以导致多种不良结局。少部分患者如短期内发病症状程度较轻，有可能自然缓解，严重的可以迁延到 6 个月至两年甚至更长的病程，增加患者的精神负担，从而导致或加重患者的心理障碍，使患者症状加重、病程迁延。

阻抗造成的心理障碍症状如焦虑、抑郁、紧张、失眠以及胸闷、心悸等躯体不适，会使患者的健康受到明显的损害，生活质量及学习工作能力下降。

需要指出的是，由于对该疾病认识不足，患者表现出来的症状往往得不到家庭成员的理解，从而使家庭关系会受到一定程度的损害。

阻抗会导致心理障碍患者在心血管内科中的心理障碍治疗并不充分，往往达不到治愈的目标。一般来讲，心血管内科中的心理障碍急性期治疗要4～8周，症状缓解后需巩固治疗3～6个月，有一部分患者还要维持治疗1年左右。患者对心理障碍诊断治疗的依从性差，会导致心理障碍很容易复发，影响患者接受药物强化和长期治疗，导致病情迁延不愈。

合并阻抗的心血管疾病并心理障碍患者预后差，它可加重心血管疾病患者功能性残疾、增加躯体不适的主诉，造成自我照料不良和对疾病的处理不当，不利于患者的治疗和康复。

四、心理障碍患者诊治过程中"阻抗"的处理

治疗心血管内科中的心理障碍患者的"阻抗"问题应值得充分重视，正确的对策应从"医"、"患"、"社会"等多个角度下手，综合处置。

（一）药物治疗要长期、规范管理，减少医源性"阻抗"

良好的药物治疗效果是提高患者对医生的信任度和增加长期治疗依从性的重要因素。一方面，要给予适当的药物治疗让心理障碍患者的心理障碍症状得到明显的缓解，给患者良好的"第一印象"；另一方面，药物治疗必须长期化、规范化。而要做到长期和规范管理，就必须明确心理障碍治疗的目标不仅包括减少或消除心理障碍所引起的症状和体征，更重要的是改善患者躯体疾病的预后，改善患者的生活质量，恢复患者的社会功能，以及提高依从性、降低阻抗、减少患者复发或再发心理障碍的危险。如复合制剂黛力新，为一种小剂量的抗精神病药三氟噻吨与小剂量三环类抗抑郁药四甲蒽丙胺的合剂，其药理作用是两种成分综合作用的结果。主要表现在提高突触间隙多巴胺、NE及5-羟色胺等多种不同神经递质的含量。两种成分在治疗作用方面有协同效应和不良反应的拮抗效应，能有效地抗焦虑及抗抑郁，改善躯体症状。不但起效快，不良反应小，而且方便长期服用，维持时间一般为6个月～1年，若为第2次发作，主张维持治疗3～5年，若为第3次或3次以上发作，应长期维持治疗直至终身服药。

（二）注重心理干预，减少患者源性"阻抗"

心病还须心药医，注重心理干预才能从根本上解决患者的阻抗问题。药物和心理治疗的关系是：药物治疗是能及时改善心理障碍症状、控制急性发作的有效手段，在此基础上，配合心理治疗能巩固治疗效果，防止疾病复发。国内许多研究表明，院内对心血管疾病合并心理障碍的患者进行健康宣教能明显提高患者对心理障碍疾病的了解，提高其对心理诊疗手段的依从性。

（三）注重心理健康的社区宣教，减少社会源性"阻抗"

心理疾病往往与性格、社会和心理因素有关，其中患者的性格、心理往往与社会、家庭因素息息相关，改善患者的社会和家庭环境，提高大至整个社会，小至单个社区和街道人们对患者心理健康的关注度，改善家庭成员对患者心理障碍的理解度，增加患者家属对患者接受心理干预措施的支持度，能有效增强心血管疾病合并心理障碍患者对心理干预措施的依从性，减少阻抗。

参考文献

[1] 朱嗣恒. 心理护理对糖尿病患者行为及治疗依从性的影响[J]. 中国民康医学，2013，25（22）：94，121.

[2] 张学艳，李辉，姜铁君，等. 心理干预对 2 型糖尿病伴抑郁患者治疗依从性及疗效分析[J]. 武警后勤学院学报（医学版），2013，22(3)：230 - 231.

[3] 谭平，张泽丹，包维为. 老年人抑郁症发生状况及相关因素调查分析[J]. 东南国防医药，2013，15(4)：365 -367.

[4] 刘春梅. 老年抑郁症的研究进展[J]. 中外医疗，2011，30(18)：180.

[5] 韩嘉宁，周国良，熊龙根. 冠心病合并抑郁症的人群分布特征及临床分析[J]. 吉林医学，2016，37(12)：2877 - 2880.

[6] 江喜平. 抑郁症和心血管疾病之间关系[J]. 保健文汇，2016(3)：92 - 93.

[7] 李晔. 抑郁症与心血管疾病关系的研究进展[J]. 哈尔滨医科大学学报，2013，47(2)：194 - 196.

[8] 杨明辉. 心血管疾病患者伴焦虑抑郁症状的临床特征与治疗[J]. 心血管病防治知识（下半月），2013(8)：28 - 29.

[9] 肖太平. 焦虑抑郁情感障碍在心血管科的调查分析[J]. 中国现代药物应用，2010，4（22）：253 - 254.

[10] 霍金华. 健康教育联合心理疏导对冠心病伴焦虑抑郁患者心理状态的影响评价[J]. 中国现代药物应用，2014(23)：181 - 182.

[11] 王双，李敬筠. 老年抑郁症和焦虑障碍共病患者临床特征的比较分析[J]. 中国实验诊断学，2011，15(5)：932-933.

[12] 谢艳红. 心血管疾病合并心理障碍的临床治疗体会[J]. 中国医药指南，2011，9(33)：152-153.

[13] 宋高萍，张杰，王丽娟. 初诊糖尿病患者主要心理障碍对治疗护理依从性的影响[J]. 实用糖尿病杂志，2005，13(1)：19-21.

[14] 杜昆玉，李大强. 黛力新治疗心血管内科中重度焦虑/抑郁病人的疗效观察[J]. 中国农村卫生，2013(z2)：36.

[15] 虞俊，叶志荣，陈启稚，等. 心血管疾病患者的心理障碍以及黛力新的应用[J]. 现代康复，2001，5(1)：39-40.

[16] 沈方娥，何海丽. 健康教育对糖尿病治疗依从性和疗效的影响[J]. 中国基层医药，2009，16(5)：952-953.

[17] 郎春英，邬东红，黄群明. 健康教育对住院心理障碍患者服药依从性的影响[J]. 现代医院，2008，8(8)：86-87.

[18] 陈佳洁，江澜. 冠心病患者心理障碍双心护理的研究进展[J]. 中国实用护理杂志，2017，33(z1)：78-80.

〔孙智山〕

第二十六章

双心疾病病例诊治示范

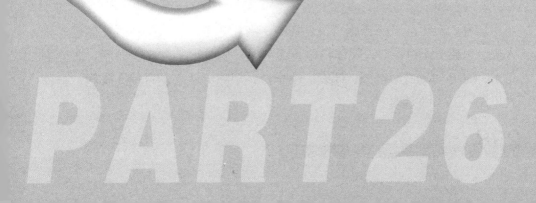

一、 冠心病并焦虑病例

患者，男性，71岁。因"反复胸闷，心悸，头晕2个月余"第一次入院，既往有高血压病史，血压最高 180/80 mmHg，长期服用降血压药，血压控制基本达标。个人史，家族史无特殊。入院后完善心肌酶、超敏肌钙蛋白、心脏超声、动态心电图、头部 CT 扫描均正常；经颅多普勒等检查均正常；颈动脉超声提示右侧椎动脉生理性发育不良；血脂：TG 0.93 mmol/L；CHO 3.68 mmol/L；LDL-C 2.35 mmol/L；冠状动脉造影检查：右冠优势型，左主干无狭窄，前降支中段狭窄 60%，中远段狭窄 50%，血流 TIMI3 级；右冠近段 50%狭窄，血流 TIMI3 级，余血管无异常。

入院诊断：①冠心病心绞痛；②原发性高血压（3级，极高危组）。给予常规抗血小板聚集，降血脂，扩冠，降压治疗，住院 5 天后病情好转出院。

出院 1 天后患者又因"胸闷，心悸，头晕 1 天"急诊再次入院，入院后患者行连续心电图未见动态 ST 段改变；心肌酶、超敏肌钙蛋白、血气分析、D-二聚体测定等检查结果均正常。给予常规冠心病药物治疗效果差，住院期间胸闷、心悸症状反复发作。

仔细询问患者及家属，发现患者情绪紧张，夜间睡眠差，对冠心病过于担心，害怕发生急性心肌梗死、心脏性猝死等情况，考虑患者合并精神心理疾患可能性大，进行 PHQ-9 心理量表、GAD-7 自评量表检测，结果显示 PHQ-9 量表为 4 分，GAD-7 量表 11 分，提示患者有中度焦虑。

治疗：在冠心病常规治疗基础上，给予心理疏导加用抗抑郁焦虑药氟哌噻吨/美利曲辛 10.5 mg bid，1 周后症状缓解。出院后坚持服用上述药物，3 个月后随访，患者病情稳定。

二、 以心血管疾病症状为主诉的躯体化症状病例

患者，女性，57岁。因"反复胸闷，胸痛 3 年余"入院；既往体健，个人史，家族史无特殊。入院体格检查无异常。胸片、肺功能、血脂、血糖均正常；24 小时动态心电图：偶发房性早搏，短阵房性心动过速 5 阵次，全程未见ST-T段动态演变。

入院后考虑诊断为：冠心病心绞痛？给予常规抗血小板聚集，降血脂，扩冠，改善心肌细胞代谢等对症支持治疗，患者症状无缓解。继之进行冠状动脉造影，结果未见异常。

再度仔细询问病史，发现患者有情绪紧张、失眠，进行 PHQ-9 心理量表、GAD-7 自评量表检测，评分均在正常范围。再进行 PHQ-15 自评量表检测，结果显示 PHQ-15 为 12 分。结合患者冠心病心绞痛症状不典型，冠状动脉造影未见异常，故确诊为以心血管症状为主的躯体化症状。

住院期间，给予单纯艾司西酞普兰 10 mg qd 治疗，并加以心理干预，患者症状明显好转，住院 10 天后出院。出院后仅仅服用药物 1 个月，患者自行停药。出院后 2 个月又因上述症状再发并伴睡眠困难 1 周再次入院，入院后再行艾司西酞普兰 20 mg qd 治疗，并加阿普唑仑 0.4 mg qd＋qn。住院 1 周上述症状明显好转出院。出院后继续服用艾司西酞普兰 20 mg qd，治疗 2 个月后，患者症状未发作，改艾司西酞普兰 10 mg qd 继续治疗 3 个月停用，随访半年，患者未再有上述症状发作。

上述两个病例提醒我们，在临床实际工作中，双心疾病易被忽视，需要及早识别，规范治疗。双心疾病在治疗时，医生要特别关注患者的情绪和心理问题，多做科普宣教，尽量让患者及社会对这类疾病多一些认知，在诊治患者心脏疾病的同时，对存在心理疑惑或心理疾病的患者进行筛查、心理咨询及疏导。缓解患者的心理压力和疑惑，解除患者的心理疑虑，对存在明显焦虑或抑郁的患者，应根据不同情况给予药物治疗，使心脏病患者得到包括心血管内科、心理危机干预等在内的"一站式"服务变为可能，达到"双心"健康的理想状态。

三、 冠心病多次冠状动脉介入术后仍反复气促、心悸病例

患者，女性，72 岁，汉族，主诉：反复阵发性胸闷、胸痛 2 年，气促 8 个月，心悸 5 小时。患者 2 年前无明显诱因反复出现阵发性胸闷、胸痛，每次持续数分钟后自行缓解，无咳嗽咳痰、无发热消瘦，未予重视。2016 年 10 月 11 日以"反复胸闷、胸痛 1 年余，加重伴头晕气促 1 天"第一次住院，初步诊断为：①冠心病心绞痛型，心功能Ⅲ级；②原发性高血压 3 级，很高危组；③双侧颈动脉、椎动脉粥样硬化。冠状动脉造影结果显示"①左主干：

未见明显异常；②前降支：近中段弥漫性狭窄达85%，血流TIMI3级；第二对角支开口及近段狭窄达80%，血流TIMI3级；③回旋支：全程弥漫性狭窄，中远段达85%，血流TIMI3级；④右冠：未见明显狭窄，血流TIMI3级"，遂于前降支植入2枚药物洗脱支架。予阿司匹林、氯吡格雷抗血小板聚集，阿托伐他汀调脂、硝酸异山梨酯扩冠、贝那普利降血压、泮托拉唑护胃等治疗后患者症状好转出院。

出院后坚持规范化药物治疗，未诉胸闷、胸痛发作。1个月后，再次无明显诱因出现反复阵发性胸闷、气促，每次持续数分钟至10余分钟自行缓解。2016年12月14日因"胸闷、气促1个月"第二次入院，复查冠状动脉造影示"①左主干未见明显异常；②前降支中段可见支架影，血流TIMI3级；③回旋支中远段可见弥漫性狭窄50%~85%，血流TIMI3级；④右冠中段管壁不规则，血流TIMI3级"，遂于回旋支中段植入2个药物涂层支架。患者症状好转出院。

出院后继续规范化药物治疗，未诉胸闷发作，但仍有无明显诱因反复阵发性气促，有时伴心悸，每次持续数分钟至10余分钟自行缓解。在门诊多次就诊，胸部CT无异常，症状时好时差，反复发作。5小时前在家中炒菜时突发阵发性心悸不适，伴轻微活动后气促，持续1小时左右休息稍缓解，后又反复再发。为求诊治遂于门诊就诊，拟诊为"冠心病"收住院治疗。起病来食欲欠佳，睡眠差，精神差，体力明显下降。

既往史：有"①高血压病6年，最高190/110 mmHg，服用左旋氨氯地平、贝那普利降血压；②双侧颈动脉、椎动脉粥样硬化；③颈椎病；④慢性胃炎"病史。

体格检查：体温36.5℃，脉搏76次/min，呼吸20次/min，血压140/80 mmHg。双肺呼吸音清，未闻及明显干湿啰音。心前区无异常隆起，心尖搏动位于左侧第五肋间锁骨中线内侧0.5 cm处。心界不大。心率76次/min，律不齐，可闻及早搏，各瓣膜区未闻及杂音，无心包摩擦音。

辅助检查：入院心电图示为偶发室上性早搏。

入院诊断考虑：①冠心病心绞痛，前降支＋回旋支PCI术后，心功能Ⅱ级；②原发性高血压3级，很高危组；③双侧颈动脉、椎动脉粥样硬化。

入院后三大常规、肝肾功能、血糖血脂、电解质、心肌酶、肌钙蛋白、NT-pro BNP、D-二聚体、凝血功能、甲状腺功能三项均正常，胸片结果心肺膈未见明显异常。心脏彩超示：EF 67.3%，左心室大小正常、左心室舒张功能减低。24 小时动态心电图结果：平均心率 75 bpm，最小心率 53 bpm，最大心率 102 bpm，室性早搏 608 次，3 阵室性二联律。室上性早搏 5209 次，59 短阵室上性心动过速，2 阵室上性二联律。住院期间患者轻微活动后心悸明显加重，伴气促，入睡欠佳，睡后易醒。查体：急性病容，神情焦虑，唇无发绀，双肺呼吸音清，双肺未闻及湿啰音，心率 71 次/min，可闻及早搏。心电监护示安静休息状态下心率波动在 60～80 次/min，轻微活动、说话后心率明显上升至 90～110 次/min。予美托洛尔加量为 71.25 mg qd，加用稳心颗粒 1 袋 tid。入院第 5 天，患者诉心悸无明显缓解，轻微活动后加重伴气促，感气不够用，惧活动，担忧自己不行了。烦声响，听到关门声即感心悸。食纳差、入睡欠佳、早醒。遂予美托洛尔缓释片 95 mg qd＋稳心颗粒 1 袋 tid 控制心率。同时不排除焦虑障碍。请精神心理科会诊，进行 PHQ-9 心理量表、GAD-7 自评量表检测，结果显示 PHQ-9 量表为 4 分，GAD-7 量表 11 分，会诊意见：考虑中度焦虑，嘱阿普唑仑 0.4 mg qn 改善睡眠、氟哌噻吨/美利曲辛 10.5 mg bid 改善焦虑与睡眠。治疗后第 7 天，患者诉日常活动无明显心悸不适，睡眠明显改善，食纳一般，患者好转出院。

出院后在冠心病基础治疗上继续服用阿普唑仑 0.4 mg qn、氟哌噻吨/美利曲辛 10.5 mg bid 治疗。3 个月后改氟哌噻吨/美利曲辛 10.5 mg qd，继续治疗 3 个月停用，回访至今日常活动未诉明显心悸气促，食纳、睡眠可。

本例患者冠状动脉支架术后无明显诱因出现反复阵发性气促、心悸，与活动无明显相关。血气分析、胸部影像学检查提示肺部无异常，可排除肺源性因素。血常规、肝肾功能、血糖血脂、电解质、甲状腺功能三项等实验室检查结合病史也可排除血源性及中毒性原因所致。冠心病诊断明确，但其无心力衰竭体征、NT-pro BNP 正常、心脏彩超 EF：67.3%，心源性因素基本可排除。患者气促发作无明显诱因，发作不可预测，与活动无明显相关；发作间歇期，无明显症状；发作时表现有惧怕活动、担忧自己不行了、烦声响等强烈的焦虑症状，这些特点结合 GAD-7 量表、PHQ-9 量表评分评估提示气促心悸为并有焦虑的心理精神因素所致。

在临床上有些诊断明确的心血管疾病患者往往并存心理障碍，主要是对疾病发生和治疗不了解，产生过度恐惧与担扰所致。焦虑、应激等状态可促进动脉粥样硬化的发生发展，尤其是增加急性心血管事件的风险。心血管内科医生在治疗心血管疾病患者时更要强调双心同治，通过调控精神心理疾病，从而达到心血管疾病的防治目的，更好地改善患者的生活质量和临床预后。

四、双心疾病的漏诊和误诊各一例

双心疾病的患者并不少见，然而在诊治过程中往往存在漏诊和误诊的情况，这就需要我们在临床工作中擦亮双眼，不枉不纵，减少这种情况的发生。介绍在临床工作碰到的两个典型案例。

（一）反复胸痛在多家医院就诊的焦虑症被漏诊的病例

患者，男性，43岁。因"阵发性胸痛近一年，加重2天"入院。患者自诉一年前无明显诱因出现阵发性胸痛，以胸前区疼痛明显，呈数秒到数分钟的短阵性阵发性钝痛，持续时间约30分钟后可缓解，发作间歇周期为3～7天，疼痛剧烈时不能活动，出汗。

此患者就诊经历丰富：患者反复多次外院就诊，1年前第一次胸痛发作时，即送永州市中心医院第一次就诊，检查心肌酶正常，冠状动脉造影正常。第二次是在广州某医院就诊，心肌酶、肌钙蛋白正常。患者仍反复胸痛，多次在永州市多家医院就诊，多次检查，仅有一次心肌酶：CK 337.4 U/L，CKMB 54.0 U/L，LDH 424.1 U/L，而肌钙蛋白<0.03 ng/mL正常，其他多次就诊检查所有生化结果均正常。患者每次疼痛发作时心电图正常。上述医院均诊断不明，疑诊为"心肌炎"或"冠心病"。

患者生于湖南岳阳，久居本地，否认血吸虫疫水接触史，有吸烟史20余年，平均40支/d，间断饮酒，患者否认其他病史。体格检查：无特殊阳性发现。

血液生化检查除血脂：甘油三酯2.84 mmol/L↑，稍偏高外余项正常；动态心电图、心脏彩超、腹部B超、颈部血管彩超无特殊发现；胸片：右肺尖结核（纤维硬结为主）。疼痛发作时反复做心电图均正常。

入院诊断：冠状动脉微血管病变？入院后完善冠状动脉造影，并检测冠状动脉前降支冠脉微循环阻力指数（IMR）测值21.85；冠状动脉IMR在正常范围内，排除微血管病变。进一步完善做心脏MRI提示：左心房稍大，左心室后壁心外膜下局灶小片延时强化，心脏MRI心肌延时强化是病毒性心肌炎的特异表现，然而患者多次心肌坏死标记物指标不高，而且持续时间太长，病毒性心肌炎诊断不成立。

请心理科会诊行心理评估，经 PHQ-9 心理量表、GAD-7 自评量表检测，结果显示 PHQ-9 量表为 2 分，GAD-7 量表 13 分，诊断为焦虑症。予以坦度螺酮 10 mg tid、曲唑酮 50 mg qd 抗焦虑治疗，治疗 7 天后上述症状明显缓解。出院后继续坦度螺酮、曲唑酮抗焦虑半年。半年后随访，患者睡眠有所改进，上述症状好转未再发作。

总结：对于这种辗转多处求医，无明显阳性发现，医生开什么检查做什么检查，并且不断主动要求做彻底检查的好患者，要警惕可能并有焦虑或抑郁等心理障碍的可能性。

（二）原发性肺动脉高压病例误诊为神经症病例

患者，女性，37 岁。因"活动后气促半年"入院。患者自诉于半年前无明显诱因出现活动后气促，上楼时及活动后出现气促，伴疲乏，休息后可逐渐好转。曾就诊于某县人民医院，除心脏彩超示少量心包积液外无明显阳性发现，住院治疗 6 天，诊断为神经症，经舍曲林等药物抗抑郁治疗后，患者症状无明显好转，症状逐渐加重。

半年后气促明显加重，上 1 层楼、稍微体力活动即感气促，需立即停下来休息，转入湖南省人民医院老年病科。心脏彩超示：右心房右心室增大，三尖瓣重度反流，二尖瓣、肺动脉瓣轻度反流，中度肺动脉高压，中量心包积液。在我院住院期间追问病史，既往发作晕厥 3 次，意识丧失持续数秒至数分钟，无四肢抽搐、大小便失禁。其中有一次在南岳祈福，走到半山腰时晕厥发作，苏醒后还是坚持走到山顶。

体格检查阳性发现：心浊音界向左扩大，心率 90 次/min，律齐，心音稍低，无杂音。生化检查：血常规、抗结核抗体、血沉、C 反应蛋白、免疫球蛋白等均正常。肺部高分辨 CT：心包积液。心电图提示：①窦性心律；②非特异性 ST-T 改变。

继续行肺高压的一系列检查。肺动脉 CTA 提示正常。右心导管检查以及肺动脉造影提示：①重度肺动脉高压。②肺动脉造影示各级肺动脉未见明显充盈缺损，肺动脉形态改变符合肺动脉高压。实验室检查提示：血气提示低氧血症。Pro-BNP：1267 pg/mL，免疫全套＋风湿全套＋狼疮全套：正常。cANCA 阴性。输血前四项，血常规、凝血功能、肾功能、电解质、心肌酶、肌钙蛋白、血沉、甲状腺功能、大便常规＋隐血试验、肿瘤标志物等均大致正常。其他特殊检查提示：双下肢深静脉彩超：双下肢深静脉尚通畅。腹部彩超：脂肪肝。以上检查排除了继发性肺动脉高压的情况。考虑患者为原发性肺动脉高压，治疗以降肺动脉压为主：西地那非片 20 mg tid。波生坦 62.5 mg bid。经上述治疗后患者气促症状较前明显好转。

总结：原发性肺动脉高压病早期没有什么特殊症状，只是有活动性气促等非特异性症状，常规检查可能因病情早期或技术原因，往往难以发现相关阳性改变，就有可能导致漏诊误诊。本例患者就是范例，误诊为抑郁症，给予相应治疗疗效不满意。所以，对以心血管疾病症状为突出表现就诊的患者，临床医生应该首先要抓住蛛丝马迹，认真进行相关检查排除器质性疾病。如果经过全面检查，未发现有器质性心脏病，才能考虑有心理障碍的可能。

五、 房间隔缺损、二尖瓣脱垂伴气促并心理障碍一例

患者，女性，34 岁。因"发现房间隔缺损 21 年，气促 6 年，再发 10 余天"入院。几岁时则被医生告知有先天性心脏病，无法活到成年，13 岁时第一次行心脏彩超提示"房间隔缺损"。2012 年因"感冒"出现发热、咳嗽、咳痰，明显心悸气促，至中南大学湘雅二医院就诊，诊断为"二尖瓣中度反流，二尖瓣脱垂伴小腱索松弛，房间隔缺损待删"，治疗后好转（具体不详），平时能正常生活，甚至在 2 个月前的长沙马拉松比赛中能步行 5 km。平时规律服用"美托洛尔片"，患者诉反复"感冒"，发作时有咳嗽，伴胸闷、气促、心悸等不适，多次就诊于湘雅二医院、湘雅三医院。10 余天前，受凉后出现咳嗽咳黄色黏痰，体温 37.8 ℃，同时出现气促、胸闷不适，活动后明显，在湘雅三医院静脉滴注"头孢克肟"治疗后，已无发热咳嗽咳痰，仍觉心悸，活动后明显，夜间仍需高枕卧位（约 45°）。

既往史、个人史无特殊。未婚未育。

体格检查：体温 36.4 ℃，脉搏 96 次/min，呼吸 32 次/min，血压 110/72 mmHg，血氧饱和度 98%。急性面容，神清合作，45°斜坡卧位，颈静脉无充盈，双肺叩诊清音，双肺呼吸音清晰，未闻及干、湿啰音和胸膜摩擦音。心界无扩大，心率 96 次/min，律齐，二尖瓣区可闻及 3/6 收缩期吹风样杂音，胸骨左缘第 2～第 3 肋间可闻及 3/6 级收缩期吹风样杂音，腹部体格检查正常，双下肢无水肿。

门诊资料：2012 年 11 月 23 日湘雅二医院心脏彩超：二尖瓣中度反流；二尖瓣脱垂伴小腱索松弛；房间隔缺损待删。

2016 年 6 月 24 日湘雅二医院心脏彩超：二尖瓣轻度反流；中度二尖瓣叶脱垂；房间隔缺损。

2017 年 11 月 24 日湘雅三医院心脏彩超：二尖瓣前叶脱垂轻度反流；左房稍大（36 mm）；三尖瓣轻度反流。

入院诊断：①气促查因：心力衰竭？先天性心脏病？肺动脉高压？其他？②先天性心脏病：房间隔缺损，二尖瓣脱垂，心功能Ⅲ级。

入院心电图正常，三大常规、电解质、肝肾功能、心肌酶、凝血功能、血糖、血脂、C 反应蛋白、降钙素原、呼吸道病毒 9 项等均未见明显异常；血气分析：pH 7.375，PCO_2 22.7 mmHg↓，PO_2 109.4 mmHg↑，BE（B）−9.9 mmol/L，O2SAT 98.0%。NT-pro BNP 21.55 pg/mL。

入院后心脏彩超示：AO 22 mm，LA 37 mm，LV 46 mm，PA 23 mm，RA 33 mm，RV 28 mm；IVS 10 mm，LVPW 10 mm。房间隔声像，考虑卵圆孔未闭；左房增大；二尖瓣前瓣脱垂并反流（轻-中度）；三尖瓣轻度反流；左心功能测值正常范围。发泡试验阳性。第一次 6 分钟步行试验，结果为240 m，且中途休息 2 次，做完后有明显恶心，伴濒死感。

从症状上看，患者气促明显，体征上看，患者颈静脉无充盈，肺部无啰音，双下肢无浮肿，检查结果来看末端脑钠肽（NT-pro BNP）正常，射血分数（EF 值）正常，而且血气分析基本正常，那么这个患者可以排除心力衰竭了，患者明显气促，高枕卧位，且 6 分钟步行试验结果也不好，会不会是肺动脉高压呢？

于是，再做肺动脉 CTA，结果未见异常。做了左右心导管，结果提示各腔室及肺动脉压力均正常。因此可以排除肺动脉高压了。做完导管的第 2 天一早就复查了 6 分钟步行试验，结果是 341 m，与上次 6 分钟步行试验仅间隔 2 天，且未用药，中途未休息，整个过程中无不适。

那么这个患者就要考虑心理疾病了，我们追问病史，患者自诉这些年就诊时曾被医生告知，一旦感冒发热就要立刻就医，因此每次感冒发热时就很紧张，每次就诊时医生都建议手术治疗。自己曾阅读先天性心脏病相关书籍，且从小身体不好，家人过度关注。请心理科会诊，做了焦虑自评量表（SAS）和抑郁自评量表（SDS），结果显示 SAS 评分 75，SDS 评分 78 分，是重度焦虑和重度抑郁，心理科诊断为"焦虑抑郁障碍"。最后诊断为先天性心脏病：卵圆孔未闭、二尖瓣前瓣脱垂，心功能Ⅲ级，并有焦虑抑郁障碍。

给予心理疏导，运动治疗和舍曲林治疗，治疗随访3个月，患者气促症状基本缓解。总结：对于本身有心脏基础疾病的患者，出现气促时，医生很容易先入为主，认为是器质性心脏疾病，在实际工作中要抽丝剥茧，对于临床症状和体征及检查结果不相符的时候，还要考虑合并有心理障碍的可能。

六、 慢性心力衰竭经药物加心脏再同步化治疗后，气促症状不能缓解病例

患者，女性，79岁。2006年2月16日因"反复心悸，呼吸困难4天"第一次住院治疗。既往有高血压病史多年，血压最高220/120 mmHg，间断口服降血压药，血压控制差。入院心脏超声提示左心室增大，射血分数（EF值）下降。入院后诊断为"原发性高血压（3级，极高危组），高血压心脏病，心脏扩大，心功能Ⅳ级；冠状动脉粥样硬化性心脏病待删，肺部感染"。入院后给予常规降血压，抗心力衰竭，抗感染等对症支持治疗，患者病情好转出院。

出院后患者反复发作心悸及呼吸困难，于2006年5月及11月反复入院治疗。考虑患者心力衰竭反复发作，药物治疗效果差，于2006年11月住院期间行CRT治疗，同时行冠状动脉造影检查未见异常。术后患者心力衰竭症状明显缓解，定期至我院门诊随诊，一般情况良好。2012年10月30日住院行CRT置换术，术后随访，患者病情稳定，无心力衰竭发作，血压控制良好。

2015年6月6日患者因"反复呼吸困难，心悸9年，再发加重1周"第5次入院。入院体格检查：体温36.5℃，脉搏60次/min，呼吸20次/min，血压120/70 mmHg，高枕卧位，颈静脉稍充盈，双肺呼吸音粗，双下肺可闻及细湿啰音，心率60次/min，律齐，心尖部可闻及3/6级收缩期杂音，双下肢无水肿。入院后完善D-二聚体测定、动脉血气分析、电解质、超敏肌钙蛋白测定、心肌酶、血常规、血脂、心电图、24小时心电图、起搏器程控均未见异常。心脏超声：左心房41 mm，左心室74 mm，EF 43%。NT-pro BNP 7378 pg/mL，肌酐173 μmmol/L。入院后诊断为高血压心脏病，心脏扩大，

心功能Ⅲ级，CRT 术后；原发性高血压（3 级，极高危组）。入院后给予强化抗心力衰竭，间断利尿，抗血小板聚集，护肾等对症治疗，住院 1 周，患者自觉病情缓解不明显，夜间反复诉呼吸困难，轻微活动后症状加重，复查 NT-pro BNP 1326 pg/mL，心电图较前无变化，床旁胸片检查提示肺淤血，心影增大。

至此，经管医生对患者呼吸困难症状不能缓解的原因提出下列问题：①抗心力衰竭药是否需继续加强？②是否有其他诱发心力衰竭的病因未明确？③是否合并其他疾病？继续完善双下肢静脉彩色多普勒检查，复查 D-二聚体，动脉血气分析，肺功能等检查均未有异常发现，给予左西孟旦抗心力衰竭，并严格管理患者出入水量后患者症状仍不能改善。观察患者病情，呼吸困难发作时血压、心率、血氧饱和度等均正常，亦能平卧，夜间睡眠状态差。仔细询问患者家属，得知患者配偶近期离世，致其情绪悲观厌世，同时因其反复心力衰竭发作，药物控制差，已行 CRT 治疗，并已更换一次，自觉经济负担重，为家庭累赘。考虑患者在长期心力衰竭的基础上合并心理疾病导致患者症状难于缓解的可能性大，遂完善精神科相关量表检查，SDS 评分 68 分，SAS 评分 56 分。结果提示患者有中度抑郁症状及存在焦虑症状。立即申请精神科医生会诊，认为患者中度抑郁症并焦虑诊断成立，治疗上给予加用抗抑郁药米氮平治疗。同时对患者进行心理疏导，对患者家属进行健康教育，加强看护。经处理，患者症状好转出院，出院后定期至心血管内科及精神科随诊。病情相对稳定 1 个月后，患者自行停用抗抑郁药，但患者出现抑郁症复发，经临床医生认真解释后，患者坚持长期服用抗抑郁药 1 年，现病情稳定。一般活动无心悸气促。

从这一患者的诊治经过，有如下体会：①长期反复发作慢性心力衰竭患者易于合并精神心理疾病，需及时识别并干预和治疗，这样才能在改善患者症状的同时，改善患者的生活质量；②针对"双心疾病"患者，在提高医务人员的识别能力的同时，也亟待提高患者、家属及社会对该类疾病的认识水平；③对合并严重的精神心理问题，尤其是中、重度抑郁症患者，心血管内科医生在自行处理的同时，也应向精神科医生寻求帮助，以期给予患者最合理的治疗方案。

患者，男性，58 岁。因"反复胸闷、气促 10 天，加重 2 小时"于 2017 年 12 月 25 日入院。2017 年 12 月 16 日患者无明显诱因出现胸闷、气促，伴头昏、大汗、恶心，持续约 1 小时，进行性加重。遂往兰州军区总医院就诊，查心电图 V$_1$～V$_5$ 导联 ST 段抬高，诊断急性广泛前壁心肌梗死，冠状动脉造影示冠状动脉多支多段严重狭窄病变，前降支中段完全闭塞。于前降支中段病变处植入支架两枚。12 月 18 日夜间睡眠中突发胸闷、气促，考虑并发急性左心衰，予扩血管、利尿等治疗后症状缓解，于 12 月 23 日出院。出院后，患者坚持服药，12 月 25 日凌晨于睡眠中再次出现胸闷、气促、大汗淋漓，端坐呼吸，无胸痛、恶心、呕吐、心悸，为求进一步治疗，遂来我院。急诊行冠状动脉造影后以"急性冠脉综合征"收入我科。本次起病以来，精神、睡眠、食欲较差，大小便正常，体重无明显变化。既往有高血压病史 10 余年，长期服降血压药，入院前 3 个月血压波动大，可疑糖尿病病史。吸烟 40 年，每天 1 包以上。

体格检查：体温 36.5 ℃，呼吸 32 次/min，脉搏 90 次/min，血压 167/113 mmHg，血氧饱和度 91%。

急性病容，呼吸急促，口唇无发绀，颈静脉稍充盈，双肺呼吸音稍粗，双肺可闻及散在哮鸣音。腹平软，全腹无压痛、反跳痛，肝脾肋下未触及。

专科检查：心尖搏动位于左侧第 5 肋间锁骨中线上，范围 2 cm，未触及明显震颤及心包摩擦感，心界向左稍扩大，心率 90 次/min，S1 稍低，P2＞A2，律齐，各瓣膜区未闻及明显杂音，未闻及心包摩擦音，周围血管征阴性。

实验室资料：NT-pro BNP 2558 pg/mL，肌钙蛋白 0.087 ng/mL，CK 337.4 U/L，CKMB 34.0 U/L，糖化血红蛋白 6.7%；空腹葡萄糖 6.57 mmol/L；糖耐量试验：血糖（0′）：葡萄糖 6.2 mmol/L；血糖（60′）：血糖（1 小时）12.2 mmol/L；血糖（120′）：血糖（2 小时）11.94 mmol/L；肾素-血管紧张素-醛固酮水平正常；CYP2C19 基因检测：＊1/＊1（636 GG，681 GG）＋；血小板聚集功能正常；血儿茶酚胺正常；肝肾功能、血脂、凝血、甲状腺功能三项、大小便常规无明显异常。尿香草扁桃酸（HPLC 法）127.1 μmol/d。

胸片：①慢性支气管炎、肺气肿、肺大疱；②双肺渗出性病变：肺水肿？感染性病变待排。③心影增大，请结合临床。④或双侧少量胸腔积液？

心脏超声心动图：左心房 41 mm，左心室 58 mm；左心功能减退（EF 45%）；节段性左心室壁运动异常；心室壁瘤形成；主动脉窦部至升主动脉增宽；二尖瓣轻中度反流；三尖瓣及主、肺动脉瓣轻度反流。

冠状动脉造影：冠状动脉多支多段严重狭窄病变，前降支中段支架内无狭窄。

入院诊断：①冠心病（混合型），急性 ST 段抬高型广泛前壁心肌梗死，心脏扩大，Killip 3 级，心室壁瘤形成；②原发性高血压（3 级，极高危组）；③慢性支气管炎、肺气肿、肺大疱、肺部感染；④2 型糖尿病；⑤冠状动脉支架植入术后。

住院期间患者反复休息状态下突发呼吸困难、多汗、濒死感，无胸闷、胸痛，发作时体格检查：血压 180/80 mmHg，心率 108 次/min，呼吸 36 次/min，血氧饱和度 81%，双肺可闻及大量粗湿啰音及哮鸣音，心音低钝，指端发绀。考虑急性左心衰发作，立即取端坐位，下肢下垂，面罩吸氧，予呋塞米 20 mg 静脉注射，吗啡 0.3 mg 皮下注射，硝普钠 50 mg 组液体以 50 μg/min 泵入，依血压调节，地塞米松 5 mg 静脉注射、氨茶碱 0.25 mg 静脉滴注，症状逐渐缓解。住院上述类似症状发作 5 次，均经上述治疗症状缓解。再仔细询问患者及其家属，患者对出院后再发心肌梗死、再发心力衰竭有强烈的恐惧感，胸部稍有不适，就怀疑可能又有心肌梗死或心力衰竭，夜间常常难以入眠，平常就有性格急躁。行心理评估，经 PHQ-9 心理量表、GAD-7 自评量表检测，结果显示 PHQ-9 量表为 7 分，GAD-7 量表 13 分，诊断患者并有中度焦虑、轻度抑郁症状。加艾司西酞普兰片 10 mg，2 次/d，地西泮片 2.5 mg，2 次/d，阿普唑仑 0.8 mg/晚抗焦虑抑郁药及心理治疗。治疗后第三天再未有类似发作，住院 21 天出院。出院坚持上述治疗，随访 1 个月，未有急性左心衰发作。

〔孙智山　唐湘宇　汪雁归　邹　燕　梁　莉　余国龙　宁　亮〕

综合医院常用心理量表

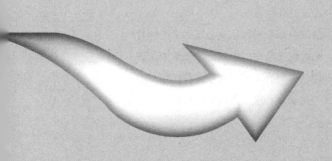

姓名： 日期：

在过去的 2 周里，你生活中以下症状出现的频率有多少？把相应的数字总和加起来。

	没有 （0分）	有几天 （1分）	一半以上时间 （2分）	几乎天天 （3分）
做什么事都没兴趣，没意思				
感到心情低落，抑郁，没希望				
入睡困难，总是醒着，或睡得太多嗜睡				
常感到很疲倦，没劲				
胃口不好，或吃得太多				
自己对自己不满，觉得自己是个失败者，或让家人丢脸了				
无法集中精力，即便是读报纸或看电视时，记忆力下降				
行动或说话缓慢到引起人们的注意，或刚好相反，坐卧不安，烦躁易怒，到处走动				
有不如一死了之的念头，或想怎样伤害自己一下				
总分：				

总分评价意义：

0～4 分没有抑郁 （注意自我保重）

5～9 分可能有轻度抑郁 （建议咨询心理医生或心理医学工作者）

10～14 分可能有中度抑郁 （最好咨询心理医生或心理医学工作者）

15～19 分可能有中重度抑郁 （建议咨询心理医生或精神科医生）

20～27 分可能有重度抑郁 （一定要看心理医生或精神科医生）

二、 GAD-7 焦虑症筛查量表

姓名：   日期：

在过去的 2 周里，你生活中以下症状出现的频率有多少？把相应的数字总和加起来。

	没有 （0分）	有几天 （1分）	一半以上时间 （2分）	几乎天天 （3分）
感到不安、担心及烦躁				
不能停止或无法控制担心				
对各种各样的事情担忧过多				
很紧张，很难放松下来				
非常焦躁，以至无法静坐				
变得容易烦恼或易被激怒				
感到好像有什么可怕的事会发生				
总分：				

总分评价意义：

0～4 分没有焦虑   （注意自我保重）

5～9 分可能有轻度焦虑   （建议咨询心理医生或心理医学工作者）

10～13 分可能有中度焦虑   （最好咨询心理医生或心理医学工作者）

14～18 分 可能有中重度焦虑   （建议咨询心理医生或精神科医生）

19～21 分可能有重度焦虑   （一定要看心理医生或精神科医生）

三、 PHQ-2 一种简洁高效的抑郁筛查量表

抑郁是临床常见病。目前已有许多自评量表用于评估抑郁严重程度，如包含 9 个条目的患者健康问卷抑郁量表（PHQ-9），尽管如此，人们仍需要更为简洁且具有足够信效度的测查工具，而 PHQ-2 正是其中之一，其主要内容为情绪低落及快感下降。其内容及测量学指标如下：

最近2周内，你被以下症状所困扰的频率	完全没有	≤7天	>7天	几乎每天
做事情时缺乏兴趣和乐趣	0	1	2	3
情绪低落、抑郁或无望	0	1	2	3

PHQ-2得分范围为0～6分。3分为理想的筛查临界值；当≥3分时，可考虑有抑郁。

四、PHQ-15躯体化检测量表

在过去的4周里，你对以下问题有多大的困扰?	没有困扰（0分）	有，但困扰不大（1分）	明显困扰（2分）
胃痛			
背痛			
四肢肩腿痛或其他关节痛			
月经期间肢体抽筋或其他不适			
头痛			
胸痛			
头晕			
眩晕，不省人事；晕倒，昏倒			
感觉你的心搏或不适			
呼吸困难			
性交疼痛或障碍			
便秘或腹泻			
恶心、胀气或消化不良			
感觉疲倦或体力下降			
睡眠困难			

总分评价意义：

0～4分　　　无躯体化症状

5～9分　　　轻度躯体化症状

10～14分　　中度躯体化症状

15分及以上　重度躯体化症状

五、 躯体化症状自评量表

姓名_____ 电话_____ 诊断_____ 药物_____

教育程度_____ 职业_____ 性别___ 年龄___ 病程_____ 评定日期_____ 第___次

说明：您发病过程中可能存在下列各种症状，如果医生能确切了解您的这些症状，就能给您更多的帮助，对治疗有积极影响。请阅读并回答以下每一项栏目，根据情况，选择栏目中相关症状程度最严重的分值。

没有：不存在

轻度：偶有几天存在或尚能忍受

中度：一半天数存在或希望缓解

重度：几乎每天存在或较难忍受

发病时存在的症状（在相应的症状上打√，可多选）	没有	轻度	中度	重度
头晕、头胀、头重、头痛、眩晕、晕厥或脑鸣	1	2	3	4
睡眠问题（入睡困难、多梦、噩梦、易惊醒、早醒、失眠或睡眠过多）	1	2	3	4
易疲劳乏力、精力减退	1	2	3	4
兴趣减退、怕烦、情绪不佳、缺乏耐心	1	2	3	4
心血管症状（心慌、胸闷、胸痛、气短）	1	2	3	4
易着急紧张、或担忧害怕，甚至惊恐、濒死感	1	2	3	4
敏感、习惯操心、多思多虑且易产生消极想法	1	2	3	4
不易集中精神、注意力或思考能力下降、记忆力减退	1	2	3	4
胃肠症状（腹胀、腹痛、嗳气、食欲差、便秘、便多、口苦、口干、恶心、消瘦）	1	2	3	4
疼痛（颈部、肩部、腰部、背部、腿部等）	1	2	3	4
易悲伤或伤心哭泣	1	2	3	4
手脚关节或身体某部位（麻木、僵硬、抽搐、颤抖、刺痛、怕冷）	1	2	3	4
视物模糊、眼睛干涩、短期内视力下降	1	2	3	4
激动烦躁、易怒、对声音过敏、易受惊吓	1	2	3	4
强迫感（强迫思维、强迫行为）或失控感	1	2	3	4
皮肤过敏、瘙痒、皮疹，或潮红、潮热、多汗	1	2	3	4
常关注健康问题、担心自己及家人生病	1	2	3	4
呼吸困难、憋闷或窒息感、喜大叹气、咳嗽或胁肋痛	1	2	3	4
咽部不适、喉咙阻塞感、鼻塞或耳塞、耳鸣	1	2	3	4
易尿频、尿急、尿痛或会阴部不适	1	2	3	4

对工作、学习、家庭关系及人际交往等造成的困难：没有、轻度、中度、重度。

总分：

初始评分意义：基本正常≤29分；轻度30～39分；中度40～59分；重度≥60分

六、医院焦虑抑郁情绪测量表（HAD量表）

姓名：　　　性别：　　　年龄：　　　职业：　　　时间：

这个测量表是为帮助医生了解患者情绪而设定，请详细阅读，尽量在较短的时间内对答案做出选择。

1. 我感到紧张或痛苦（A）

a. 几乎所有时候（3分）　　　　　　　b. 大多时候（2分）

c. 有时（1分）　　　　　　　　　　　d. 根本没有（0分）

2. 我对以往感兴趣的事情还是感兴趣（D）

a. 肯定一样（0分）　　　　　　　　　b. 不像以前那么多（1分）

c. 只有一点（2分）　　　　　　　　　d. 基本没有了（3分）

3. 我感到有些害怕，好像预感到有什么可怕的事情要发生（A）

a. 非常肯定和十分严重（3分）　　　　b. 是的，但并不太严重（2分）

c. 有一点，但并不使我苦恼（1分）　　d. 根本没有（0分）

4. 我能够哈哈大笑，并看到事物有趣的一面（D）

a. 我经常这样（0分）　　　　　　　　b. 我现在已经不大这样了（1分）

c. 现在肯定是不太多了（2分）　　　　d. 根本没有（3分）

5. 我心中充满烦恼（A）

a. 大多数时间（3分）　　　　　　　　b. 常常如此（2分）

c. 时时，但并不经常（1分）　　　　　d. 偶然如此（0分）

6. 我感到愉快（D）

a. 根本没（3分）　　　　　　　　　　b. 并不经常这样（2分）

c. 有时（1分）　　　　　　　　　　　d. 大多数时间（0分）

7. 我能够安闲而轻松地坐着（A）

a. 肯定（0分）　　　　　　　　　　　b. 经常（1分）

c. 并不经常（2分）　　　　　　　　　d. 根本没有（3分）

8. 我感到人好像变迟钝了（D）

a. 几乎所有时间（3分）　　　　　　　b. 很经常（2分）

c. 有时（1分）　　　　　　　　　　　d. 根本没有（0分）

9. 我感到一种令人发抖的恐惧（A）

a. 根本没有（0分）　　　　　　b. 很正常（2分）

c. 有时（1分）　　　　　　　　d. 非常经常（3分）

10. 我对自己的外表（打扮自己）失去兴趣（D）

a. 肯定（3分）　　　　　　　　b. 经常（2分）

c. 并不经常（1分）　　　　　　d. 根本没有（0分）

11. 我有点坐立不安，好像感到非要活动不可（A）

a. 确实非常多（3分）　　　　　b. 是不少（2分）

c. 并不多（1分）　　　　　　　d. 根本没有（0分）

12. 我怀着愉快的心情憧憬未来（D）

a. 差不多是这样做（0分）　　　b. 并不完全是这样做（1分）

c. 很少这样做（2分）　　　　　d. 几乎从来不这样做（3分）

13. 我突然有恐惧感（A）

a. 确实很经常（3分）　　　　　b. 时常（2分）

c. 并非经常（1分）　　　　　　d. 根本没有（0分）

14. 我能欣赏一本好书或一项好的广播或电视节目（D）

a. 常常（0分）　　　　　　　　b. 有时（1分）

c. 并非经常（2分）　　　　　　d. 很少（3分）

（A）因子总分：

（D）因子总分：

总评分：

HAD代表可评定抑郁和焦虑的状况。D代表抑郁，A代表焦虑，每个项目均分为4级评分。诊断抑郁时需将所有双号项目评分叠加总分；诊断焦虑时需将所有单号项目评分叠加总分。

总分评分意义：

总分：0～7分代表无抑郁或焦虑

总分：8～10分代表可能或"临界"抑郁或焦虑

总分：11～20分代表可能有明显抑郁或焦虑

七、 抑郁自评量表（SDS）

（1）项目、定义和评分标稚：SDS采用4级评分，正向计分题A、B、C、D按1、2、3、4分计；反向计分题按4、3、2、1计分。反向计分题号：2、5、6、11、12、14、16、17、

18、20。

（2）填表注意事项：请仔细阅读每一条，把题目的意思看明白，然后按照自己最近一周以来的实际情况，在适当的方格里画一个勾。

	偶尔	有时	经常	持续
我觉得闷闷不乐，情绪低沉				
我觉得一天之中早晨最好				
我一阵阵地哭出来或是想哭				
我晚上睡眠不好				
我的胃口跟以前一样				
我跟异性交往时像以前一样开心				
我发现自己体重下降				
我有便秘的烦恼				
我的心搏比平时快				
我无缘无故感到疲劳				
我的头脑像往常一样清楚				
我觉得经常做的事情并没有困难				
我感到不安，心情难以平静				
我对未来抱有希望				
我比以前更容易生气激动				
我觉得决定什么事很容易				
我觉得自己是个有用的人，有人需要我				
我的生活过得很有意思				
假如我死了别人会过得更好				
平常感兴趣的事情我照样感兴趣				

总分评分意义：

总分乘以 1.25 取整数，即得标准分。按照中国常模，SDS 标准分的分界值为 53 分，其中 53～62 分为轻度抑郁，63～72 分为中度抑郁，72 分以上为重度抑郁，低于 53 分属正常群体。

八、 焦虑自评量表（SAS）

焦虑自评量表，与抑郁自评量表十分相似。它也是一个含有 20 个项目，分为 4 级评分的自评量表，用于评出焦虑患者的主观感受。

填表注意事项：请仔细阅读每一条，把题目的意思看明白，然后按照自己最近一周以来的实际情况，在适当的分值画一个勾。SAS 采用 4 级评分，主要评定项目所定义的症状出现的频度，其标准为："1"没有或很少时间；"2"小部分时间；"3"相当多的时间；"4"绝大部分或全部时间。（其中"1""2""3""4"均指计分分数）

我觉得比平时容易紧张和着急（焦虑）	1	2	3	4
我无缘无故地感到害怕（害怕）	1	2	3	4
我容易心里烦乱或觉得惊恐（惊恐）	1	2	3	4
我觉得我可能将要发疯（发疯感）	1	2	3	4
我觉得一切都很好，也不会发生什么不幸（不幸预感）	4	3	2	1
我手脚发抖打颤（手足颤抖）	1	2	3	4
我因为头痛、颈痛和背痛而苦恼（躯体疼痛）	1	2	3	4
我感觉容易衰弱和疲乏（乏力）	1	2	3	4
我觉得心平气和，并且容易安静坐着（静坐不能）	4	3	2	1
我觉得心跳得快（心悸）	1	2	3	4
我因为一阵阵头晕而苦恼（头昏）	1	2	3	4
我有晕倒发作，或觉得要晕倒似的（晕厥感）	1	2	3	4
我呼气吸气都感到很容易（呼吸困难）	4	3	2	1
我手脚麻木和刺痛（手足刺痛）	1	2	3	4
我因胃痛和消化不良而苦恼（胃痛或消化不良）	1	2	3	4
我常常要小便（尿意频数）	1	2	3	4
我的手常常是干燥温暖的（多汗）	4	3	2	1
我脸红发热（面部潮红）	1	2	3	4
我容易入睡并且一夜睡得很好（睡眠障碍）	4	3	2	1
我做噩梦（噩梦）	1	2	3	4

总分评分意义：

"SAS"的主要统计指标为总分。在由自评者评定结束后，将20个项目的各个得分相加即得，总分乘以1.25取整数，即得标准分。低于50分者为正常；50～60分者为轻度焦虑；61～70分者为中度焦虑，70分以上者为重度焦虑。也可以查"粗分标准分换算表"作相同的转换。标准分越高，症状越严重。

注意SAS的20个项目中，第5、第9、第13、第17、第19条，此5个项目的计分，必须反向计算。

九、匹兹堡睡眠质量指数（PSQI）

姓名_____ 性别_____ 年龄_____ 婚姻_____ 民族_____ 文化程度_____
职业_____ 编号_____

第_____次评估，临床诊断_____ 评估日期_____年_____月_____日

指导语：下面一些问题是源于您最近1个月的睡眠状况，请选择或填写最符合您近1个月实际情况的答案。请回答下列问题。

1. 近1个月，晚上上床睡觉通常是____点。

2. 近1个月，从上床到入睡通常需要____分钟。

3. 近1个月，通常早上____点起床。

4. 近1个月，每夜通常实际睡眠____小时（不等于卧床时间）。

对下列问题请选择1个最适合您的答案。

5. 近1个月，因下列情况影响睡眠而烦恼

（1）入睡困难（不能在30分钟内入睡）

A. 无　B. ＜1次/周　C. 1～2次/周　D. ≥3次/周

（2）夜间易醒或早醒

A. 无　B. ＜1次/周　C. 1～2次/周　D. ≥3次/周

（3）夜间上厕所

A. 无　B. ＜1次/周　C. 1～2次/周　D. ≥3次/周

（4）出现呼吸不畅

A. 无　B. ＜1次/周　C. 1～2次/周　D. ≥3次/周

（5）咳嗽或鼾声高

A. 无　B. ＜1次/周　C. 1～2次/周　D. ≥3次/周

（6）感觉冷

A. 无　B. ＜1次/周　C. 1～2次/周　D. ≥3次/周

（7）感觉热

A. 无　B. <1次/周　C. 1～2次/周　D. ≥3次/周

（8）做噩梦

A. 无　B. <1次/周　C. 1～2次/周　D. ≥3次/周

（9）疼痛不适

A. 无　B. <1次/周　C. 1～2次/周　D. ≥3次/周

（10）其他影响睡眠的事情

A. 无　B. <1次/周　C. 1～2次/周　D. ≥3次/周

如有，请说明：＿＿＿＿＿＿＿＿＿＿。

6. 近1个月，总的来说，您认为自己的睡眠质量

A. 很好　B. 较好　C. 较差　D. 很差

7. 近1个月，您用药物催眠的情况

A. 无　B. <1次/周　C. 1～2次/周　D. ≥3次/周

8. 近1个月，您常感到困倦吗

A. 无　B. <1次/周　C. 1～2次/周　D. ≥3次/周

9. 近1个月，您做事情的精力不足吗

A. 没有　B. 偶尔有　C. 有时有　D. 经常有

10. 近1个月有无下列情况（请询问同室睡眠者）

（1）高声打鼾

A. 无　B. <1次/周　C. 1～2次/周　D. ≥3次/周

（2）睡眠中较长时间的呼吸暂停（呼吸憋气）现象

A. 无　B. <1次/周　C. 1～2次/周　D. ≥3次/周

（3）睡眠中腿部抽动或痉挛

A. 无　B. <1次/周　C. 1～2次/周　D. ≥3次/周

（4）睡眠中出现不能辨认方向或模糊的情况

A. 无　B. <1次/周　C. 1～2次/周　D. ≥3次/周

（5）睡眠中存在其他影响睡眠的特殊情况

A. 无　B. <1次/周　C. 1～2次/周　D. ≥3次/周

Pittsburgh 睡眠质量指数（pittsburgh sleep quality index，PSQI）由皮特斯伯格（Pittsburgh）精神科医生、布什（Buysse）博士等于1989年编制，主要用于评估受试者的主观睡眠质量。国内刘贤臣等于1996年将该量表译成中文，并用于临床研究。随后，国内不少学者将该量表用于多项研究，认为PSQI量表适合我国精神科和睡眠医学的临床研究，可用于睡眠质量评估的临床和基础研究，如睡眠障碍和精神病患者的睡眠质量评估和疗效观察、一般人群睡眠质量的调查研究、睡眠质量与心身健康相关性研究等。

PSQI 用于评估受试者最近 1 个月的睡眠质量，量表由 18 个自评条目和 5 个他评条目组成。其中，18 个自评条目可以组合成 7 个因子：睡眠质量、入睡时间、睡眠时间、睡眠效率、睡眠障碍、催眠药、日间功能。每个因子按 0～3 分等级计分，各因子得分总和为 PSQI 总分，5 个他评项目不参与计分。

PSQI 总分范围 0～21 分，得分越高，表示睡眠质量越差，原作者认为 PSQI≥8 分为睡眠质量差。以总分＝7 分为分界值，用该量表判断患者与正常人的灵敏度为 98.3%，特异度为 90.2%。

该量表的特点是：睡眠的质和量有机结合在一起进行评估；评估时间为 1 个月，评估时间明确具体，有助于鉴别暂时性和持续性的睡眠障碍；划分的 7 个成分不是基于统计分析，而是起源于临床实践；对计量和计数条目均采用 0～3 组计分，便于统计分析和比较；PSQI 不仅可以评估一般人睡眠行为和习惯，更重要的是可以用于临床患者睡眠质量的综合评估；PSQI 与多导睡眠图的监测结果相关性较高。